高等院校医学实验教学系列教

人体解剖学实验

第2版

主　编　蒋吉英

副主编　梁翠宏　于树娜　王聚信　王　箐　马春明　李　进

编　委　（按姓名笔画排序）

于树娜　于剑锋　马春明　王　箐　王巧真　王芳璐
王岱君　王晓萃　王聚信　刘向平　刘洪国　刘清华
齐安东　杜晓东　李　进　李　磊　李若葆　李国涛
李洪先　李晓双　肖培伦　吴　雷　张　明　张　豪
张晓然　张晗冬　赵玉泽　赵世福　赵晓华　袁梦雪
高香红　梁翠宏　蒋吉英　解维艺　鞠学红　鞠晓华

科学出版社

北　京

内 容 简 介

本书包括系统解剖学、局部解剖学和麻醉解剖学的实验内容。各篇又分为验证性实验指导、设计性实验指导及实验报告，并配有学生绘制的精美彩图。

本书可供临床医学、临床药学、麻醉学、护理学、口腔医学、医学影像学、预防医学、医学检验技术、生物制药、生物技术、生物医学工程、眼视光学、药学、助产学、康复治疗学及运动康复等专业教学使用。

图书在版编目（CIP）数据

人体解剖学实验 / 蒋吉英主编 . —2 版 . —北京：科学出版社，2021.2

高等院校医学实验教学系列教材

ISBN 978-7-03-059545-4

Ⅰ . ①人… Ⅱ . ①蒋… Ⅲ . ①人体解剖学 – 实验 – 医学院校 – 教材 Ⅳ . ① R322-33

中国版本图书馆 CIP 数据核字（2018）第 257786 号

责任编辑：张天佐 / 责任校对：郭瑞芝
责任印制：赵 博 / 封面设计：陈 敬

科学出版社出版

北京东黄城根北街 16 号
邮政编码：100717
http://www.sciencep.com

北京中科印刷有限公司印刷

科学出版社发行 各地新华书店经销

*

2018 年 8 月第 一 版 开本：787×1092 1/16
2021 年 2 月第 二 版 印张：11
2024 年 1 月第十一次印刷 字数：256 000

定价：59.80 元

（如有印装质量问题，我社负责调换）

高等院校医学实验教学系列教材编委会

前　言

医学是一门实验性极强的科学，医学实验教学在整个医学教育中占有极为重要的位置。“高等院校医学实验教学系列教材”编委会，以《普通高等学校本科专业类教学质量国家标准》为参照体系，以培养学生综合素质、创新精神和实践创新能力为目标，在借鉴相关医学院校实验教学改革经验的基础上，编写了第一版实验教学系列教材。

第一版系列教材自2014年出版以来，已在多所医药院校使用，受到了广大师生的好评与欢迎，满足了地方医学院校教与学的需要，为推动地方医学院校人才培养发挥了一定作用。为了加强“新医科”建设，紧跟学科发展动向，提升教材质量水平，适应从治疗为主到兼具预防、治疗、康养的生命健康全周期医学的新理念，更好地把握高等医学教育内容和课程体系的改革方向，在对教师及学生进行广泛、深入调研的基础上，我们总结和汲取了第一版教材的编写经验和成果，在第一版教材的基本框架和内容基础上删去了一些叙述偏多、学科之间交叉重复的内容，充实和更新了一些新知识、新技术和新方法，引入虚拟仿真实验教学项目，推进了现代信息技术融入实验教学，进一步拓展实验教学内容的广度和深度、延伸实验教学时间和空间、提升实验教学质量和水平。

本版系列教材内容上仍遵循实验教学逻辑和规律，按照医学实验教学体系进行重组和融合，按基本性实验、综合性实验和设计创新性实验等三个层次编写。基本性实验与相应学科理论教学同步，以巩固学生的理论知识、训练实验操作能力；综合性实验通过融合相关学科知识设计，培养学生的综合运用能力、分析和解决问题的能力；设计创新性实验由命题设计实验和自由探索实验构成，培养学生的科学思维和创新能力。

本版系列教材面向对象仍以临床医学专业学生为主，兼顾预防医学、麻醉学、口腔医学、医学影像学、护理学、药学、医学检验技术、生物技术等医学及医学技术类专业学生需求。不同的专业可按照本专业培养目标和专业特点，采取实验教学与理论教学统筹协调、课内实验教学和课外科研训练相结合的方式，选择不同层次的必修和选修实验项目。

由于医学教育模式和实验教学模式存在地域和校际之间的差异，虽然编者在本次修订过程中力求严谨和准确，但限于学识水平与能力，书中难免存在不足之处，恳请同行专家和广大师生批评指正并提出宝贵意见。

“高等院校医学实验教学系列教材”编委会

2019 年 1 月

目　录

第一篇　系统解剖学

第一部分　验证性实验指导

实验一　骨学总论、躯干骨

【目的与要求】

（1）掌握骨的形态、构造。

（2）熟悉骨的化学成分和物理特性。

（3）掌握躯干骨的组成和分部。

（4）掌握椎骨的一般形态和各部椎骨的特征。

（5）掌握肋骨的形态结构。

（6）掌握胸骨的形态结构、胸骨角的概念及临床意义。

（7）熟悉躯干骨的骨性标志。

【实验材料】

1. 模型

（1）全身骨骼模型。

（2）脊柱模型。

2. 标本

（1）人体骨架标本、纵行剖开的长骨标本、煅烧骨及脱钙骨标本。

（2）颈椎、胸椎、腰椎、骶骨、肋骨、胸骨标本。

【实验内容】

（1）在人体骨架标本上，观察长骨、短骨、扁骨及不规则骨在全身的分布。

（2）在剖开的长骨标本上观察骨密质、骨松质、骨小梁及骨髓腔。

（3）在带骨膜标本上观察骨膜的特点。

（4）用手指捻捏煅烧骨和未经处理的骨，观察骨的脆性，理解无机物赋予骨的硬度。比较经稀盐酸浸过的脱钙骨和未经处理的骨的形态、弹性和韧性，理解有机质赋予骨的弹性和韧性。

（5）在胸椎上观察椎骨的一般形态。

（6）观察颈椎、胸椎、腰椎的特点；观察骶骨、胸骨的形态。

（7）观察肋骨的一般形态；观察真肋、假肋、浮肋；观察肋弓的构成。

【实验方法】

1. 在全身骨骼模型及标本上观察 51 块躯干骨　包括 24 块椎骨、1 块骶骨、1 块尾骨、1 块胸骨和 12 对肋骨。

2. **椎骨的一般形态**　可在胸椎上观察椎骨的一般形态，首先辨认椎体、椎弓及椎孔。椎体在前，呈短圆柱形，椎体的后面稍凹。椎弓在其后方，与椎体之间形成椎孔。在整体的脊柱标本上观察椎管。辨认椎弓根和椎弓板。椎弓根上、下方分别有椎上切迹和椎下切迹，注意椎下切迹较明显，上位椎骨的椎下切迹和下位椎骨的椎上切迹围成椎间孔。从整体脊柱标本的侧面观察，并用探针从椎间孔进入椎管，体会二者之间的关系。椎弓后部的板状结构称为椎弓板。观察椎弓上伸出7个突起：一个向后的棘突、一对向两侧的横突、一对向上的上关节突及一对向下的下关节突，观察上、下关节突上的关节面，理解关节突关节的形成。

3. **颈椎**　颈椎共7个，除第1颈椎、第2颈椎及第7颈椎外，其他颈椎具有以下特点：椎体小、横断面椭圆形；椎孔大且近似三角形；横突基部有横突孔；棘突粗短、末端分叉。

（1）**寰椎**：“三无”即无椎体、无棘突、无关节突；由前弓、后弓和侧块构成。观察前弓后面正中的齿突凹，侧块连接前后弓，观察其上面的上关节凹和下面的下关节面，后弓上面有椎动脉沟。

（2）**枢椎**：其主要特点是椎体向上伸出一突起即齿突，在整体的脊柱标本上理解寰椎的齿突凹与枢椎齿突间形成的关节。

（3）**隆椎**：第7颈椎，棘突长，末端不分叉。在整体的脊柱标本和活体上触摸隆椎棘突。

4. **胸椎**　椎体由上向下逐渐增大，横断面呈心形，两侧有上肋凹、下肋凹；横突末端前面有横突肋凹；棘突较长，向后下倾斜，呈叠瓦状排列；关节突关节面近似冠状位。在整体骨架标本上理解肋凹和横突肋凹与肋骨的连接。

5. **腰椎**　椎体粗大，横断面呈肾形；棘突宽短，呈板状水平伸向后方；关节突关节面近似矢状位；有副突和乳突。

6. **骶骨**　观察骶骨上缘中份向前隆凸的**岬**；前面中部有四条横线，其两端有4对**骶前孔**；后面正中线上有**骶正中嵴**，其外侧有4对**骶后孔**。骶前、后孔与**骶管**都相通。骶管上端连椎管，下端的裂孔为**骶管裂孔**，观察裂孔两侧的**骶角**；骶骨外侧部上份有耳状面，耳状面后方凹凸不平，为骶粗隆。用手触摸两侧骶角与骶管裂孔，用探针探查骶前、后孔与骶管的关系。

7. 观察**尾骨**的特点　尾骨近似三角形，上接骶骨尖。

8. **肋**　由肋骨和肋软骨构成，共12对。肋骨属于扁骨，分为体和前、后两端。后端为膨大的**肋头**，其外侧稍细，为**肋颈**，肋颈外侧可见粗糙突起，为**肋结节**；**肋体**长而扁，内面近下缘处有**肋沟**，肋体的后份急转处称**肋角**；前端稍宽，与肋软骨相连。在骨性胸廓标本上观察肋与脊柱胸段、胸骨的关系，区分真肋、假肋和浮肋。在典型的肋骨上辨认肋头、肋颈、肋体、肋结节、肋角和肋沟，观察第8～10对肋前端借肋软骨与上位肋软骨连接形成的**肋弓**。在整体骨架标本上理解胸椎的肋凹和横突肋凹与肋骨的连接。

（1）第1肋骨：扁宽而短，无肋角、无肋沟、上下扁宽而短，有锁骨下动、静脉沟和前斜角肌结节。

（2）第11肋骨、第12肋骨：无肋结节、无肋颈、无肋角。

9. **胸骨**　确认胸骨柄、胸骨体和剑突三部分。观察上缘中份的**颈静脉切迹**、两侧与锁骨相连结的**锁切迹**。胸骨柄与胸骨体连接处微向前突，称**胸骨角**，两侧平对第2肋，向后平对第4胸椎体下缘，是计数肋的重要标志。触摸整体骨架标本或自体的胸骨角，理解其与第二肋的关系。**剑突**：绝大多数人的剑突终生不骨化，形状变化较大，下端游离。

最后，请同学们对照骨标本，触摸自体的第6颈椎横突前结节、第7颈椎棘突、尾骨尖、骶角、颈静脉切迹、胸骨角、剑突。

实验二　上　肢　骨

【目的与要求】

（1）掌握上肢骨的组成及排列。

（2）掌握肩胛骨、锁骨的形态特点。

（3）掌握肱骨、尺骨、桡骨的形态特点。

（4）掌握腕骨的排列顺序及名称。

（5）熟悉上肢骨的骨性标志。

【实验材料】

（1）全身骨架标本。

（2）肩胛骨、锁骨、肱骨、桡骨、尺骨、手骨标本。

【实验内容】

（1）在全身骨架标本上观察肩胛骨、锁骨、肱骨、桡骨、尺骨、手骨在人体的正常位置。

（2）分别观察肩胛骨、锁骨、肱骨、桡骨、尺骨的形态特点。

（3）观察腕骨的排列及特点。

【实验方法】

观察上肢骨时，把骨标本放在解剖姿势下，分清左、右侧，对照完整的骨架进行观察。

上肢骨（64 块）包括上肢带骨（锁骨 2 块、肩胛骨 2 块）和自由上肢骨（肱骨 2 块、尺骨 2 块、桡骨 2 块、腕骨 16 块、掌骨 10 块、指骨 28 块）。

1. **锁骨**　在游离锁骨上辨认，强调其属于长骨，但无骨髓腔。观察其粗大的内侧端，为胸骨端；扁平的外侧端，为肩峰端；锁骨体内 2/3 凸向前、外 1/3 凸向后，上面光滑，下面粗糙。于完整的骨架上观察锁骨的位置，理解胸锁关节和肩锁关节的构成。对照标本在自体触摸锁骨的全长。

2. **肩胛骨**　在游离肩胛骨上辨认各结构。重点观察其两面、三个缘、三个角。

（1）前面（腹侧面或肋面）：与胸廓相对，为一大浅窝，称**肩胛下窝**。

（2）后面（背侧面）：有一横嵴，称**肩胛冈**，其上方为**冈上窝**、下方为**冈下窝**，向外侧延伸形成扁平突起，称**肩峰**，在整体骨架上观察锁骨的肩峰端与肩峰的连接。

（3）三个缘：在游离肩胛骨上辨认肩胛骨的上缘、内侧缘和外侧缘等三个缘，观察上缘的**肩胛切迹**和**喙突**；注意内侧缘和外侧缘与脊柱和腋窝的关系。

（4）三个角：在整体骨架上观察肩胛骨的上角和下角与第 2 肋和第 7 肋的关系，在游离肩胛骨外侧角处观察关节盂、盂上结节和盂下结节，在整体骨架上理解肩关节的构成。结合标本，在学习过程中触摸自体的肩胛冈、肩峰、上角及下角。

3. **肱骨**　将肱骨头朝向内上方辨别左、右侧别，观察肱骨的一体两端。

（1）上端的结构：观察朝向上后内方呈半球形的**肱骨头**，查看头周围的环形浅沟称**解剖颈**；肱骨头的外侧和前方有隆起的**大结节**和**小结节**，二者各向下延伸一嵴为**大、小结节嵴**，两结节之间为**结节间沟**；上段与体交界处稍细，称**外科颈**。

（2）肱骨体的结构：在中部外侧面观察粗糙的**三角肌粗隆**，查看后面中部由内上斜向外下的浅沟，即**桡神经沟**。

（3）下端的结构：观察外侧部前面有半球状的**肱骨小头**及其上方的**桡窝**；内侧部滑

车状的**肱骨滑车**及其上方的**冠突窝**，滑车后面的上方有一窝，称**鹰嘴窝**。肱骨小头外侧和滑车内侧各有一突起，分别称**外上髁**和**内上髁**，在自体容易触及。内上髁后方有一浅沟，称**尺神经沟**，可引导学生触摸自体的尺神经沟。理解肱骨外科颈、桡神经沟和尺神经沟处经过的结构及骨折后产生的症状。

4. **桡骨**　手持桡骨，分清侧别，观察其一体两端。

（1）上端的结构：膨大部分称**桡骨头**，头周围有环状关节面与尺骨相关节，**桡骨头凹**与肱骨小头相关节；头下方略细，称**桡骨颈**，颈的内下方可看到突起的**桡骨粗隆**。

（2）体的结构：呈三棱柱形，内侧缘为薄锐的**骨间缘**。

（3）下端的结构：前凹后凸，外侧向下突出，称**桡骨茎突**。下端内侧有关节面，称**尺切迹**，下端下面有**腕关节面**。

5. **尺骨**　属于长骨，分一体两端。

（1）上端的结构：前面有一半圆形深凹，称**滑车切迹**。切迹后上方的突起称**鹰嘴**，前下方的突起称**冠突**。冠突外侧面有**桡切迹**。冠突下方可看到一粗糙隆起，称**尺骨粗隆**。

（2）体的结构：上段粗，下段细，外缘锐利为**骨间缘**。

（3）下端的结构：**尺骨头**，其前、外、后有**环状关节面**。头后内侧的锥状突起，称**尺骨茎突**。

在整体骨架上观察肱骨的下端与尺、桡骨上端的连接，理解肘关节的组成；观察尺骨鹰嘴、肱骨外上髁和内上髁的关系，观察其在伸肘和屈肘时的变化，理解肘后三角和肘外侧三角。

6. **手骨**

（1）**腕骨**：属于短骨，在成串的腕骨标本或模型上观察，8 块腕骨排成两列。

近侧列由桡侧向尺侧依次为：手舟骨、月骨、三角骨、豌豆骨。

远侧列由桡侧向尺侧依次为：大多角骨、小多角骨、头状骨、钩骨。

（2）**掌骨**：属于长骨，观察掌骨底、掌骨体、掌骨头。

（3）**指骨**：属于长骨，包括近节指骨、中节指骨、远节指骨，观察指骨底、指骨体、指骨滑车、指骨粗隆。

实验三　下　肢　骨

【目的与要求】

（1）掌握下肢骨的组成及排列。

（2）掌握髋骨的形态和各部的主要结构。

（3）掌握股骨的形态和结构。

（4）了解髌骨的位置。

（5）掌握胫骨、腓骨的形态和结构。

（6）掌握各跗骨的位置关系。

（7）熟悉下肢骨的骨性标志。

【实验材料】

（1）全身骨架标本。

（2）髋骨、股骨、髌骨、胫骨、腓骨、足骨标本。

（3）幼年髋骨，示髂骨、坐骨、耻骨三骨骨体的分界。

【实验内容】

（1）在全身骨架标本观察下肢骨的排列。

（2）分别观察髋骨、股骨、髌骨、胫骨、腓骨、足骨的形态结构特点。

【实验方法】

观察下肢骨时，如同上肢骨一样，需要先区分侧别。对照完整骨架观察，以了解各骨的结构及其在整体中的位置。

下肢骨（62块）：包括下肢带骨（髋骨2块）和自由下肢骨（股骨2块、髌骨2块、胫骨2块、腓骨2块和足骨52块）。

1. **髋骨**　在观察髋骨具体的形态结构之前，首先是确定手中所持髋骨的解剖学方位。髋骨属于不规则骨，由**髂骨**、**坐骨**及**耻骨**组成。髋骨的上部扁阔，中部窄厚，可观察到中部有朝向下外的深窝，称**髋臼**，下部有一大孔，为**闭孔**。手持髋骨，使髋臼朝外，闭孔在下方，粗糙的耳状面居后方，可据此分辨左、右侧别。在髋臼处查看髂骨、坐骨和耻骨三部分融合后的痕迹，分清三部分的位置。

（1）**髂骨**：位于髋骨上部，分**髂骨体**和**髂骨翼**。

髂骨体占髋臼的上2/5；在髂骨翼上观察髂嵴，髂嵴前、后端分别为**髂前上棘和髂后上棘**，在髂前、后上棘的下方可观察到各有一薄锐突起，分别为**髂前下棘和髂后下棘**。髂前上棘后方5～7cm处可看到髂嵴外唇向外突起，为**髂结节**。观察髂骨翼内面的浅窝，此为**髂窝**。髂窝下界的圆钝骨嵴，称**弓状线**。髂骨翼外面为臀面。髂嵴及髂结节是临床骨髓穿刺常选用的部位，对照标本在活体上触摸髂嵴、髂前上棘、髂后上棘、髂结节。

（2）**坐骨**：构成髋骨下部，分坐骨体和坐骨支。

坐骨体占髋臼的后下2/5，查看坐骨体后缘的尖状突起即**坐骨棘**。观察其后方的**坐骨小切迹**以及**坐骨棘**与髂后下棘之间的**坐骨大切迹**。

坐骨支由坐骨体向前、上、内延伸而成。坐骨体与坐骨支移行处的后部为粗糙的**坐骨结节**。

（3）**耻骨**：分**耻骨体**和**耻骨支**。

耻骨体占髋臼的前下1/5，在其与髂骨体的结合处观察到粗糙隆起的骨面，为**髂耻隆起**。

耻骨支包括**耻骨上支**和**耻骨下支**。耻骨上支上面可见**耻骨梳**，向前终于**耻骨结节**。观察**耻骨嵴**、**耻骨联合面**。

在整体骨架上观察髋骨与骶骨及髋骨间的连接，理解骨盆的构成。

2. **股骨**　属于长骨，确认左、右侧别后观察分离股骨的一体两端。

（1）上端的结构：朝向内上的为**股骨头**，头中央稍下有**股骨头凹**。头下外侧的狭细部为**股骨颈**，观察颈与体连接处上外侧及内下方的**大转子**、**小转子**，在大、小转子之间，前面有**转子间线**，后面有**转子间嵴**。

（2）体的结构：股骨体后面的纵行骨嵴，称**股骨粗线**。观察**耻骨肌线**、**臀肌粗隆**。

（3）下端的结构：下端有两个向后突出的膨大，分别为**股骨内**、**外侧髁**。两髁前方的关节面相连形成髌面，两髁后份之间的深窝为**髁间窝**。观察两髁侧面最突起处的**股骨内**、**外上髁**。在内上髁上方的小突起，称**收肌结节**。

在整体骨架上观察股骨头与髋臼的连接，理解髋关节的构成。

3. **髌骨**　人体最大的籽骨，上宽下尖，前面粗糙、后面光滑为关节面。注意区分髌骨的侧别。

4. **胫骨** 属于长骨，分一体两端。

（1）上端的结构：上端膨大，向两侧突出，形成**内**、**外侧髁**，两髁上面各有上关节面，之间的粗糙小隆起，称**髁间隆起**。外侧髁后下方有**腓关节面**。上端前面的隆起为**胫骨粗隆**。

（2）体的结构：胫骨体后面上份有**比目鱼肌线**，斜向下内。外侧缘为**骨间缘**，有小腿骨间膜附着。

（3）下端的结构：下端内下方有一突起，称**内踝**。外侧面有**腓切迹**与腓骨相接。在整体骨架上观察股骨下端与胫骨内、外侧髁及髌骨的连接，理解膝关节的组成。

5. **腓骨** 细长，分一体两端。

（1）上端的结构：上端稍膨大，称**腓骨头**，其下方缩窄，为**腓骨颈**。

（2）体的结构：腓骨体内侧缘锐利，称**骨间缘**。

（3）下端的结构：下端外侧膨大，形成**外踝**，其内侧有**外踝窝**和**外踝关节面**。

6. **足骨** 包括**跗骨**、**跖骨**和**趾骨**。

（1）跗骨：共 7 块，属于短骨，分前、中、后三列。

后列：距骨、跟骨；中列：足舟骨；前列：内侧楔骨、中间楔骨、外侧楔骨以及骰骨。

（2）跖骨共 5 块：分底、体、头三部分；第 5 跖骨底向后突出，称为第 5 跖骨粗隆。

（3）趾骨：共 14 块。踇趾为 2 节，其余各 3 节，形态及命名与指骨相同。

对照标本在活体上触摸胫骨体、胫骨粗隆、腓骨头、内踝、外踝，理解距小腿关节的构成。

实验四 分离颅骨

【目的与要求】

（1）掌握颅的组成及各颅骨的位置。

（2）掌握脑颅诸骨的位置和分部。

（3）掌握上、下颌骨的形态结构。

（4）熟悉颅的重要体表标志：枕外隆凸、乳突、颧弓、外耳门、眶缘、眉弓、眉间、下颌角、下颌骨髁突、颏隆凸和舌骨等的位置。

【实验材料】

1. 模型

（1）成人颅骨整体观模型。

（2）颅的正中矢状切面模型。

2. 标本

（1）整体颅骨标本。

（2）颅的正中矢状面标本。

（3）颅的冠状切面标本。

（4）下颌骨标本。

【实验内容】

（1）在彩色颅骨模型上观察各骨的位置。

（2）观察各颅骨在整体颅中的位置以及各分离颅骨的形态结构。

【实验方法】

颅骨共23块，分为脑颅骨和面颅骨两部分。脑颅骨8块，其中包括成对的顶骨和颞骨；不成对的额骨、枕骨、筛骨和蝶骨。面颅骨15块，其中包括成对的鼻骨、泪骨、上颌骨、颧骨、腭骨、下鼻甲；不成对的犁骨、下颌骨和舌骨。

在完整的分离颅骨标本上，观察脑颅骨和面颅骨的形态和位置。

1. **额骨**　位于颅的前上方，分**额鳞**、**眶部**及**鼻部**三部分。

（1）额鳞：为瓢形或贝壳形，注意观察其内部的空腔，即**额窦**，可用探针探查额窦的开口位置。

（2）眶部：后伸的水平位薄骨板，观察**眉弓**、**眉间**、**眶上缘**、**眶上孔**（**眶上切迹**）、**泪腺窝**、额窦（眉弓深方）、**颧突**。

（3）鼻部：位于两侧眶部之间，呈马蹄铁形，缺口处为**筛切迹**。

2. **颞骨**　可见其参与构成颅底和颅腔侧面，成对分布。以外耳门为中心分三部，即**鳞部**、**鼓部**和**岩部**（锥部）。

（1）鳞部：在其内面重点观察**脑膜中动脉沟**；外面观察**颧突**、**下颌窝**、**关节结节**。

（2）鼓部：为弯曲的骨片，从前、下、后三面围绕外耳道。观察**乳突**、**乙状窦沟**。

（3）岩部（锥部）：前面主要观察**三叉神经压迹**、**弓状隆起**、**鼓室盖**；后面中央部有**内耳门**；下面中央部有**颈动脉管外口**，再向后外侧依次为**颈静脉窝**、**茎突**和**茎乳孔**，探查颈动脉管的走行及开口于岩部尖端的颈动脉管内口；岩部后份为**乳突**，内有**乳突小房**。

3. **蝶骨**　观察**体**、**大翼**、**小翼**和**翼突**四部分的主要结构。

（1）蝶骨体：内含**蝶窦**，探查其开口，向前开口于**蝶筛隐窝**；体上面称**蝶鞍**，中央为**垂体窝**。观察**前床突**、**后床突**、**颈动脉沟**。

（2）蝶骨大翼：观察大翼根部由前内向后外排布的**圆孔**、**卵圆孔**和**棘孔**。

（3）蝶骨小翼：小翼与体的交界处有**视神经管**，与大翼间的裂隙为**眶上裂**。可探查经视神经管及眶上裂的交通。

（4）翼突：从体与大翼连接处下垂，向后敞开称为**翼突内侧板**和**翼突外侧板**，根部有**翼管**，用探针探查其交通，向前通翼腭窝。

4. **筛骨**　分别在颅骨的矢状、冠状切面以及整体颅骨上观察筛骨的形态。其位于两眶之间，此骨在额状切面呈“巾”字形，分**筛板**、**垂直板**和**筛骨迷路**三部。

（1）筛板：构成鼻腔的顶，多孔，板上的小孔称**筛孔**，板前份有**鸡冠**。

（2）垂直板：自筛板中线下垂，居正中矢状位，构成骨性鼻中隔上部。

（3）筛骨迷路：位于垂直板两侧，内有**筛小房**（筛窦）。迷路内侧壁有**上鼻甲**和**中鼻甲**，迷路外侧壁构成眶的内侧壁，称**眶板**。

5. **顶骨**　位于颅顶部，呈四边形，左右各一，可在自体上触摸顶结节。

6. **枕骨**　呈勺状，前下部有**枕骨大孔**，借此孔分为四部：前为基底部，后为枕鳞，两侧为侧部。侧部下面有**枕髁**。

7. **下颌骨**　在游离下颌骨上观察形态结构，在整体颅骨上观察其与颞骨的连接。

（1）**下颌体**：为弓状板，下缘为下颌底，上缘构成牙槽弓；体外面正中有**颏隆凸**、**颏孔**；内面有**颏棘**、**二腹肌窝**。

（2）**下颌支**：为由下颌体向上突起的骨板，末端前方的突起为**冠突**，后方的突起称**髁突**，两突起之间为**下颌切迹**。髁突上端膨大为**下颌头**，头下方变细称**下颌颈**。下颌支与下颌底相交处称**下颌角**，可在活体触摸。下颌支内面有**下颌孔**，孔前缘有**下颌小舌**。

8. **舌骨**　呈马蹄铁形，分为**舌骨体**、**舌骨大角**、**舌骨小角**。

9. **上颌骨**　先在彩色模型上指明上颌骨的位置和大致形状，随后逐一观察其一体和四突。

（1）**上颌体**：内含**上颌窦**，探查其开口位置。前面上份有**眶下孔**，孔下方为**尖牙窝**；颞下面朝向后外，中部有牙槽孔；眶面有**眶下沟**，向前下连于**眶下管**；鼻面后份有上颌窦裂孔，前份有泪沟。

（2）**四突**：**额突**伸向上；**颧突**伸向外侧；**牙槽突**由体伸向下；**腭突**由体向内水平伸出。

10. **腭骨**　成对，呈“L”形，分为**水平板**和**垂直板**两部分。

11. **鼻骨**、**泪骨**、**下鼻甲**、**颧骨**、**犁骨**　可在整体颅骨观察其位置及形态，进而观察其单块骨的形态特点。鼻骨为长条形小骨片，上窄下宽；泪骨为方形小骨片，连于上颌骨与筛骨迷路之间；颧骨呈菱形；下鼻甲为薄而卷曲的小骨片；犁骨为斜方形小骨片。

实验五　整体颅骨

【目的与要求】

（1）掌握颅的顶面观、侧面观的形态结构。

（2）掌握眶、骨性鼻腔的位置和结构。

（3）掌握颅底内面观、外面观的主要结构。

（4）掌握鼻旁窦的位置。

（5）熟悉颅骨的骨性标志。

【实验材料】

1. 模型

（1）成人颅骨整体观模型。

（2）颅的正中矢状切面模型。

（3）颅的水平切面模型。

2. 标本

（1）整体颅骨标本。

（2）颅的正中矢状面标本。

（3）颅的水平切面标本。

（4）新生儿颅。

【实验内容】

在颅骨模型及标本上观察颅骨的整体形态结构，重点在标本上观察颅的侧面观、前面观以及颅底的内面观和外面观。注意观察新生儿颅的形态特点。

【实验方法】

1. **顶面观**　在模型或者标本上观察**冠状缝**、**矢状缝**、**人字缝**、**顶结节**。

2. **后面观**　在模型或者标本上观察颅后面观，可见**枕外隆凸**、**上项线**、**下项线**、**人字缝**、**矢状缝**。

3. **侧面观**　侧面中部有**外耳门**，其后方为**乳突**，前方是**颧弓**。以颧弓为标志，颅侧面分为**颞窝**和**颞下窝**，在整体颅模型或标本上观察上述结构。

（1）**颞窝**：其上界为颞线；颞窝的前下部较薄，在额骨、顶骨、颞骨及蝶骨汇合处最薄弱，此处常构成“H”形的缝，称为**翼点**，即人们常讲的“太阳穴”，比较此处骨的厚度，观察其内面的脑膜中动脉沟，思考翼点受外伤后易致人死亡的原因。

（2）**颞下窝**：位于上颌骨体和颧骨后方的间隙，上通颞窝。窝前壁为上颌骨体和颧骨，内壁为翼突外侧板，外壁为下颌支，下壁空缺。此窝向上经卵圆孔和棘孔通颅中窝；向前经眶下裂通眶；向内经翼上颌裂通翼腭窝。

翼腭窝是位于上颌骨体、蝶骨翼突及腭骨之间的狭窄间隙，在颞下窝内侧。此窝向外通颞下窝；向前经眶下裂通眶；向内经蝶腭孔通鼻腔；向后上经圆孔通颅中窝；向后经翼管通颅底外面；向下通腭大管，再经腭大孔通口腔。可在标本上用探针示范其交通。

4. **前面观** 分为额区、眶、骨性鼻腔和骨性口腔。主要观察眶与骨性鼻腔。

（1）**额区**：为眶以上的部分，由额鳞组成。两侧有额结节，下方有眉弓。

（2）**眶**：为底朝向前外、尖向后内的四棱锥体形的腔，在标本或模型上观察构成眶的骨性结构，重点观察眶的上、下、内侧和外侧四壁及眶底、眶尖的结构。

底：即眶口，略呈四边形，眶上缘有眶上孔（眶上切迹），眶下缘有眶下孔。观察眶上孔和眶下孔的位置及方向，理解眶上神经阻滞和眶下神经阻滞的进针方向。**尖**：尖端有视神经管口，用探针探查其与颅中窝的交通。**上壁**：由额骨眶部和蝶骨小翼构成，前外侧有泪腺窝。**内侧壁**：由前向后为上颌骨额突、泪骨、筛骨眶板和蝶骨体。前下有泪囊窝，可用探针探查其经鼻泪管向下与鼻腔的交通。**下壁**：主要由上颌骨构成。下壁和外侧壁交界处后份有眶下裂，裂中部有向前行的眶下沟，向前导入眶下管，管开口于眶下孔。**外侧壁**：由颧骨和蝶骨大翼构成，外侧壁与上壁交界处的后份有眶上裂。

（3）**骨性鼻腔**：位于面颅中央，介于两眶和上颌骨之间，骨性鼻中隔将其分为左、右两半。在颅的正中矢状切面上，观察骨性鼻腔的外侧壁，查看上、中、下鼻甲及相应下方的上、中、下鼻道。

顶：由筛板构成。**底**：由骨腭构成。前端有切牙管通口腔。**内侧壁**：即骨性鼻中隔，由筛骨垂直板和犁骨组成。**外侧壁**：自上而下有上鼻甲、中鼻甲、下鼻甲，每个鼻甲下方有相应的上鼻道、中鼻道、下鼻道。上鼻甲后上方与蝶骨之间有蝶筛隐窝，中鼻甲后方有蝶腭孔，用探针分别探查蝶筛隐窝、蝶腭孔与蝶窦、翼腭窝的交通。**前界**：梨状孔。**后界**：鼻后孔。

在颅的正中矢状切面上，观察鼻旁窦的位置，即位于蝶骨体内的蝶窦、额骨内的额窦；在颅的冠状切面标本上，查看上颌骨内的上颌窦和筛骨迷路内的筛窦，注意观察上颌窦开口与窦底的位置关系以及筛骨的分群；用探针探查鼻旁窦在鼻腔的开口。

鼻旁窦是上颌骨、额骨、蝶骨及筛骨内的骨腔，位于鼻腔周围并且开口于鼻腔。额窦位于眉弓深面，开口于中鼻道前部；蝶窦位于蝶骨体内，开口于蝶筛隐窝；筛窦位于筛骨迷路内，分三群，前群和中群开口于中鼻道，后群开口于上鼻道；上颌窦位于上颌骨体内，开口于中鼻道。

（4）**骨性口腔**：骨性口腔由上颌骨、腭骨及下颌骨构成。观察骨性口腔的上壁，即骨腭，注意腭中缝、切牙孔、切牙管、腭大孔及腭小孔。

5. **颅底内面观** 重点查看从前向后三个阶梯状的颅前窝、颅中窝和颅后窝的构成及颅底的孔裂。可用探针探查孔裂的开口位置。

（1）**颅前窝**：位置较高，由**额骨眶部**、**筛骨筛板**和**蝶骨小翼**构成，观察正中线上由前到后的**额嵴**、**盲孔**、**鸡冠**，两侧为**筛板**，其上有**筛孔**。观察筛板处的骨质，理解颅底骨折为什么会出现脑脊液鼻漏。

（2）**颅中窝**：高低不平，由**蝶骨体**、**蝶骨大翼**及**颞骨岩部**构成。中央为**蝶骨体**，上有**垂体窝**，窝前外侧有**视神经管**，管口外侧有**前床突**。垂体窝前方有**鞍结节**，后方有**鞍背**，鞍背两侧角有向上的**后床突**。垂体窝与鞍背合称**蝶鞍**，其两侧有**颈动脉沟**，沟向前外侧通**眶上裂**，沟后端有**破裂孔**，此孔续于**颈动脉管内口**。蝶鞍两侧自前内向后外依次有**圆孔**、**卵圆孔**和**棘孔**。颞骨岩部前面尖端有**三叉神经压迹**，弓状隆起与颞鳞之间有**鼓室盖**。用探针从颅底的内面探查**眶上裂**、**圆孔**、**卵圆孔**、**棘孔**、**破裂孔和颈动脉管内口**的连通。

（3）**颅后窝**：最低，主要由**枕骨**和**颞骨岩部后面**构成。窝中央有**枕骨大孔**，孔前上方为**斜坡**，孔前外侧缘有**舌下神经管内口**，孔后上方有**枕内隆凸**，由此向上延续为**上矢状窦沟**，该沟向下续于**枕内嵴**，两侧续于**横窦沟**，横窦沟向前下改称**乙状窦沟**，末端终于**颈静脉孔**。颞骨岩部后面有**内耳门**，通入内耳道。

6. **颅底外面观**　颅底外面可见高低不平，孔裂甚多。由前向后可见**牙槽弓**和**骨腭**。骨腭正中有**腭中缝**，前端有**切牙孔**，通入**切牙管**；近后缘两侧有**腭大孔**。可见骨腭上方的**鼻后孔**，鼻后孔两侧为**翼突内侧板**和**翼突外侧板**，翼突外侧板根部后外方，有**卵圆孔**和**棘孔**。鼻后孔后方有**枕骨大孔**，孔前方为枕骨基底部，两侧有**枕髁**，枕髁前外侧稍上有**舌下神经外口**，枕髁后方有**髁管**开口。枕髁外侧、枕骨与颞骨交界处有**颈静脉孔**，其前方有**颈动脉管外口**。颈静脉孔后外侧有**茎突**，茎突根部有**茎乳孔**。颧弓根部后方有**下颌窝**，窝前缘为**关节结节**。蝶骨、枕骨基底部和颞骨岩部汇合处为**破裂孔**。用探针从颅底的外面探查**卵圆孔**、**棘孔**、**破裂孔**、**颈动脉管外口**、**舌下神经管外口和颈静脉孔**的连通。

7. 观察**新生儿颅**的形态特点　面颅较大，脑颅小，与成人颅不同；颅顶骨为膜化骨形成，新生儿颅顶骨因未完全骨化，保留了前部膜性的前囟和后部的后囟，在颅侧面观察前方的蝶囟和后方的乳突囟，可用手触摸，体会囟的形成，理解其临床意义。

8. 触摸骨性体表标志　对照标本，在活体上触摸**枕外隆凸**、**乳突**、**下颌角**、**颧弓**及**髁突**。

实验六　躯干骨连结、颅骨连结

【目的与要求】

（1）掌握椎间盘的形态、结构、功能及其临床意义。

（2）掌握前、后纵韧带和黄韧带的位置和功能。

（3）掌握脊柱的组成、形态特点。

（4）掌握胸廓的组成、形态。

（5）掌握下颌关节的构成、特点、运动。

（6）了解肋与胸椎、肋软骨与胸骨的连结。

【实验材料】

1. 模型　脊柱、胸廓模型。

2. 标本　椎骨间连结标本、腰椎矢状切面标本、脊柱标本、胸廓标本、颞下颌关节标本。

【实验内容】

（1）在标本上观察椎骨间连结：椎间盘、前纵韧带、后纵韧带、棘上韧带、棘间韧带、黄韧带、横突间韧带、关节突关节。

（2）在整体上观察脊柱的结构特点：主要从侧面观察四个生理弯曲的部位和方向。

（3）在模型或者标本上观察胸廓的组成和特点：观察胸廓的形态及其连结，胸廓上、下口的组成，胸骨下角的构成。

（4）观察颅骨的缝，观察颞下颌关节的构成、特点和运动。

【实验方法】

1. **脊柱**　由 24 块椎骨、1 块骶骨和 1 块尾骨借骨连结形成。在脊柱节段及整体标本上观察躯干骨连结。

（1）**椎骨间的连结**：包括**椎体间连结**和**椎弓间连结**。

1）**椎体间的连结**

a. **椎间盘**：在脊柱矢状切面标本上，观察连结相邻两个椎体之间的椎间盘，由两部分构成，中央部为髓核，周围部为纤维环。按压椎间盘，观察其厚度的改变，理解脊柱运动时椎间盘厚度的变化。思考椎间盘为什么容易向后外侧突出而压迫从椎间孔内经过的脊神经。

b. **前、后纵韧带**：紧贴椎体前、后面可见质地坚韧、呈纵向行走的前纵韧带和后纵韧带，观察前、后纵韧带的位置，理解其作用。

2）**椎弓间的连结**

a. **黄韧带**：在脊柱矢状切面标本上观察黄韧带。黄韧带位于椎管内，连结相邻的两椎弓板。注意黄韧带由黄色弹力纤维构成，外观上并不是黄颜色的。理解为什么黄韧带肥厚易压迫椎间孔内的脊神经。

b. **棘间韧带**：连结相邻棘突间的纤维。

c. **棘上韧带**和**项韧带**：连结胸椎、腰椎、骶椎各棘突尖之间的纵行韧带。在颈部，从颈椎棘突尖向后扩展成三角形板状的弹性纤维膜，称**项韧带**。注意观察自棘突间进针穿刺的层次。

注意棘上韧带与棘间韧带融合，不易分离。

d. **横突间韧带**：连结相邻横突间的纤维索。

e. **关节突关节**：由相邻椎骨的上、下关节突的关节面构成。理解为什么关节突关节脱位易压迫椎间孔内的脊神经。

3）**在整体骨架上观察寰枕关节及寰枢关节**

a. **寰枕关节**：是由两侧的枕髁和寰椎侧块的上关节凹构成的联合关节。

b. **寰枢关节**：包括寰枢外侧关节和寰枢正中关节，前者由寰椎侧块的下关节面与枢椎上关节面构成；后者由枢椎齿突与寰椎前弓后方的关节面和寰椎韧带构成。寰枢关节为人类所特有，可使寰椎沿枢椎齿突做旋转运动。

（2）**脊柱的整体观**

1）**前面观**：椎体宽度自第 2 颈椎至第 3 腰椎逐渐增宽，到第 2 骶椎为最宽；从骶骨耳状面以下，椎体又逐渐缩小。

2）**后面观**：椎骨棘突纵贯成嵴，位于背部正中线上。颈椎棘突短而分叉，近水平位；胸椎棘突细长，斜向后下方呈叠瓦状排列；腰椎棘突呈板状，水平后伸。

3）**侧面观**：成人脊柱有颈、胸、腰、骶四个生理弯曲。颈曲和腰曲凸向前，颈曲是婴幼儿抬头时形成的，可支持头的抬起；腰曲是走路时形成，可使体重后移，维持平衡；胸曲和下段的骶曲凸向后，先天形成，可增加胸腔和盆腔的矢状径。

2. **胸廓**　由 12 块胸椎、12 对肋、1 块胸骨及其之间的连结构成，主要关节为肋椎关节和胸肋关节。在胸廓标本或骨架上，观察胸廓的构成及形态。

（1）**肋椎关节**：包括**肋头关节**和**肋横突关节**，前者由肋头的关节面与相邻胸椎椎体的肋凹构成，后者由肋结节关节面与横突肋凹构成。肋头关节和肋横突关节是联合关节，牵拉肋骨，观察肋头关节和肋横突关节的运动。

（2）**胸肋关节**：胸肋关节由第 2 ～ 7 肋软骨与胸骨相应的肋切迹构成，属于微动关节。第 1 肋与胸骨柄之间的连结形成软骨结合。第 8 ～ 10 肋软骨前端与上位的肋软骨借软骨间连结形成**肋弓**，肋弓是重要的体表标志，对照标本在活体上触摸肋弓及第 11 ～ 12 肋软骨的前端游离。

（3）**胸廓的整体观**：成人胸廓近似圆锥形，有上、下两口和前、后、外侧三壁。**上口**由胸骨柄上缘、第 1 肋和第 1 胸椎体构成；**下口**由第 12 胸椎、第 11 对肋及第 12 对肋前端、肋弓和剑突围成；**前壁**由胸骨、肋软骨及肋骨前端构成；**后壁**由胸椎和肋角内侧部分的肋骨构成；**外侧壁**由肋骨体构成。

3. 颅骨连结

（1）**纤维连结和软骨连结**：在整体颅骨标本上观察颅顶骨间的冠状缝、人字缝、矢状缝及前囟，观察颅底各骨之间的骨性结合。

（2）**颞下颌关节**：在整颅标本上，观察颞下颌关节的构成，观察其关节囊和下颌颈外侧的外侧韧带。在经颞下颌关节矢状切面标本上，观察关节盘，此盘可将关节腔分为上、下两部分，用手活动关节头，注意观察关节盘的运动方向。在彩色模型上，示范下颌关节脱位的原因和复位方法。

实验七　上肢骨连结

【目的与要求】

（1）掌握肩关节的构成、结构特点和运动。

（2）掌握肘关节的组成和结构特点。

（3）掌握桡腕关节的构成和结构特点。

（4）熟悉前臂骨间膜的位置和形态结构。

（5）了解腕骨间关节、腕掌关节、掌指关节和指关节的构成和结构特点。

【实验材料】

（1）胸锁关节标本、肩关节整体、冠状切面标本及打开肩关节囊的标本。

（2）肘关节整体标本及打开肘关节囊的标本。

（3）前臂骨间膜标本。

（4）腕关节及手的冠状切面标本。

【实验内容】

（1）观察胸锁关节、肩锁关节的构成，喙肩弓的构成和位置。

（2）观察肩关节、肘关节、前臂骨间膜、腕关节的构成和结构特点。

（3）观察手部各关节的构成。

【实验方法】

上肢骨连结包括上肢带的连结和自由上肢骨的连结。

1. 上肢带连结

（1）**胸锁关节**：在一侧作冠状锯切的游离胸前壁标本上，观察胸锁关节的构成及特点。

该关节由**锁骨的胸骨端**与**胸骨的锁切迹**及**第 1 肋软骨**的上面构成，关节囊坚韧，周围可见**胸锁前韧带**、**胸锁后韧带**、**锁间韧带**、**肋锁韧带**等囊外韧带加强，重点观察囊内的**关节盘**。

（2）**肩锁关节**：在肩关节整体标本上，用手摇晃锁骨，可观察由锁骨的肩峰端与肩峰的关节面构成的肩锁关节，关节上方有肩锁韧带加强，下方有喙锁韧带连于喙突，肩锁关节属于微动关节。

（3）观察**喙肩韧带**：连于肩胛骨的喙突与肩峰之间，与喙突、肩峰共同构成**喙肩弓**。在肩关节整体标本上观察喙肩弓与肩关节的关系，理解喙肩弓的作用。

2. **自由上肢骨连结**

（1）**肩关节**：在冠状切面标本上查看肩关节的构成，由**肱骨头**与**肩胛骨关节盂**构成，关节盂周缘有**盂唇**加深关节窝。注意观察关节头与关节窝的比例关系。将肱骨头拉开，查看关节腔内是否有关节盘。观察肩关节囊的肩胛骨端附着于关节盂缘，肱骨端附着于肱骨解剖颈，肱二头肌长头腱穿过关节囊。在关节囊外牵拉肱二头肌长头腱，观察关节囊内的结构改变。关节囊上壁有**喙肱韧带**加强，并且前壁和后壁也有肌腱加入加强肩关节，囊的下壁最为薄弱，肩关节易向前下方脱位。在活体上演示肩关节的屈伸、收展、旋转及环转等运动。

（2）**肘关节**：为复关节，由肱骨下端与尺、桡骨上端构成，包括三个关节。

1）**肱尺关节**：在矢状切面标本上观察肱尺关节的构成，由**肱骨滑车**和**尺骨滑车切迹**构成；用力向上推尺骨，观察尺骨的移动方向，理解肘关节向后上脱位。

2）**肱桡关节**：在打开的肘关节上观察肱桡关节。由**肱骨小头**和**桡骨头**的**关节凹**构成；在桡骨头周缘辨认桡骨环状韧带，用手旋转桡骨，观察桡尺近侧关节的运动，理解为什么小儿容易发生桡骨小头半脱位。

3）**桡尺近侧关节**：由**桡骨环状关节面**和**尺骨桡切迹**构成。

在整体标本上观察肘关节的囊外韧带。

a. **桡侧副韧带**：由肱骨外上髁向下扩展止于桡骨环状韧带。

b. **尺侧副韧带**：由肱骨内上髁向下止于尺骨滑车切迹内侧缘。

c. **桡骨环状韧带**：位于桡骨环状关节面周围，两端附于尺骨桡切迹的前、后缘。

演示肘关节的运动，解释为什么肘关节只能做屈、伸运动而不能做肱桡关节的三轴运动。

（3）**桡尺连结**：在整体标本上观察桡尺近侧关节、前臂骨间膜和桡尺远侧关节。前臂骨间膜附于尺、桡骨的骨间缘，用手旋转桡骨，观察桡尺近侧关节和桡尺远侧关节的联合运动，并注意何时前臂骨间膜最紧张或最松弛。

（4）**手关节**：包括桡腕关节、腕骨间关节、腕掌关节、掌骨间关节、掌指关节和手指间关节。

1）**桡腕关节**：又称**腕关节**。在手部冠状切面标本上，注意观察关节头和关节窝的形状及构成。关节头为手舟骨、月骨和三角骨的近侧关节面，注意豌豆骨位于三角骨表面，没有参与关节头的组成。关节窝为桡骨的腕关节面和尺骨头下方的关节盘，注意尺骨头没有参与关节窝的构成。在活体上演示腕关节的运动。

2）**腕骨间关节**：为相邻各腕骨之间构成的关节。

3）**腕掌关节**：由远侧腕骨与 5 个掌骨底构成。拇指腕掌关节由大多角骨与第 1 掌骨底构成，为鞍状关节，在活体上演示拇指腕掌关节的屈伸、收展及环转运动。

4）**其他关节**：观察腕骨间关节、腕掌关节、掌指关节、指骨间关节的构成及关节面的形态。

实验八　下肢骨连结

【目的与要求】

（1）掌握骶髂关节的构成。

（2）掌握髋骨与骶骨之间的韧带连结及其形成的孔。

（3）掌握骨盆的构成和骨盆腔上、下口的构成。

（4）掌握髋关节、膝关节、距小腿关节的构成、结构特点及运动。

（5）掌握足弓的形态、组成。

（6）了解耻骨联合的结构特点。

（7）了解跗骨间关节、跗跖关节、跖趾关节的构成；了解足的韧带。

【实验材料】

1. 模型　骨盆模型。

2. 标本

（1）骨盆标本。

（2）整体髋关节标本及打开髋关节囊的标本。

（3）整体膝关节标本及打开膝关节囊的标本。

（4）距小腿关节及足的水平切面标本。

【实验内容】

（1）在骨盆标本及模型上观察骨盆的构成，大、小骨盆之间的界线；观察骨盆的性别差异；观察骶髂关节的结构、髋骨与骶骨之间的韧带连结、耻骨联合；观察坐骨大孔和坐骨小孔的构成。

（2）在各个整体和切开关节囊的标本上观察髋关节、膝关节和距小腿关节（踝关节）的构成、结构特点。

（3）在足的关节标本上观察跗骨间关节、跗跖关节、跖骨间关节、跖趾关节、趾骨间关节的构成。观察足弓的组成和维持因素。

【实验方法】

下肢骨的连结包括下肢带的连结和自由下肢骨的连结。

1. **下肢带连结**

（1）**骶髂关节**：由**骶骨**和**髂骨的耳状面**构成，在骨架上观察凸凹不平的关节面，理解其作用。关节囊前面和后面分别有**骶髂前、后韧带**加强，关节后上方有**骶髂骨间韧带**充填连结，骶髂关节属于微动关节。

（2）在骨盆标本上观察髋骨与脊柱间的韧带连结

1）**髂腰韧带**：由第 5 腰椎横突横行至髂嵴后上部。

2）**骶棘韧带、骶结节韧带**：在骨盆湿标本上，从骨盆侧面观察，呈扇形止于坐骨结节内侧缘的是骶结节韧带，在骶结节韧带内面，呈三角形止于坐骨棘的是骶棘韧带。骶结节韧带、骶棘韧带与坐骨大切迹围成**坐骨大孔**，骶棘韧带、坐骨小切迹与骶结节韧带围成**坐骨小孔**。

（3）**耻骨联合**：在骨盆湿标本上，观察由两侧耻骨联合面借耻骨间盘构成的耻骨联合，注意其上方的耻骨上韧带和下方的耻骨弓状韧带。

（4）耻骨固有韧带：即**闭孔膜**，封闭闭孔并为盆外肌肉提供附着点。注意膜上部的闭膜管，有血管、神经通过。

（5）观察骨盆标本时，首先要摆放好骨盆的正常姿势。骨盆整体向前倾斜，髂前上棘与耻骨结节处于同一冠状面，耻骨联合上缘与尾骨尖处于同一水平面。

骨盆由左、右髋骨和骶骨、尾骨及其间的骨连结构成。在骨盆内面辨认由骶骨岬向两侧经弓状线、耻骨梳、耻骨结节至耻骨联合上缘构成的**界线**，此界线将骨盆分为上方的**大（假）骨盆**与下方的**小（真）骨盆**。小骨盆下口由尾骨尖、骶结节韧带、坐骨结节、坐骨支、耻骨支和耻骨联合下缘构成。小骨盆上、下口之间即为骨盆腔，注意骨盆腔为一弯曲的管道，演示胎儿的娩出路径，理解测量骨盆上、下口径线在分娩过程中的意义。注意骨盆的性别差异，与男性相比，女性骨盆短而宽，盆腔呈圆桶状，盆腔上口呈椭圆形，下口宽大，骶骨短而宽、弯曲度小，耻骨下角大。

2. **自由下肢骨连结**

（1）在打开关节囊的标本上，观察**髋关节**：由**髋臼**和**股骨头**构成。髋臼周缘附有**髋臼唇**，以增加髋臼的深度，注意观察关节头与关节窝的比例关系。髋臼切迹被**髋臼横韧带**封闭，髋臼窝内填充脂肪组织。向外拉股骨头，观察连结股骨头凹和髋臼横韧带的股骨头韧带。髋关节囊向上附着于髋臼周缘及横韧带，向下附着于股骨颈，前面达转子间线，后面包绕股骨颈的内侧 2/3。髋关节囊周围有韧带加强。在完整的髋关节标本上观察髋关节囊的包被情况，注意关节囊与股骨颈的关系。

1）**髂股韧带**：起自髂前下棘，向下经囊的前方止于转子间线。

2）**股骨头韧带**：位于关节内，连结股骨头凹和髋臼横韧带。

3）**耻股韧带**：由耻骨上支向外下于关节囊前下壁与髂股韧带的深部融合。

4）**坐股韧带**：起自坐骨体，附于大转子根部。

5）**轮匝带**：由关节囊的深层纤维围绕股骨颈环形增厚而成。

比较髋关节和肩关节的结构特点，理解为什么肩关节运动灵活但稳定性差，而髋关节运动灵活性差但较肩关节稳定。理解为什么髋关节的股骨颈骨折有囊内骨折和囊外骨折之分。

（2）观察**膝关节**：由**股骨下端**、**胫骨上端**和**髌骨**构成。

1）在膝关节整体标本上观察膝关节的囊外韧带

a. **髌韧带**：股四头肌腱中央部的纤维索自髌骨向下止于胫骨粗隆。

b. **腓侧副韧带**：起自股骨外上髁，止于腓骨头。

c. **胫侧副韧带**：起自股骨内上髁，止于胫骨内侧髁及相邻骨体。

d. **腘斜韧带**：起自胫骨内侧髁，止于股骨外上髁。

2）在打开关节囊的膝关节标本上观察以下结构

a. 膝关节的构成：打开关节囊的前部，查看构成膝关节的股骨下端、胫骨上端和髌骨，注意腓骨没有参与构成膝关节。

b. **膝交叉韧带**（囊内韧带）：①**前交叉韧带**：起自胫骨髁间隆起前方内侧，止于股骨外侧髁的内侧；②**后交叉韧带**：起自胫骨髁间隆起后方，止于股骨内侧髁的外侧面。分别牵拉前、后交叉韧带，体会其作用。

c. **半月板**：垫在股骨内、外侧髁与胫骨内、外侧髁之间，外侧半月板呈“C”形，内侧半月板呈“O”形。观察半月板的形态，半月板外侧缘肥厚，内侧缘锐薄，理解其作用。用手移动胫骨作膝关节屈和伸动作，观察半月板位置的改变，理解膝关节常发生韧带撕裂和半月板破裂的原因。

3）在膝关节的正中矢状切面标本上，观察膝关节滑膜襞和滑膜囊的位置及连通，重点观察髌上囊、髌下深囊和滑膜襞。

（3）**胫、腓骨连结**：在整体下肢骨连结标本上，观察由胫骨的腓关节面与腓骨头构成的胫腓关节、连于胫腓骨干间的小腿骨间膜以及连接两骨下端的胫腓韧带连接。与尺、桡骨的连结对比学习，体会胫腓骨之间的运动。

（4）**足关节**：包括距小腿（踝）关节、跗骨间关节、跗跖关节、跖骨间关节、跖趾关节和跖骨间关节。

1）**距小腿关节**：即**踝关节**，由**胫、腓骨下端**与**距骨滑车**构成。在骨架上观察踝关节的构成及其关节面的形态特点。在完整的踝关节标本上观察踝关节的内、外侧韧带，比较其特点，理解为什么外伤时踝关节易向外侧脱位。

2）**跗骨间关节**：为跗骨间的关节，以距跟关节、距跟舟关节和跟骰关节为重要。跗骨间重要的韧带有跟舟足底韧带和分歧韧带。

3）**跗跖关节**：由 3 块楔骨和骰骨的前端与 5 块跖骨的底构成。在经足斜切面标本上，重点观察跟骰关节和距跟舟关节，二者呈横位的“S”形，内侧凸向前，外侧凸向后，此两关节联合构成跗横关节。

4）**跖骨间关节**：由第 2 ～ 5 跖骨底的相邻面构成。

5）**跖趾关节**：由跖骨头与近节趾骨底构成。

6）**趾骨间关节**：由各趾相邻的两节趾骨的底与滑车构成。

（5）在足骨整体标本或模型上，观察**足弓**：跗骨与跖骨借连结形成凸向上的弓，分为外侧纵弓、内侧纵弓和横弓。**内侧纵弓**由跟骨、距骨、舟骨、3 块楔骨及内侧 3 块跖骨构成；**外侧纵弓**由跟骨、骰骨和外侧 2 块跖骨构成；**横弓**由骰骨、3 块楔骨和跖骨构成。将足骨整体标本放在试验台上，观察第 1 跖骨头、第 5 跖骨头和跟骨结节等足弓的三个着地点，理解足弓的生理和病理意义。

实验九　头肌与颈肌

【目的与要求】

（1）掌握面肌的配布及形态。

（2）掌握咀嚼肌的位置、形态。

（3）掌握颈前肌的分层、分群。

（4）掌握胸锁乳突肌的起止点、功能。

（5）掌握斜角肌间隙的构成。

【实验材料】

1. 模型

（1）头面部表情肌模型。

（2）咀嚼肌模型。

（3）颈部肌肉模型。
（4）全身肌肉模型。
2. **标本**
（1）面肌标本。
（2）咀嚼肌标本。
（3）颈部浅层肌及深层肌标本。
（4）全身肌肉标本。

【实验内容】

（1）在面肌和颅顶层次标本上观察表情肌的形态及其分布。

（2）在颈部浅层和深层肌肉标本上观察胸锁乳突肌起止点并掌握其功能；观察舌骨上、下肌群的分布及形态；观察斜角肌间隙的构成。

【实验方法】

1. **头肌**　分为面肌和咀嚼肌两部分。

（1）在**面肌**标本上观察：面肌位于浅筋膜内的孔裂周围，为扁薄的皮肌，多数起自颅骨，止于面部皮肤。呈环行或辐射状，可关闭或开大孔裂，同时牵引皮肤出现喜、怒、哀、乐等面部表情。

1）**颅顶肌**：包括两块枕额肌，枕额肌的枕腹起自枕骨，中间为帽状腱膜，额腹止于眉部皮肤。

2）**眼轮匝肌**：位于眼裂周围。

3）**口周围肌**：包括环形肌和辐射状肌。

（2）在面侧区标本上，观察**咀嚼肌**

1）**咬肌**：起自颧弓的下缘和内面，止于咬肌粗隆，收缩时拉下颌体向上。

2）**颞肌**：起自颞窝，止于下颌骨冠突。

3）**翼内肌**：起自翼窝，止于下颌角内面的翼肌粗隆。

4）**翼外肌**：起自蝶骨大翼的下面和翼突外侧面，止于下颌颈和颞下颌关节的关节盘等处。

牵拉各肌，体会其在张口和闭口中的作用。

2. **颈肌**　按部位分为颈浅肌和颈外侧肌、颈前肌和颈深肌三群。

（1）**颈浅肌**和**颈外侧肌**：在颈浅层肌标本上，观察菲薄的颈阔肌和粗大的胸锁乳突肌，重点是胸锁乳突肌。

1）**颈阔肌**：起自胸大肌和三角肌表面的深筋膜，止于口角。

2）**胸锁乳突肌**：起自胸骨柄前面和锁骨的胸骨端，止于颞骨的乳突。牵拉一侧或同时牵拉两侧的胸锁乳突肌，体会其作用。

（2）**颈前肌**：在颈前肌标本上，观察舌骨上、下肌群。

1）**舌骨上肌群**：位于舌骨和下颌骨之间，每侧4块，分别为二腹肌、下颌舌骨肌、茎突舌骨肌和颏舌骨肌。

2）**舌骨下肌群**：位于舌骨下方正中线两侧，在喉、气管和甲状腺的前方，每侧4块，分别为胸骨舌骨肌、肩胛舌骨肌、胸骨甲状肌和甲状舌骨肌。

牵拉各肌，体会其作用。

（3）**颈深肌**：在颈深肌标本上，观察其分为内侧群和外侧群，重点观察外侧群肌。

外侧群位于脊柱颈段两侧，有**前、中、后斜角肌**；用镊子在前、中斜角肌间分开，可见二者与第 1 肋之间的**斜角肌间隙**，其内有动脉和神经通过。内侧群位于脊柱颈段的前方，有头长肌和颈长肌等，合称椎前肌。

实验十 躯 干 肌

【目的与要求】

（1）掌握斜方肌、背阔肌、竖脊肌的位置、形态。

（2）掌握胸上肢肌、胸固有肌的位置、形态。

（3）掌握膈的位置、形态及三个裂孔的位置。

（4）熟悉膈的薄弱点的位置。

（5）掌握腹前外侧群肌的层次、名称及形成的结构。

（6）了解腹直肌鞘、腹股沟管的组成。

【实验材料】

全身肌肉、背肌、胸肌、膈、腹前外侧群肌及腹后群肌的标本。

【实验内容】

（1）观察斜方肌与背阔肌的形态位置。

（2）观察竖脊肌与棘突的位置关系。

（3）观察胸大肌、胸小肌、前锯肌的位置和起止点。

（4）观察腹外斜肌、腹内斜肌、腹横肌的层次及其筋膜形成的结构；观察腹直肌的形态特点。

【实验方法】

躯干肌可分为背肌、胸肌、膈、腹肌等。

1. **背肌** 位于躯干的背面，分为背浅肌和背深肌两群。

（1）**背浅肌**：分两层，浅层有斜方肌和背阔肌，深层有肩胛提肌和菱形肌。

1）**斜方肌**：在整尸标本上，斜方肌位于背上部浅层，以形态命名。起自上项线、枕外隆凸、项韧带、第 7 颈椎和全部胸椎的棘突，止于锁骨的外侧 1/3、肩峰和肩胛冈。观察该肌的形态，牵拉肌肉的不同部位，理解其作用。

2）**背阔肌**：位于背下部浅层，为一宽大的肌。起自下 6 个胸椎的棘突、全部腰椎的棘突、骶正中嵴及髂嵴后部等处，止于小结节嵴。牵拉背阔肌观察肩关节的运动方向。

3）**肩胛提肌、菱形肌**：在斜方肌深面观察肩胛提肌和菱形肌，二者分别以作用和形状命名。

（2）**背深肌**：位于脊柱两侧，分为长肌和短肌。

竖脊肌是背部深层肌，纵行于脊柱两侧的沟内，查看其自下向上止于椎骨、肋骨和枕骨处，此肌为背部的强大伸肌。

2. **胸肌** 分为胸上肢肌和胸固有肌两群。

（1）**胸上肢肌**

1）**胸大肌**：在整尸标本上，胸大肌位于胸上部浅层。起自锁骨内侧半、胸骨和第 1 ～ 6 肋软骨，止于肱骨大结节嵴。用手牵拉胸大肌，观察其对肩关节的运动。在活体上观察胸大肌的形态。

2）**胸小肌**：在胸大肌的深面，起自第3～5肋骨，止于肩胛骨喙突。牵拉肌肉，体会其作用。

3）**前锯肌**：位于胸廓侧壁，以数个肌齿起自上8个或9个肋骨，肌束经肩胛骨前方，止于肩胛骨内侧缘和下角。牵拉前锯肌，观察肩胛骨的运动。

（2）**胸固有肌**：在游离肋间隙标本上，由浅入深观察肋间外肌、肋间内肌和肋间最内肌。

1）**肋间外肌**：在肋间隙标本上最浅层的为肋间外肌。起自上位肋骨下缘，肌束斜向前下，止于下位肋骨的上缘。注意其前部肌束仅达肋骨与肋软骨结合处，在肋软骨间隙被结缔组织形成的肋间外膜取代。观察肌纤维的方向，理解其作用。

2）**肋间内肌**：在肋间外肌深面，肌纤维起自下位肋骨上缘，止于上位肋骨下缘，在肋角以内的肋间隙后部移行为肋间内膜。观察肋间内肌的纤维方向由外下斜向内上，理解其收缩时的作用。

3）**肋间最内肌**：位于肋间隙中份，肋间内肌深面，肌束方向和作用与肋间内肌相同。

在胸前壁内面，还有一胸固有肌，即起自胸骨下部，止于第2～6肋内面的**胸横肌**。

3. 膈　在整尸标本上观察位于胸腔与腹腔间呈穹隆状的膈，注意查看其起始的三部分以及膈上的3个裂孔。在游离膈标本上仔细辨认其肌部和腱部。周边是肌性部，中心为腱膜称中心腱。肌性部起点有3部分：①胸骨部（剑突后面）；②肋部（下6对肋骨和肋软骨）；③腰部（以左、右膈脚起自上2～3个腰椎），三部分肌束均移行于中心腱。膈肌的三部分起点之间留有三角形、无肌纤维、仅覆盖结缔组织的薄弱区，包括胸肋三角和腰肋三角。

在整尸标本上查看膈上的三个裂孔。

（1）**主动脉裂孔**：在第12胸椎前方，位于左、右膈脚与脊柱之间，内有主动脉、胸导管等通过。

（2）**食管裂孔**：约平第10胸椎高度，食管裂孔位于主动脉裂孔和腔静脉孔之间，有食管、迷走神经等通过。

（3）**腔静脉孔**：约平第8胸椎高度，位于中心腱内，有下腔静脉通过。

在打开胸腹前壁的标本上，观察膈肌的三部分以及其间的胸肋三角和腰肋三角，理解膈疝形成的解剖学基础。

4. 腹肌　在整尸标本上观察腹肌。按部位分腹前外侧群肌和腹后群肌。

（1）**腹前外侧群肌**

1）**腹外斜肌**：在整尸标本上，腹外斜肌位于腹前外侧壁肌群的浅层。以8个肌齿起自下8个肋骨的外侧面，与前锯肌、背阔肌相交错。后下部肌束止于髂嵴前部，其余肌束向内下移行为腱膜，经腹直肌前面，参与腹直肌鞘的前层，止于白线。髂前上棘与耻骨结节之间的腹外斜肌腱膜返转增厚形成**腹股沟韧带**。在耻骨结节外上方，分离腹股沟管**浅环**，观察其内经过的精索（男性）或子宫圆韧带（女性）。

2）**腹内斜肌**：位于腹外斜肌深面，起自胸腰筋膜、髂嵴及腹股沟韧带外侧1/2，后部肌束上升止于下位3个肋骨，大部分肌束向前上延续为腱膜，在腹直肌外侧缘分为前、后两层，并参与构成腹直肌鞘的前层和后层，最后止于腹白线。

3）**腹横肌**：位于腹内斜肌深面，起自下6个肋软骨内面、胸腰筋膜、髂嵴及腹股沟韧带的外侧1/3，肌束横行向前延续为腱膜，并越过腹直肌后面参与组成腹直肌鞘后层，止于腹白线。

观察腹内斜肌和腹横肌的下部肌束，辨认其形成的**提睾肌**及**腹股沟镰**（**联合腱**）。

4）**腹直肌**：切开腹直肌前面的腱膜观察，腹直肌起自耻骨嵴和耻骨联合，止于胸骨剑突和第 5 ～ 7 肋软骨的前面，肌的全长被 3 ～ 4 个**腱划**分成多个肌腹。对照标本，在活体上观察腹直肌的肌腹。

5）**腹直肌鞘**：在腹前壁横断标本上，辨认腹直肌及腹直肌鞘的前、后层，腹直肌鞘的前层由腹外斜肌腱膜和腹内斜肌腱膜的前层形成，腹直肌鞘的后层由腹内斜肌腱膜的后层和腹横肌腱膜形成。在打开腹前壁的标本上，翻起腹直肌鞘前层和腹直肌，观察腹直肌鞘后层在脐以下 4 ～ 5cm 处的缺损处形成**弓状线**。

6）**白线**：在腹前壁横断标本上，观察两侧腹直肌鞘之间的白线。在打开腹前壁的标本上，观察白线的宽度，注意白线上宽下窄，中部有脐环。

（2）**腹后群肌**：包括腰大肌和腰方肌。

1）**腰方肌**：位于腹后壁，脊柱两侧。起自髂嵴后部，止于第 12 肋和第 1 ～ 4 腰椎横突。

2）**腰大肌**：在下肢肌部分学习。

实验十一　上　肢　肌

【目的与要求】

（1）掌握上肢带肌的配布；掌握三角肌、冈上肌、冈下肌、小圆肌、大圆肌及肩胛下肌的起止和形态。

（2）了解上肢筋膜的分布概况、滑液囊及肌腱鞘。

（3）掌握臂肌的分群、层次、名称；掌握肱二头肌、喙肱肌及肱三头肌的起止和功能。

（4）掌握前臂肌的分群、分层及排列。

（5）了解手肌的分群、层次、位置。

【实验材料】

上肢带肌、臂肌、前臂前群肌、前臂后群肌、手肌标本。

【实验内容】

（1）在人体标本上观察三角肌的位置及起止点，肩胛下肌、冈上肌、冈下肌、大圆肌和小圆肌的位置。

（2）在臂肌标本上观察肱二头肌、肱三头肌、喙肱肌和肱肌的形态、位置和起止点。

（3）在前臂肌标本上观察前臂肌的分群、分层及排列。

（4）在手肌标本上观察大、小鱼际的形成。

【实验方法】

1. **上肢带肌**　配布于肩关节周围，均起自上肢带骨，止于肱骨，运动肩关节并加强肩关节的稳固性。

（1）**三角肌**：在上肢浅层标本上，三角肌包绕肩关节形成圆隆的肩部，起自锁骨外侧段、肩峰和肩胛冈，止于三角肌粗隆；能外展肩关节，前部肌纤维使肩关节前屈和旋内，后部肌纤维使肩关节后伸和旋外；分别牵拉不同部位的肌纤维，观察肩关节的活动，理解三角肌的功能；观察三角肌的形态，理解三角肌瘫痪后肩部的表现。

（2）**冈上肌**：在冈上窝内辨认，冈上肌起自冈上窝，跨越肩关节上方，止于肱骨大结节的上部。

（3）**冈下肌**：在冈下窝内辨认，冈下肌起自冈下窝，跨越肩关节后方，止于肱骨大结节的中部。

（4）**小圆肌**：在肩胛骨后下方辨认。小圆肌起自肩胛骨外侧缘背面，跨越肩关节后方，止于肱骨大结节下部。

（5）**大圆肌**：起自肩胛骨下角的背面，肌束向上外方，跨越肩关节前面，止于肱骨小结节嵴。

（6）**肩胛下肌**：起自肩胛下窝，跨越肩关节前面，止于肱骨小结节。

分别牵拉冈上肌、冈下肌、大圆肌、小圆肌和肩胛下肌，观察肩关节的活动，理解其功能。

2. **臂肌** 分前、后两群。

（1）**前群**

1）**肱二头肌**：在上肢浅层肌标本上，臂前部的肱二头肌位置表浅，肌腹呈梭形，有长、短 2 个头。长头以腱起自肩胛骨盂上结节，短头起于喙突，两头移行为一个肌腹，向下止于桡骨粗隆。主要作用为屈肘关节并使前臂旋后，还能屈肩关节。

2）**喙肱肌**：在上肢深层肌标本上观察喙肱肌，位于肱二头肌短头后内方，起自肩胛骨喙突，止于肱骨中部内侧，使肩关节前屈和内收。

3）**肱肌**：在上肢深层肌标本上观察肱肌，在肱二头肌下半的深面，起自肱骨体下部前面，止于尺骨粗隆。作用为屈肘关节。

分别牵拉肱二头肌、喙肱肌和肱肌，观察肘关节的运动，理解其功能。

（2）**后群**：只有 1 块**肱三头肌**。在上肢浅层肌标本上，肱三头肌位于臂后部，起端有 3 个头。长头以肌腱起于肩胛骨盂下结节，外侧头和内侧头分别起自肱骨后面桡神经沟外上方和内下方的骨面，3 个头在下方愈合移行为肌腹，以一肌腱止于尺骨鹰嘴。作用为伸肘关节，长头也可使肩关节后伸和内收。牵拉肱三头肌，观察肘关节的运动，理解其功能。

3. **前臂肌** 位于桡、尺骨的周围，分前、后两群。多数为具有细长肌腱的长肌，常以作用命名。

（1）**前群**：共 9 块，分 4 层排列。

1）**第一层（浅层）**：在上肢浅层肌标本上，前臂前群的浅层有 5 块肌，自桡侧向尺侧依次为肱桡肌、旋前圆肌、桡侧腕屈肌、掌长肌和尺侧腕屈肌。

2）**第二层**：在上肢浅层标本上，将浅层的 5 块肌翻起，观察其深部的**指浅屈肌**。起自肱骨内上髁、尺骨和桡骨前面，肌束向下移行为 4 条肌腱，穿过腕管入手掌，分别进入第 2 ～ 5 指的屈肌腱鞘，每一个腱分为两脚，止于中节指骨体两侧。

3）**第三层**：有 2 块。**拇长屈肌**位于桡侧半，起自桡骨前面及前臂骨间膜，止于拇指末节指骨底。**指深屈肌**位于尺侧半，起自尺骨前面及前臂骨间膜，向下分为 4 条肌腱，经腕管入手掌，止于第 2 ～ 5 指的末节指骨底。

4）**第四层**：在上肢深层肌标本上观察**旋前方肌**。位于桡、尺骨远端的前面，起自尺骨，止于桡骨。

（2）**后群**：共 10 块，分浅、深两层排列。

1）**浅层**：在上肢浅层肌标本上，可观察到后群浅层肌有 5 块。以伸肌总腱起自肱骨外上髁及邻近的深筋膜，自外侧向内侧依次为：①**桡侧腕长伸肌**：止于第 2 掌骨底；

②**桡侧腕短伸肌**：止于第 3 掌骨底；③**指伸肌**：肌腹向下移行为四条肌腱，经手背，分别到达第 2 ～ 5 指背面形成指背腱膜，止于第 2 ～ 5 指的中节及远节指骨底；④**小指伸肌**：止于小指中节和远节指骨底；⑤**尺侧腕伸肌**：止于第 5 掌骨底。

2）**深层**：将浅层肌翻起可见后群肌深层有 5 块。①**旋后肌**：起自肱骨外上髁、尺骨上端，止于桡骨上 1/3 的前面。以下 4 块肌肉均起于桡、尺骨及前臂骨间膜背面，自外侧向内侧为，②**拇长展肌**：止于第 1 掌骨底。③**拇短伸肌**：止于拇指近节指骨底。④**拇长伸肌**：止于拇指远节指骨底。⑤**示指伸肌**：止于示指的指背腱膜。

前臂肌多数为具有细长肌腱的长肌，常以作用命名。观察时可根据肌纤维走行和牵拉其止点加以辨认；也可通过牵拉肌腱观察手指运动的方法加以区别。

4. **手肌** 位于手的掌侧，按部位分三群。

（1）**外侧群**：在手掌拇指侧形成的肌隆起称鱼际，有 4 块，分浅、深两层。浅层外侧为**拇短展肌**、内侧为**拇短屈肌**；深层外侧为**拇对掌肌**、内侧为**拇收肌**。

（2）**内侧群**：在手掌小指侧形成的肌隆起称小鱼际。有 3 块，分浅、深两层排列。浅层外侧为**小指短屈肌**、内侧为**小指展肌**，**小指对掌肌**位于二者的深面。

（3）**中间群**：位于掌心，包括 4 块蚓状肌和 7 块骨间肌。

1）**蚓状肌**：起自指深屈肌腱桡侧，经掌指关节桡侧，分别止于第 2 ～ 5 指背面，止于指背腱膜。

2）**骨间掌侧肌**：3 块。

3）**骨间背侧肌**：4 块。

实验十二 下 肢 肌

【目的与要求】

（1）掌握髋肌的分群及分层；掌握髂腰肌、臀大肌、臀中肌、臀小肌及梨状肌的形态。

（2）掌握大腿前、后、内三肌群的层次、排列及名称；掌握股四头肌、缝匠肌的起止点和功能。

（3）掌握小腿前、后、外三肌群的位置、层次、名称。

（4）了解足肌的位置。

【实验材料】

髋肌、大腿肌、小腿肌、足肌的标本。

【实验内容】

（1）在髋肌前群标本上观察髂腰肌和阔筋膜张肌。

（2）在臀肌标本上观察髋肌后群的分布和形态。

（3）在大腿前群肌及内侧群肌标本上观察股四头肌、缝匠肌、耻骨肌、长收肌、股薄肌、短收肌和大收肌。

（4）在大腿后群肌标本上观察股二头肌、半腱肌和半膜肌。

（5）在小腿的前外侧标本上观察前群肌的分布，以及外侧腓骨长、短肌的位置。

（6）在小腿后群肌标本上观察小腿三头肌的起止和形态，观察深层的三块肌。

【实验方法】

下肢肌分为髋肌、大腿肌、小腿肌及足肌。

1. **髋肌** 根据部位和作用，分前、后两群。

（1）**前群**

1）**髂腰肌**：包括**髂肌**和**腰大肌**，在整尸上观察。髂肌起自髂窝，腰大肌起自腰椎体侧面和横突。在腹股沟韧带深面观察到两肌会合后，止于股骨小转子。牵拉此肌，观察髋关节的运动，理解其功能。

2）**阔筋膜张肌**：起自髂前上棘，止于胫骨外侧髁。

（2）**后群**：位于臀部，有7块。

1）**臀大肌**：在下肢游离标本上，臀大肌位置表浅，形成圆隆的臀部。起自髂骨翼外面及骶骨背面，止于髂胫束和臀肌粗隆。观察其对髋关节的运动，理解其功能。

2）**臀中肌**：在臀大肌深面可观察到臀中肌，起自髂骨翼外面，止于股骨大转子前面。

3）**臀小肌**：翻开臀中肌，观察其深面的臀小肌，起自髂骨翼外面，止于股骨大转子前面。

4）**梨状肌**：在臀大肌深面，起自盆内骶骨前面，经坐骨大孔出盆腔，止于股骨大转子。观察梨状肌与坐骨大孔的关系，辨认梨状肌上、下孔，观察在这两个孔中经过的血管和神经。

5）**闭孔内肌**：起自闭孔膜内面及其周围骨面，止于转子窝。

6）**股方肌**：起自坐骨结节，止于转子间嵴。

7）**闭孔外肌**：起自闭孔膜外面及其周围骨面，止于转子窝。

2. **大腿肌** 分前群、后群和内侧群。

（1）**前群**：有2块。

1）**缝匠肌**：起自髂前上棘，止于胫骨上端内侧面。牵拉缝匠肌，观察髋关节和膝关节的运动，理解其作用。

2）**股四头肌**：在下肢游离标本上，股四头肌位于股前部，粗大，较表浅，是全身最大的肌，有四个头。**股直肌**：起自髂前下棘；**股内侧肌**：起自股骨粗线内侧唇；**股外侧肌**：起自股骨粗线外侧唇；**股中间肌**：在股直肌深面，起自股骨体前面。四个头向下形成一个肌腱，包绕髌骨向下续为髌韧带，止于胫骨粗隆。牵拉股四头肌，观察膝关节的运动（膝关节强有力的伸肌）。

（2）**后群**：有3块。

1）**股二头肌**：有长、短两个头，长头起自坐骨结节、短头起自股骨粗线，两头汇合，以长腱止于腓骨小头。

2）**半腱肌**：起自坐骨结节，向下以细长的肌腱止于胫骨上端内侧。

3）**半膜肌**：起自坐骨结节，向下止于胫骨内侧髁后面。

分别牵拉各肌，观察髋关节和膝关节的运动，理解其作用；注意半腱肌下部肌腱和半膜肌上部腱膜的长度，理解其命名的原则。

（3）**内侧群**：共5块，包括**耻骨肌**、**长收肌**、**股薄肌**、**短收肌**和**大收肌**，均起自闭孔周围的耻骨支、坐骨支和坐骨结节等骨面，除股薄肌止于胫骨上端内侧以外，其余各肌都止于股骨粗线。查看大收肌腱板与股骨之间的收肌腱裂孔。牵拉内侧群各肌，均可内收髋关节。

3. **小腿肌** 分前群、后群和外侧群。

（1）**前群**：有3块。在下肢游离标本上，观察小腿前内侧面，该面由外侧向内侧是胫骨前肌和趾长伸肌，二者之间为踇长伸肌，也可牵拉肌腱通过足趾的运动来辨认趾长伸肌与踇长伸肌。

1）**胫骨前肌**：起自胫骨外侧面，向下移行为肌腱，经踝关节前方，止于内侧楔骨内侧面及第1跖骨底。可使踝关节背屈、足内翻。

2）**趾长伸肌**：起自腓骨前面、胫骨上端和小腿骨间膜，向下经踝关节前方至足背分为四条肌腱到第2～5趾背，形成趾背腱膜，止于中节、远节趾骨底。另外，此肌分出一肌腱，止于第5跖骨底，称第3腓骨肌。

3）**踇长伸肌**：起自腓骨内侧面下2/3和骨间膜，止于踇趾远节趾骨底。

（2）**外侧群**：有2块，腓骨长肌和腓骨短肌。腓骨短肌位置较深，被腓骨长肌所掩盖，腓骨长、短肌均经外踝后方至足底。牵拉腓骨长、短肌，观察踝关节运动（跖屈），同时重点观察足外翻情况。

（3）**后群**：分浅、深两层。

1）**浅层**：有1块，为**小腿三头肌**，有**腓肠肌内、外侧头**和**比目鱼肌**3个头。腓肠肌内、外侧头分别起自股骨内、外侧髁的后面，比目鱼肌起自腓骨后面的上部和胫骨的比目鱼肌线，三肌的肌腱向下合成粗大的跟腱，止于跟骨。牵拉跟腱观察其作用。

2）**深层**：有4块。**腘肌**起自股骨外侧髁的外侧份，止于胫骨比目鱼肌线以上的骨面。**趾长屈肌**起自胫骨后面，细长肌腱经内踝后方至足底，分为4条肌腱，止于第2～5趾的远节趾骨底。**踇长屈肌**起自腓骨后面，长腱经内踝后方至足底，止于踇趾远节趾骨底。**胫骨后肌**起自胫骨、腓骨和小腿骨间膜的后面，肌腱经内踝后方至足底，止于舟骨粗隆及内侧、中间和外侧楔骨。

4. **足肌**　主要位于足底，像手肌一样也分三群，但其中间群有较大的趾短屈肌和足底方肌。维持足横弓的肌主要有足底方肌、踇展肌、小趾展肌、趾长屈肌和踇长屈肌；维持足纵弓的肌主要有胫骨前肌、胫骨后肌、腓骨长肌和腓骨短肌。

实验十三　消　化　管

【目的与要求】

（1）掌握消化系统的组成及功能。

（2）掌握口腔的分部及其界限；熟悉唇、颊和腭的形态；掌握咽峡和咽淋巴环的构成；掌握舌的形态和黏膜；掌握颏舌肌的起止、位置和作用；掌握牙的种类和排列、牙的形态和构造；掌握大唾液腺的位置及腺管的开口部位。

（3）掌握咽的形态、位置、分部及各部（鼻咽、口咽、喉咽）的主要结构。

（4）掌握食管的形态、位置、分部及狭窄。

（5）掌握胃的形态、位置、分部；了解胃壁的构造。

（6）掌握小肠的分部；掌握十二指肠的形态、位置及各部的构造；掌握空肠、回肠的区别。

（7）掌握大肠的分部及形态特点。

（8）掌握盲肠、阑尾的位置；掌握阑尾根部的体表投影。

（9）掌握结肠的分部。

（10）掌握直肠形态构造；掌握肛管的位置和形态构造。

（11）掌握肛直肠环的构成。

【实验材料】

1. 模型

（1）头颈部正中矢状切面模型。

（2）牙的构造模型。

（3）唾液腺及咽肌模型。

（4）胃肌剖面模型。

（5）十二指肠、胰腺及肝外胆道模型。

（6）盲肠和阑尾模型。

（7）直肠和肛管模型。

2. 标本

（1）切开胸、腹前壁的整体标本（显示食管、胃、小肠、大肠、肝和胰的位置及形态）。

（2）头颈部前面观及正中矢状切面标本（显示口腔内器官结构、咽侧壁结构及唾液腺）。

（3）游离的舌标本。

（4）全部乳牙和恒牙的标本。

（5）切开的咽后面观标本。

（6）游离的胃标本（可显示胃壁内结构）。

（7）游离的胰、十二指肠标本（显示胆总管、胰管及十二指肠大乳头）。

（8）游离的空肠、回肠标本（显示孤立淋巴滤泡和集合淋巴滤泡）。

（9）游离的盲肠和阑尾（显示回盲口、回盲瓣）。

（10）腹盆部正中矢状切面标本。

（11）游离的直肠、肛管标本（显示直肠横襞、肛柱、肛瓣、肛窦、白线、齿状线、肛门内外括约肌等结构）。

【实验内容】

（1）在切开胸、腹前壁的整体标本上观察：消化系统的组成及各器官的位置，理解各部功能。然后在游离标本上观察其形态，查看其主要结构。

（2）在头颈部正中矢状切面模型、标本及头颈部前面观标本上观察：口腔的境界、分部；腭的位置、分部及咽峡的构成；腮腺、下颌下腺和舌下腺的位置、形态、导管及其开口部位。

（3）对照活体，结合牙的构造模型及游离的舌、牙标本观察：乳牙及恒牙的数量、位置、形态、牙组织及牙周组织，理解牙式的意义；舌的形态、舌黏膜及颏舌肌的起止、位置及功能。

（4）在头颈部正中矢状切面模型、标本及切开的咽后面观标本上观察：咽的位置、分部、各部的结构及咽的交通。

（5）在躯干正中矢状切面标本及各游离标本及模型上观察：食管的位置、走行、分部及狭窄部位；胃的形态、分部和构造，胃壁各层肌纤维的走行；小肠的位置、分部（十二指肠、空肠和回肠）及各部的结构特点；大肠的位置、分部（盲肠、阑尾、结肠、直肠和肛管）及其特征性结构（结肠带、结肠袋、肠脂垂）。

【实验方法】

首先在切开胸、腹前壁的整体标本上观察：口腔、咽、食管、胃、小肠（十二指肠、空肠、回肠）、大肠（盲肠、阑尾、结肠、直肠、肛管）的位置及组成，理解各部功能。

1. **口腔** 在头颈正中矢状切面及前面观标本上，观察口腔各壁的构成及**口腔前庭**和**固有口腔**的分界。

（1）对照活体观察：口唇结构（**唇红**、**人中**、**口角**、**鼻唇沟**、**上唇系带**、**下唇系带**）、**颊**及**颊黏膜**，注意颊黏膜上的**腮腺管乳头**。

（2）观察口腔与鼻腔之间的**腭**：分为前 2/3 的**硬腭**和后 1/3 的**软腭**。硬腭主要为**骨腭**（由上颌骨的腭突和腭骨水平板构成）覆以黏膜形成，软腭是由肌、肌腱和黏膜等软组织构成。软腭后部游离部分为**腭帆**，腭帆后缘中央向后下方的突起是**腭垂**；自腭帆向两侧延伸形成两条弓形皱襞，即前方的**腭舌弓**和后方的**腭咽弓**，二者之间的隐窝是**扁桃体窝**，内有**腭扁桃体**。在活体上张口发“啊”的声音，观察口腔后部的较狭窄通道即**咽峡**，由腭垂、两侧的腭帆游离缘、腭舌弓和舌根围成。

（3）对照活体在游离的牙标本上观察：**乳牙**与**恒牙**的数量、分类及排列，注意牙式的表示方法，理解牙的形态与功能的关系。结合牙的构造模型观察其形态（**牙冠**、**牙颈**、**牙根**）、构造（**牙釉质**、**牙本质**、**牙髓**、**牙骨质**）及牙周组织（**牙龈**、**牙槽骨**、**牙周膜**）。

（4）对照活体在头颈部前面观及舌标本上观察：舌的形态分部（**舌尖**、**舌体**、**舌根**）及舌体背面的黏膜，注意黏膜上的**丝状乳头**、**菌状乳头**、**叶状乳头**、**轮廓乳头**和**舌扁桃体**。将舌尖翘起，观察居舌下正中的**舌系带**及两侧的**舌下阜**和**舌下襞**。观察舌内肌和舌外肌，重点观察**颏舌肌**的形态、起止、位置。

（5）在头颈部前面观及正中矢状切面标本上观察：**腮腺**、**下颌下腺**及**舌下腺**的形态位置、分部及其导管的开口部位。位于外耳道前下方的腮腺，形状不规则，分浅、深两部，浅部前缘发出**腮腺导管**，横过咬肌表面，在咬肌前缘穿过颊肌，开口于腮腺管乳头。位于下颌下三角内的**下颌下腺**，呈扁椭圆形，其导管从深面发出，开口于舌下阜。位于口底舌下襞深面的为**舌下腺**，开口于舌下阜和舌下襞。

2. **咽** 在头颈正中矢状切面标本和切开的咽后面观标本上观察，咽是一条上宽下窄、前后略扁的肌性管道，辨认其上起自颅底，下至第 6 颈椎体下缘与食管相连。辨认软腭游离缘和会厌上缘，以此两结构为界，咽可分为**鼻咽**、**口咽**和**喉咽**。在鼻咽侧壁上探查位于下鼻甲后方约 1cm 处的**咽鼓管咽口**，其前、上、后方的弧形隆起为**咽鼓管圆枕**，咽鼓管圆枕后方与咽后壁之间的纵行深窝为**咽隐窝**。寻找**咽淋巴环**（咽鼓管咽口附近的咽鼓管扁桃体，鼻咽上壁后部内的咽扁桃体，口咽扁桃体窝内的腭扁桃体，舌根处的舌扁桃体，围绕在口咽和鼻咽周围呈环形分布），理解咽淋巴环的作用；寻找舌根后部矢状位的**舌会厌正中襞**和其两侧的**会厌谷**，寻找喉口两侧的**梨状隐窝**，会厌谷与梨状隐窝为异物易停留处，注意观察梨状隐窝与甲状软骨的关系；探查咽的 6 个交通，鼻后孔通鼻腔，咽峡通口腔，喉口通喉腔，两侧经咽鼓管咽口通鼓室，向下与食管延续。

3. **食管** 在切开胸、腹前壁的整体标本上观察，食管的位置、走行、分部及狭窄部位，注意在气管与脊柱间、主动脉弓和左主支气管及左心房后方寻找；观察颈部、胸部和腹部等三部分，分别在距上颌中切牙 15cm 、25cm 及 40cm 处观察食管的三个狭窄部位及其与左主支气管和膈的位置关系。

4. **胃** 在切开胸、腹前壁的整体标本及胃的游离标本上观察，胃主要位于左季肋区和腹上区，摆好位置后首先确定胃的类型，然后观察胃的形态和分部（**贲门部**、**胃底**、**胃体**、**幽门部**），注意分辨**前壁**和**后壁**、**胃大弯**和**胃小弯**、**贲门**和**幽门**、**贲门切迹**和**角切迹**。在胃大弯远侧寻找**中间沟**，以此沟为界将幽门部分为**幽门窦**和**幽门管**。在剖开的胃标本上，观察胃黏膜，注意黏膜皱襞的走行规律；观察幽门括约肌及其黏膜向内形成环状的**幽门瓣**。在模型上观察胃的肌层，注意各层肌纤维的走行。

5. **小肠**　在切开胸、腹前壁的整体标本及小肠的游离标本上观察，小肠的位置、分部（十二指肠、空肠和回肠）、毗邻及特点。**十二指肠**位置较深，位于幽门和空肠之间，其行程呈“C”形弯曲，包绕胰头，可分为**上部**、**降部**、**水平部**和**升部**四部。在十二指肠上部查看肠壁薄、管径大的**十二指肠球部**；切开降部观察其后内侧壁的**十二指肠纵襞**、**十二指肠大乳头**及**十二指肠小乳头**；观察上部与降部转折形成的**十二指肠上曲**、降部与水平部转折形成的**十二指肠下曲**及十二指肠与空肠转折形成的**十二指肠空肠曲**。拉动十二指肠空肠曲，辨认自膈右脚连于十二指肠升部的**十二指肠悬韧带**（又称 **Treitz 韧带**），为手术中确认空肠起始的重要标志。根据位置、肠系膜内血管弓的级数、管壁的厚薄等鉴别空肠和回肠。**空肠**位于左上腹，**回肠**居右下腹；空肠管径较粗，管壁较厚，回肠管径较细，管壁较薄；提起肠系膜查看系膜根部，观察肠系膜内血管弓的多少，1 ～ 2 级弓的肠管是空肠，3 ～ 4 级弓的是回肠，因而空肠呈粉红色，回肠呈粉灰色。在切开的游离标本上，空肠的黏膜皱襞高而密，对光观察时有许多散在的芝麻大小不透光的结节即**孤立淋巴滤泡**，回肠的黏膜低而疏且有成片的椭圆形不透光区即**集合淋巴滤泡**。思考肠伤寒时为什么常引起回肠穿孔。

6. **大肠**　在切开胸、腹前壁的整体标本及游离的大肠标本和模型上观察，大肠的位置、分部（**盲肠**、**阑尾**、**结肠**、**直肠**和**肛管**）、毗邻及特点。在盲肠和结肠上辨认其三种特征性结构（**结肠带**、**结肠袋**和**肠脂垂**），并与小肠进行比较。在切开的盲肠壁上观察**回盲瓣**的形态，观察阑尾的位置、类型，用手向下触摸结肠带，观察结肠带与阑尾根部的关系，并体会阑尾的体表投影。观察结肠的分部（**升结肠**、**横结肠**、**降结肠**和**乙状结肠**），注意横结肠与降结肠转折形成的**结肠左曲**、升结肠与横结肠转折形成的**结肠右曲**。在腹盆部正中矢状切面标本上观察，骶骨前方的**直肠弯曲**，骶曲凸向后，尾曲（会阴曲）凸向前。在切开的直肠、肛管标本上观察，**直肠壶腹**的三个横襞及其位置，测量较为恒定的中横襞与肛门间的距离；肠壁内面纵行的黏膜皱襞即**肛柱**，其下端借半月形黏膜皱襞相连的**肛瓣**；肛瓣上方的开口向上的**肛窦**；肛瓣的基底部和肛柱的下端连成环形的**齿状线**，是肛管黏膜和皮肤的移行区，辨认肛直肠线、齿状线和白线，理解其临床意义。查看**肛直肠环**的位置及构成（肛门内括约肌、直肠纵行肌、肛门外括约肌的浅部及深部、耻骨直肠肌），理解其生理作用和病理意义。

实验十四　消　化　腺

【目的与要求】

（1）掌握肝的形态、位置、分叶及毗邻；了解肝段的划分。

（2）掌握胆囊的形态、位置及胆囊的体表投影；掌握输胆管道的组成、胆总管及胰管的汇合和开口部位；掌握胆囊三角的构成及意义；熟悉胆囊的功能；掌握胆汁的排泄路径。

（3）掌握胰的形态、分部及位置。

【实验材料】

1. **模型**

（1）肝、胆囊的解剖模型。

（2）肝段的模型。

（3）肝、胆、胰、十二指肠模型。

2. 标本

（1）游离肝、胰标本。

（2）肝、胆、胰、十二指肠标本（显示肝外胆道、胰管）。

【实验内容】

（1）在肝的标本及模型上观察肝的形态、位置、毗邻，重点观察脏面的“H”形沟及沟内的结构。

（2）在肝、胰、十二指肠标本及模型上，观察肝外胆道的组成与走行。

（3）在胰腺标本及模型上观察胰的形态、位置、毗邻。

【实验方法】

（1）**肝**：在肝的标本及模型上观察：肝的形态、位置、分叶及其毗邻。肝大部分位于右季肋区和腹上区，呈楔形，分为上下两面、前后左右四缘，重点观察脏面的“H”形沟及沟内的结构。上面即**膈面**，注意其与膈肌的关系。膈面被**镰状韧带**分为左、右两叶，后部无腹膜覆盖部分称**“裸区”**。下面即**脏面**，与多个内脏器官相邻。脏面被“H”形沟分为四叶，即**左叶**、**右叶**、**方叶**和**尾状叶**。位于脏面中央的横沟处，有肝左管、肝右管，肝固有动脉左、右支和肝门静脉左、右支等出入，称**肝门**。左纵沟前部为**肝圆韧带裂**，容纳由脐静脉闭锁而成的**肝圆韧带**，后部为**静脉韧带裂**，容纳由静脉导管闭锁而成的**静脉韧带**；右纵沟前部为**胆囊窝**，容纳**胆囊**，后部为**腔静脉沟**，内有**下腔静脉**通过。在腔静脉沟上端寻找肝左、中、右静脉出肝注入下腔静脉处，此即**第二肝门**。肝的**前缘**薄而锐利，在胆囊窝处，有胆囊切迹；在肝圆韧带通过处，有肝圆韧带切迹，或称脐切迹。肝的**后缘**钝圆，朝向脊柱；肝的**右缘**即肝右叶的右缘；肝的**左缘**即肝左叶的左缘。在肝段模型上，观察按 Glisson 系统划分的肝的分叶、分段。

（2）**肝外胆道**：在肝、胆、胰、十二指肠标本及模型上观察，肝外胆道包括**胆囊**和**输胆管道**（**肝左管**、**肝右管**、**肝总管**和**胆总管**）。胆囊位于胆囊窝内，呈长梨形，可分为**底**、**体**、**颈**、**管**四部分。探查**胆囊三角**（**Calot 三角**）的构成（胆囊管、肝总管和肝的脏面围成），理解其临床意义。辨认出入肝门的肝左管、肝右管、肝总管、胆囊管以及胆囊管与肝总管汇合成的胆总管。向下方追踪胆总管，可见其经十二指肠降部与胰头之间，斜穿十二指肠降部后内侧壁，与胰管汇合，形成膨大的**肝胰壶腹**，开口于十二指肠大乳头。观察十二指肠大乳头的位置，理解胆汁的排出途径。

（3）**胰**：在肝、胆、胰、十二指肠标本及游离胰的标本上观察，狭长的胰位于腹上区和左季肋区，分**头**、**体**和**尾**三部分，观察胰头与十二指肠、肠系膜上血管、胆总管和门静脉等结构的毗邻关系。沿胰的长轴钝性分离后查看**胰管**和**副胰管**，导管走行与长轴一致，沿途收纳许多小叶间导管。观察胰管的开口部位（十二指肠大乳头）和副胰管的开口部位（十二指肠小乳头），理解胰内分泌部及外分泌部的功能。

实验十五　呼 吸 系 统

【目的与要求】

（1）掌握呼吸系统的组成及功能。

（2）了解外鼻的形态结构；掌握鼻腔的分部及各部的形态结构；掌握鼻旁窦的位置、开口及形态特点。

（3）掌握喉的位置、喉软骨的名称；熟悉喉软骨的连结、喉肌及其功能；掌握喉口的围成、喉腔的分部和形态结构、声门裂的构成及临床意义。

（4）掌握气管的位置、毗邻；了解其构造；掌握左、右主支气管的区别及其临床意义。

（5）掌握肺的形态、位置和分叶；掌握肺段的概念；掌握肺的体表投影。

（6）掌握胸膜和胸膜腔的概念、胸膜的分部及胸膜隐窝；熟悉胸膜和肺的体表投影。

（7）掌握纵隔的概念及分部；了解纵隔的主要组成器官。

【实验材料】

1. 模型

（1）呼吸系统概观模型。

（2）头颈部的正中矢状切面模型。

（3）鼻腔放大模型。

（4）喉软骨的模型。

（5）喉软骨及喉肌的放大模型。

（6）喉结构与功能的放大模型。

（7）喉腔的模型。

（8）支气管和肺的模型。

（9）气管、支气管树的模型。

（10）肺小叶与肺泡的放大模型。

（11）肺段的模型。

（12）纵隔的模型。

2. 标本

（1）呼吸系统全貌标本。

（2）头颈部正中矢状切面标本（显示鼻腔、咽、喉及鼻旁窦）。

（3）头颈部冠状切面标本（显示鼻旁窦的位置及开口部位）。

（4）喉的正中矢状切面标本（显示喉口、喉腔及喉肌）。

（5）气管、左右主支气管标本。

（6）打开胸腔前壁的标本。

（7）离体左、右肺的标本。

（8）支气管树的铸型标本。

（9）肺段的分色灌注标本。

（10）纵隔的标本。

【实验内容】

（1）对照活体在鼻腔放大模型上观察外鼻的结构。在头颈部正中矢状切面的标本和模型上观察鼻腔的分部和鼻中隔，在鼻腔外侧壁上寻找上鼻甲及上鼻道、中鼻甲及中鼻道、下鼻甲及下鼻道、蝶筛隐窝、半月裂孔、筛漏斗、筛泡、各鼻旁窦和鼻泪管在鼻腔外侧壁的开口部位、咽鼓管圆枕、咽鼓管咽口及咽隐窝等结构。

（2）在喉的正中矢状切面的标本和模型上观察：喉的软骨、喉的连接、喉肌、喉口的围成、喉腔的分部和形态结构。

（3）在打开胸腔前壁的标本上观察气管的位置和毗邻及左右主支气管，注意左、右主支气管的区别。

（4）在打开胸腔前壁和游离的肺的标本和模型上观察：肺的形态、分叶及结构，在肺段分色灌注标本上观察肺段的划分。

（5）在打开胸腔前壁的标本上观察：壁胸膜、脏胸膜及肋膈隐窝。

（6）在纵隔的标本和模型上观察：纵隔的位置、分部及结构。

【实验方法】

1. 呼吸道

（1）鼻

1）**外鼻**：对照活体在标本及鼻腔放大模型上观察外鼻的结构，辨认**鼻根**、**鼻背**、**鼻尖**及**鼻翼**等。

2）**鼻腔内侧壁**：在头颈正中矢状切面标本（含鼻中隔侧）上观察，由筛骨垂直板、犁骨和鼻中隔软骨构成的**鼻中隔**，观察其位置是否在鼻腔的正中，注意其前下部的**易出血区**。

3）**鼻腔外侧壁**：在头颈正中矢状切面标本（含鼻中隔侧）上，鼻腔以鼻中隔分成左、右两腔，在无鼻中隔的头颈正中矢状切面标本上，辨认隆起的**鼻阈**，其前方为**鼻前庭**，由皮肤覆盖；后部是衬有黏膜的**固有鼻腔**。观察固有鼻腔的构成，辨认其外侧壁的**上**、**中**、**下鼻甲**及相应每个鼻甲下方的**上**、**中**、**下鼻道**；在上鼻甲后上方与蝶骨体间探查**蝶筛隐窝**，此处为蝶窦的开口；切除中鼻甲，可见**半月裂孔**，其前上方有**筛漏斗**，上方圆形隆起为**筛泡**。在下鼻道距鼻前孔 3cm 处探查**鼻泪管**的开口。

4）**鼻旁窦**：在头部冠状切面标本上，观察眉弓深方的**额窦**、上颌体内的**上颌窦**和筛骨迷路内的**筛窦**，探查其开口部位。在头颈正中矢状切面标本上，观察蝶骨体内的**蝶窦**，探察其开口部位。

（2）咽　在头颈正中矢状切面标本上观察**咽鼓管咽口**、**咽鼓管圆枕**、**咽隐窝**（见消化系统）。

（3）喉

1）**喉软骨**：在喉的标本及模型上观察，较大的**甲状软骨**，由两个对称的四边形软骨板构成，二板融合处称前角，前角上端有向前突出的喉结，可在体表摸到，成年男性特别突出。**环状软骨**是唯一完整的软骨环，位于甲状软骨的下方，前部低窄的为环状软骨弓，后部高阔的为环状软骨板；**会厌软骨**位于舌体后方，上宽下窄，似叶形；成对的**杓状软骨**呈三角锥状，底与环状软骨板连结，向前伸的突起是声带突，向外侧的突起为肌突。

2）**喉连结**：在喉的标本及模型上观察，连于甲状软骨上缘与舌骨之间的为**甲状舌骨膜**；起自甲状软骨前角后面，呈扇形，向下向后止于杓状软骨声带突和环状软骨上缘的为**弹性圆锥**，其中部增厚的弹性纤维为**环甲正中韧带**；起于甲状软骨前角后面和会厌软骨两侧，向后附于杓状软骨前内侧缘的**方形膜**；方形膜下缘游离的**前庭韧带**及弹性圆锥上缘游离的**声韧带**；由环状软骨的甲关节面和甲状软骨下角构成的**环甲关节**，可牵拉甲状软骨作前倾和复位运动，注意观察环甲关节运动时声韧带长度的变化；由环状软骨板的杓关节面和杓状软骨底的关节面构成的**环杓关节**，转动杓状软骨，观察其运动，注意环杓关节运动时声门裂大小的变化，体会声带紧张度和声门裂大小的调节。

3）**喉肌**：在喉肌标本上，观察位于甲状软骨与环状软骨前部、由内下斜向外上的**环**

甲肌，牵拉此肌，观察声带长度的改变；在喉肌模型上，观察**环甲肌**、**环杓后肌**、**甲杓肌**等，注意体会其作用。

4）**喉腔**：在经喉正中矢状切面标本上，观察由**会厌**、**杓状会厌襞**和**杓间切迹**围成的**喉口**；喉腔内的黏膜皱襞，即上方的**前庭襞**和下方的**声襞**，以此两襞为界将喉腔分为**喉前庭**、**喉中间腔**和**声门下腔**；探查喉中间腔向外形成的**喉室**，观察声门下腔的黏膜下层，理解婴幼儿喉炎引起急性喉梗阻的原因；观察**前庭裂**和**声门裂**，注意分辨声门裂的膜间部和软骨间部。

（4）**气管**与**支气管**：在打开胸腔前壁的标本及气管、支气管标本上观察，气管及支气管的位置、"C"形的气管环及数目、**气管杈**的位置；左、右支气管的长度、管径及与气管正中线的夹角，观察切开气管分叉处内**气管隆嵴**的形态及位置，理解异物常易进入右主支气管的原因。

2. **肺**　在打开胸腔前壁的标本及离体肺标本上观察成人肺的形态，比较左、右肺的不同之处，左肺狭而长，由斜裂分为上、下两叶；右肺宽而短，由斜裂和水平裂分为上、中、下三叶；肺有**肺尖**、**肺底**、**三面**（**肋面**、**纵隔面**、**膈面**）、**三缘**（**前缘**、**后缘**、**下缘**）；观察肺尖的位置；在肺的内侧面观察**肺门**和**肺韧带**，注意辨认**肺根**内各结构的排列关系及左、右肺根结构排列的异同点；在左肺前缘观察**心切迹**及**左肺小舌**。在铸型标本上，观察**支气管树**的形态，辨认主支气管、叶支气管和段支气管，理解支气管与肺的关系。在**肺段**标本及模型上，观察锥形的肺段及排列，理解肺段的概念及临床意义。

3. **胸膜**　在打开胸腔前壁的标本上观察，衬覆于肋骨、胸骨等的肋胸膜、纵隔外侧面的**纵隔胸膜**、膈上面的**膈胸膜**，肺**尖上方的胸膜顶**，可超过锁骨中、内 1/3 上方 2 ～ 3cm 达颈根部；贴于肺表面的是**脏胸膜**，与肺组织贴得很紧，不易撕开；脏胸膜与纵隔胸膜于肺根处直接连续形成肺根下方的**肺韧带**。探查壁胸膜移行处形成的**肋纵隔隐窝**和**肋膈隐窝**，肋膈隐窝由肋胸膜与膈胸膜返折形成，是胸膜隐窝中位置最低、容量最大的部位，深度可达两个肋间隙，胸膜腔积液常先积存于此。探查肺和胸膜的前缘及下缘的体表投影，肺的下缘分别在锁骨中线、腋中线、肩胛线和后正中线上与第 6 肋、第 8 肋、第 10 肋、第 10 胸椎棘突相交；胸膜的下缘分别在锁骨中线、腋中线、肩胛线和后正中线上与第 8 肋、第 10 肋、第 11 肋、第 12 胸椎棘突相交。理解胸膜腔的特点及功能，思考为什么外伤后易引起气胸，出现气胸后该如何处理。

4. **纵隔**　在纵隔模型和标本上，观察纵隔的境界。纵隔常以胸骨角和第 4 胸椎体下缘为界分为**上纵隔**和**下纵隔**，下纵隔又以心包为界分为**前**、**中**、**后纵隔**。其内包含心脏、心包、大血管、气管、支气管、食管等结构。以左、右肺门为中心观察纵隔内包含的结构。

实验十六　泌尿系统

【目的与要求】

（1）掌握泌尿系统器官的组成和功能；掌握肾的形态、位置、构造、被膜及固定装置；熟悉肾段的概念和肾的体表投影。

（2）掌握输尿管的位置、形态、分部和狭窄的部位；掌握输尿管与子宫动脉的交叉关系。

（3）掌握膀胱的形态、位置和结构；掌握膀胱三角的位置及其临床意义。

（4）掌握女性尿道的特点。

【实验材料】

1. **模型**

（1）肾的冠状切面模型。

（2）男、女性盆腔正中矢状切面模型。

（3）膀胱的模型。

2. **标本**

（1）泌尿系统全貌的男、女性标本。

（2）肾、输尿管、膀胱的游离标本。

（3）肾的冠状切面标本。

（4）男、女性盆腔正中矢状切面标本。

（5）膀胱的离体切开标本。

（6）显示腹膜后间隙内器官的标本。

【实验内容】

（1）在泌尿系统全貌的男、女性标本上辨认：泌尿系统各器官的位置，肾的位置、形态和毗邻。

（2）在肾的冠状切面标本和模型上辨认：肾皮质、肾髓质、肾锥体、肾乳头、肾柱、肾小盏、肾大盏和肾盂等。

（3）在肾、输尿管、膀胱相连的游离标本上辨认：输尿管的起始、分部和狭窄。

（4）在膀胱的标本、模型上观察：其形态结构、位置和毗邻，在切开膀胱壁的标本上观察膀胱三角的界限及黏膜特点。

（5）在女性正中矢状切面标本上观察：女性尿道的位置及特点。

【实验方法】

1. **肾**

（1）**形态**：肾似蚕豆状，有**上下两端**、**前后两面**、**左右两缘**；上端扁宽，下端圆钝；前面稍凸，后面较平；外侧缘隆凸，内侧缘凹陷即**肾门**。出入肾门的结构被结缔组织包绕称为**肾蒂**，肾蒂内诸结构的排列关系，由前向后依次为**肾静脉**、**肾动脉**、**肾盂**末端；从上至下依次为肾动脉、肾静脉、肾盂末端。

（2）**位置**：在显示腹膜后间隙内器官的标本上，肾位于脊柱的两侧，呈“八”字形。左肾居第 11 胸椎体下缘与第 2 ～ 3 腰椎间盘之间；右肾居第 12 胸椎体上缘至第 3 腰椎体上缘之间。左右两侧的第 12 肋分别斜过左肾后面的中部和右肾后面的上部。观察竖脊肌外缘与第 12 肋的夹角处（**肾区**）与肾门的关系，肾病变时肾区常有压痛、叩击痛。

（3）**毗邻**：两肾毗邻不同。左肾上端的内侧为左肾上腺；左肾前面：上部与胃底后壁接触，中部与胰尾和脾血管相依，下半部邻接空肠；左肾外侧缘：上方大部分与脾相邻，下部与结肠左曲相贴。右肾上端的内侧被右肾上腺遮盖；右肾前面的上 2/3 与肝相邻，下 1/3 与结肠右曲相邻；右肾内侧缘邻接十二指肠。两肾的后面上 1/3 贴膈，下部自内向外依次与腰大肌、腰方肌及腹膜邻接。

2. **肾的结构**　在肾的冠状切面上，肾门向肾实质内延续的腔隙为肾窦，肾实质分为位于表层的**肾皮质**和深层的**肾髓质**。肾髓质淡红色，主要由 15 ～ 20 个**肾锥体**构成，锥体的底朝向皮质，尖朝向肾窦，称**肾乳头**。肾乳头突入到**肾小盏**内，上有 10 ～ 30 个小孔，称**乳头孔**。继而汇合形成**肾大盏**和**肾盂**。肾锥体之间嵌入的皮质，称**肾柱**。

3. **肾的被膜**　由内向外依次为**纤维囊**、**脂肪囊**和**肾筋膜**。

（1）纤维囊：薄而坚韧，呈透明状，贴于肾实质的表面，易于剥离。

（2）脂肪囊：又名**肾床**，为包绕在纤维囊外周、包裹肾的脂肪层。

（3）肾筋膜：位于肾前、后面的肾筋膜分别称肾前筋膜和肾后筋膜，二者在肾上腺的上方和肾外侧缘相互愈着，在肾的下方两层前、后分离。左右两侧的肾前筋膜盖于肾血管、腹主动脉和下腔静脉的表面并相互连续。

4. **肾段血管与肾段**　肾动脉的第一级分支在肾门处通常有两支，即前支和后支。前支再分出4个二级分支，与后支一起进入肾实质内。肾动脉的5个二级分支在肾内呈节段性分布，称**肾段动脉**。每支肾段动脉分布到一定区域的肾实质，称为肾段。每个肾可分5个肾段，即**上段**、**上前段**、**下前段**、**下段**和**后段**。

5. **输尿管**　输尿管约平第2腰椎上缘起始于肾盂的末端，经腰大肌前方下行，终于膀胱，腰大肌是寻找输尿管的标志性结构。输尿管全长分为**腹部**、**盆部**、**壁内部**，有三处狭窄，分别位于肾盂与输尿管的移行处、输尿管跨过髂血管处和膀胱壁内部，是输尿管结石滞留的部位。女性输尿管在子宫颈外侧2.5cm处与子宫动脉交叉。

6. **膀胱**

（1）**形态、位置**：膀胱在空虚时呈三棱锥体型，分**尖**、**体**、**底**和**颈**四部分。尖朝向前方贴于耻骨联合，底朝向后下方，在女性邻子宫颈和阴道，在男性邻接精囊、输精管和直肠；膀胱体的上部盖以腹膜；膀胱的最下部为膀胱颈，在男性，与前列腺相接，在女性与盆膈相接。

（2）内面结构：在切开的膀胱内，可见大量的黏膜皱襞。两输尿管内口之间的黏膜皱襞称**输尿管间襞**，活体为一苍白带，是膀胱镜检时，寻找输尿管口的标志。在膀胱底的内面两侧是输尿管的开口与尿道内口之间的三角形的区域，称**膀胱三角**。膀胱三角是肿瘤、结核和炎症的好发部位，膀胱镜检时应特别注意。

7. **尿道**　男性尿道见男性生殖系统。女性尿道较男性尿道短、宽而直，起自膀胱的尿道内口，行于耻骨联合和阴道之间，穿尿生殖膈开口于阴道前庭。理解为什么女性常易发生膀胱及泌尿系统感染。

实验十七　男性生殖系统

【目的与要求】

（1）掌握男性生殖系统的组成与功能。

（2）掌握睾丸及附睾的形态结构与位置；掌握输精管的形态特征、分部和行径；掌握精索的概念、位置和内容；掌握射精管的合成、行径与开口。

（3）了解精囊的形态、位置及功能。

（4）掌握前列腺的形态、位置及主要毗邻。了解前列腺的被膜和前列腺的年龄变化。

（5）了解尿道球腺的位置及腺管的开口。

（6）了解阴囊的构造；掌握阴茎的分部及构成。

（7）掌握男性尿道的分部、狭窄、膨大和弯曲及其临床意义。

（8）熟悉睾丸下降的概况、前列腺的年龄变化以及阴茎的皮肤特点。

【实验材料】

1. **模型**

（1）泌尿生殖器概观模型。

（2）男性盆部正中矢状切面模型。

2. **标本**

（1）显示睾丸、附睾及精索位置及形态的标本。

（2）睾丸、附睾正中矢状切面标本。

（3）男性盆部正中矢状切面标本。

（4）显示阴茎海绵体和尿道海绵体的阴茎正中矢状切面和横切面标本。

【实验内容】

（1）在游离睾丸矢状断面标本和模型上观察睾丸表面的白膜和睾丸的内部构造，包括睾丸纵隔、睾丸小隔、睾丸小叶和精曲小管。

（2）在显示睾丸、附睾及精索位置及形态的标本和模型上观察睾丸的位置及形态、附睾的位置及形态、输精管的行程。

（3）在标本上观察精索内的输精管。

（4）在男性盆腔矢状切面标本和模型上观察前列腺的位置及其周围的结构、射精管；男性尿道的行程、三个狭窄、三个膨大、两个开口和两个弯曲。

【实验方法】

1. **睾丸**　在标本上观察位于阴囊内的睾丸。在游离标本上睾丸呈扁椭圆形，表面光滑，分**内外两面**、**上下两端**、**前后两缘**，其上端及后缘紧贴有附睾。在纵行切开的睾丸标本上可见睾丸的表层为较厚的**白膜**，其在睾丸后缘增厚并凸入睾丸内形成**睾丸纵隔**，从纵隔上发出的**睾丸小隔**，将睾丸分为许多**睾丸小叶**。用镊子提起精曲小管观察其形态，理解其功能。

2. **附睾**　在游离标本上，附睾呈新月形，爬附于睾丸的上端及后缘，分膨大的**头**、**体**和较细的**尾**。纵行剖开附睾，观察其内的**附睾管**。精子储存在附睾内成熟。

3. **输精管**　附睾尾向内上弯曲移行为输精管，呈坚硬的圆索状，其管壁厚，肌层发达，管腔细小。在整尸标本上，观察输精管的分部，按其行程分为位于睾丸后缘的**睾丸部**、介于睾丸上端至腹股沟管浅环间的**精索部**、位于腹股沟管的精索内的**腹股沟管部**和**盆部**（最长）。在膀胱底的后面观察膨大的输精管壶腹；在精索部观察输精管的位置，理解取精索部作为输精管结扎部位的原因。

4. **射精管**　输精管近膀胱底处膨大呈壶腹状，末端变细与精囊排泄管合成射精管；在男性盆腔正中矢状切面模型上，可观察到射精管斜穿过前列腺，开口于尿道前列腺部。

5. **精索**　为一对柔软的圆索状结构，自腹股沟管的腹环延至睾丸的上端。提起精索，可感觉到其内有一条较细的圆索状结构，有坚硬感。切开精索表面的被膜后，可找出输精管，它位于精索的后内侧。除输精管外，精索内还有动脉、静脉丛、神经和淋巴等结构。

6. **精囊**　在游离标本上，精囊位于膀胱底后方，呈长椭圆形囊状，左右各一，表面凹凸不平。在男性盆腔正中矢状切面模型上，观察精囊排泄管与输精管末端汇合形成射精管。

7. **前列腺**　在膀胱颈下方的板栗形实质性结构为前列腺，分朝上的**底**、**体**和下端细的**尖**，体后部正中有较浅的**前列腺沟**。在整尸标本上观察前列腺的位置及毗邻，位于膀胱颈与尿生殖膈之间，前方为耻骨联合，后方为直肠壶腹。理解临床肛诊时，于前壁探查所能触及的前列腺、精囊、输精管壶腹和膀胱直肠陷凹。在前列腺模型上观察其分叶，即前叶、后叶、中叶和左、右侧叶及其内通过的尿道、射精管。思考前列腺肥大引起排尿不畅的原因及肛诊时前列腺沟的改变。

8. **尿道球腺**　呈豌豆大小的球体，位于尿生殖膈内，开口于尿道球部。

9. **阴囊**　在标本上切开阴囊壁观察其结构及其内的睾丸和附睾。阴囊皮肤薄而呈暗褐色，成人有少量阴毛，由于尸体阴囊收缩，出现较多的皱襞。位于皮肤深面的**肉膜**是阴囊的浅筋膜，肉膜在正中线向深部发出**阴囊中隔**，将阴囊腔分隔为左、右两部，分别容纳两侧的睾丸和附睾。切开睾丸鞘膜的壁层，见鞘膜的脏层衬于睾丸表面，但睾丸的后缘及附睾贴附之处均无鞘膜被覆。脏层与壁层之间为密闭的**鞘膜腔**，脏、壁两层在睾丸的后缘相互移行。

10. **阴茎**　阴茎分为**头**、**体**和**根**三部分。后端为阴茎根，中部为阴茎体，呈圆柱形，前端膨大，为阴茎头，头的尖端有较狭窄的呈矢状位的**尿道外口**。头后较细的部分为**阴茎颈**。阴茎主要由两条阴茎海绵体和一条尿道海绵体组成，外包筋膜和皮肤。**阴茎海绵体**为两端细的圆柱体，左、右各一，位于阴茎的背侧，阴茎海绵体的中央有阴茎深动脉。**尿道海绵体**位于阴茎海绵体的腹侧，尿道贯穿其全长。尿道海绵体前端膨大为阴茎头，后端膨大为**尿道球**，其中央部可见尿道穿过。海绵体的外面共同包有深、浅筋膜和皮肤，阴茎的皮肤薄而柔软，富有伸展性。它在阴茎颈的前方形成双层游离的环形皱襞，包绕阴茎头，称为**阴茎包皮**。包皮前端围成包皮口。阴茎包皮与阴茎头的腹侧中线处连有**包皮系带**。临床上行包皮环切术时，应注意避免损伤包皮系带。在游离标本上观察阴茎的构成，理解海绵体在阴茎勃起中的作用；观察阴茎包皮和包皮系带，理解包茎的病理。思考包皮环切术时，应注意避免损伤包皮系带的原因。

11. **男性尿道**　在整尸标本及盆部正中矢状切面上观察男性尿道。起自膀胱的尿道内口，止于阴茎头的尿道外口，分为**前列腺部**、**膜部**和**海绵体部**三部，临床上将前列腺部和膜部称**后尿道**，海绵体部称**前尿道**。前列腺部为尿道穿过前列腺的部分，可观察到此段是尿道中最宽和最易扩张的部分。此部后壁上有一纵行的尿道嵴，嵴中部隆起的部分为**精阜**。精阜中央有前列腺小囊，其两侧各有一个细小的射精管口。尿道嵴两侧的尿道黏膜上有许多细小的前列腺排泄管的开口。膜部为尿道穿过尿生殖膈的部分，是三部中最短的部分，膜部位置比较固定。海绵体部为尿道穿过尿道海绵体的部分，是尿道最长的一段。尿道球内的尿道最宽，为尿道球部，尿道球腺开口于此。阴茎头内的尿道扩大成**尿道舟状窝**。在男性盆腔正中矢状切面的标本及模型上观察。男性尿道粗细不一，全长有**三个狭窄**、**三个膨大**和**两个弯曲**。三个狭窄分别位于**尿道内口**、**尿道膜部**和**尿道外口**，以外口最窄；三个膨大分别位于尿道的**前列腺部**、**尿道球部**和**尿道舟状窝**；两个弯曲是凸向下后方的**耻骨下弯**和凸向上前方的**耻骨前弯**。当阴茎勃起或将其抬起，耻骨前弯是可以消失的，但耻骨下弯是恒定的，包括尿道的前列腺部、膜部和海绵体部的起始段，而耻骨前弯位于耻骨联合前下方，阴茎根与阴茎体之间。在男性盆腔正中矢状切面标本上，观察尿道的起止、穿经结构及行径，注意观察尿道**三个膨大**和**两个弯曲**，用手提起阴茎后观察耻骨前弯和耻骨下弯的改变；用较柔软的细铁丝模拟尿道插管，体会其路径及注意事项。

实验十八　女性生殖系统

【目的与要求】

（1）掌握女性生殖系统的组成与功能。

（2）掌握卵巢的形态、位置及固定装置；了解卵巢的年龄变化。

（3）掌握输卵管的位置、分部及各部的形态特点。

（4）掌握子宫的形态、分部、位置和固定装置；了解子宫的构造和子宫的年龄变化。

（5）掌握阴道的形态和位置以及阴道穹的组成与毗邻；掌握阴道前庭内阴道口和尿道外口的位置。

（6）掌握女性乳房的形态和构造特点。

（7）熟悉子宫与膀胱、直肠的毗邻及与腹膜的位置关系。

【实验材料】

1. **模型**　女性盆腔正中矢状切面模型。

2. **标本**

（1）女性盆腔正中矢状切面标本。

（2）女性外生殖器标本。

（3）女性腹盆腔冠状切面标本。

（4）女性盆腔横切面标本。

（5）离体乳房标本。

【实验内容】

（1）在女性盆腔正中矢状切面标本及模型上观察：女性生殖系统的组成，卵巢、子宫、阴道的位置，子宫与膀胱、直肠的毗邻关系，阴道穹的位置。

（2）在女性外生殖器标本上观察的结构：女性外生殖器的位置、结构（大小阴唇、阴阜、阴道口、尿道口等）。

（3）在女性腹盆腔冠状切面标本上观察女性生殖系统与泌尿系统的位置及毗邻关系。

（4）在女性盆腔水平切面标本上观察子宫的固定装置。

【实验方法】

1. **卵巢**　成年未孕女性，卵巢位于髂内、外动脉起始部的夹角内（**卵巢窝**），当妊娠时，卵巢的位置随子宫的移动而发生变化，分娩后，卵巢一般不再回到其原来的位置。卵巢呈扁椭圆体，约相当于本人远节拇指大小。成年女性卵巢表面凹凸不平，分**内外侧面**、**前后缘**、**上下端**。其后缘游离，前缘有系膜及血管、神经出入为**卵巢门**；上端与**输卵管伞**相接，并有**卵巢悬韧带**连于盆壁，下端有**卵巢固有韧带**连于子宫角。卵巢的大小、形状随年龄而有差异，幼女的卵巢表面光滑；性成熟期卵巢最大；此后，由于多次排卵，卵巢表面出现瘢痕，变得凹凸不平。35～40 岁，卵巢开始缩小，50 岁左右停经后逐渐萎缩。可根据卵巢的大小及表面特征，估计其年龄。将卵巢纵行切开，查看其表面由致密结缔组织形成的白膜，浅层皮质内的卵泡、黄体和结缔组织，深层髓质内的结缔组织、血管及神经。

2. **输卵管**　沿子宫角向外观察，一条弯曲、空心的肌性管道即输卵管。注意与子宫圆韧带相区别，后者较长，实心，位于输卵管的下方。在经子宫冠状切面标本上，辨认输卵管的四部分，即穿子宫角的**子宫部**、短直而狭窄的**输卵管峡**、最粗长而弯曲的**输卵管壶腹**和末端膨大的**输卵管漏斗**。重点观察输卵管峡和输卵管壶腹，它们分别是输卵管结扎和卵子受精的部位。在漏斗部末端有**输卵管腹腔口**，开口于腹膜腔，输卵管末端游离缘上有许多细长指状突起，即**输卵管伞**，理解卵子进入输卵管的过程以及出现异位妊娠（宫外孕）的原因。

3. **子宫**　在女性盆腔正中矢状切面标本上，观察子宫的位置及毗邻关系。子宫位于膀胱与直肠之间，两侧是子宫附件即输卵管和卵巢，下接阴道。正常成人子宫呈轻度的前倾前屈位，**前倾**指子宫向前倾斜，使子宫长轴与阴道长轴间形成了一个向前开放的钝角；**前屈**指子宫体与子宫颈不在一条直线上，使子宫体长轴与子宫颈长轴间形成了一个向前开放的钝角。在盆腔冠状切面的子宫及周围结构标本或模型上，子宫为前后稍扁、倒置的梨形，上端圆凸的是**子宫底**，在输卵管子宫口水平以上。下端狭窄的部分为**子宫颈**，为肿瘤的好发部位。底与颈之间的部分为**子宫体**。子宫颈在成人长 2. 5 ～ 3cm，以阴道为标志分为伸入阴道的子宫颈阴道部和阴道以上的子宫颈阴道上部。**子宫峡**为子宫体和子宫颈移行狭窄处，在非妊娠期不明显，是剖宫产的手术切口部位。在盆腔正中矢状切面标本上，观察维持子宫正常位置的韧带。自子宫侧缘至盆侧壁冠状位的宽薄结构为**子宫阔韧带**（限制子宫向两侧移位）；自子宫角走行于子宫阔韧带内达腹股沟管深环的圆索状结构是**子宫圆韧带**，牵拉韧带并观察其作用（维持子宫前倾位）。在模型上观察自子宫颈至盆侧壁的**子宫主韧带**（防止子宫下垂），自子宫颈后至第 2、3 骶椎前面的**子宫骶韧带**（维持子宫前屈位）。在经阴道冠状切面的子宫标本或模型上，观察子宫口的形态，辨认其是正常顺产妇（子宫口呈横裂状）、未产妇（子宫口呈圆形）或是剖宫产者（子宫口圆形但腹壁和子宫壁有瘢痕）。观察膀胱与子宫、子宫与直肠之间的陷凹，理解这些陷凹的临床意义。

4. **阴道**　在盆部正中矢状切面标本上，观察阴道与尿道的位置关系。阴道下部较窄，下端以阴道口开口于阴道前庭。观察阴道包绕子宫颈阴道部的环行凹陷即**阴道穹**，尤其是与直肠子宫陷凹仅隔一薄层（阴道后壁和一层腹膜）的**阴道后穹隆**，模拟阴道后穹隆穿刺、引流。

5. **前庭大腺**　在女性外阴浅层标本上，阴道后外侧的豌豆样结构即前庭大腺，探查其开口于阴道前庭。

6. **女性外生殖器**　在游离的女性外生殖器标本上，观察前部富有阴毛的**阴阜**、**大阴唇**、**小阴唇**和**阴蒂**。观察两侧小阴唇间的裂隙即**阴道前庭**，查看阴道口与尿道口的关系（前部较小为尿道口，后部较大是阴道口），探查阴道口两侧前庭大腺的开口。

7. **乳房**　在成人女性整尸标本上，观察胸前壁半球形的乳房的位置、**乳头**及**乳晕**，在乳房周缘环形将其切下，因胸大肌与乳房之间存在**乳房后间隙**，故切除较容易，此间隙也是隆胸术假体植入的部位。在游离的乳房标本上观察，从乳头向周围辐射状走行的较细的管状结构即**输乳管**，于近乳头处扩大为**输乳管窦**，开口于乳头。在输乳管远端寻找与其相连的 15 ～ 20 个乳腺叶。临床为避免损伤输乳管，在乳房脓肿切开引流时常采取放射性切口。在经乳头的纵切标本上，可见连于乳腺深面胸筋膜与皮肤、乳头之间的纤维组织即**乳房悬韧带**，理解其作用及乳腺癌晚期出现“橘皮症”的原因。

8. **会阴**　在会阴模型上观察广义及狭义会阴位置。广义会阴即封闭小骨盆下口的全部软组织的总称，是不在同一平面上的菱形区域，两侧坐骨结节位置最低，其连线将广义会阴分为前部的尿生殖区和后部的肛区。狭义会阴指的是肛门与外生殖器之间的软组织。

实验十九 腹 膜

【目的与要求】

（1）掌握腹膜的概念、构成及腹膜腔与腹腔的区别、腹膜与腹盆腔脏器的位置关系。

（2）掌握大、小网膜的位置和构成；掌握网膜囊的位置及各个壁的构成；掌握网膜孔的位置及构成；掌握小肠系膜、小肠系膜根、阑尾系膜、横结肠系膜及乙状结肠系膜的位置与形态；熟悉肝的韧带、脾的韧带及胃的韧带。

（3）掌握直肠子宫陷凹和直肠膀胱陷凹的位置；熟悉腹前外侧壁内面的腹膜皱襞和隐窝的位置和构成。

（4）熟悉左、右结肠旁沟及膈下间隙的位置。

【实验材料】

1. **模型**

（1）腹膜（矢状切面）。

（2）腹腔横断（示腹膜与脏器的关系）。

2. **标本**

（1）腹部正中矢状切面和横切面。

（2）胸腔、腹腔切开的标本。

（3）腹膜后隙器官标本。

（4）男、女性盆腔正中矢状切面标本。

【实验内容】

（1）在腹部正中矢状切面、横切面及腹膜后隙器官标本和模型上观察：胃、十二指肠上部、空肠、回肠、盲肠、阑尾、横结肠、乙状结肠、脾、卵巢、输卵管等腹膜内位器官；肝、胆囊、升结肠、降结肠、直肠上端、子宫、膀胱等腹膜间位器官；肾、肾上腺、输尿管、胰、十二指肠降部和下部、直肠中下部等腹膜外位器官。

（2）在胸、腹腔切开的标本和模型上观察：大、小网膜的位置和构成；网膜囊的位置及各个壁的构成；网膜孔的位置及构成；左、右结肠旁沟及膈下间隙的位置；小肠系膜、小肠系膜根、阑尾系膜、横结肠系膜及乙状结肠系膜的位置与形态；肝的韧带、脾的韧带及胃的韧带的位置及构成。在腹前壁的内侧面观察腹膜皱襞和隐窝的位置。

（3）在男、女性骨盆正中矢状切面标本上观察直肠子宫陷凹和直肠膀胱陷凹的位置。

【实验方法】

1. **腹膜及腹膜腔** 在标本上，用镊子分离腹腔脏器表面及腹壁内面、膈下面薄而光滑的膜性结构即**腹膜**。明确腹膜依覆盖部位分为**脏腹膜**和**壁腹膜**，从腹前壁向上、下及两侧分别探查其延续，壁腹膜、脏腹膜相互延续形成一个极不规则的囊状间隙即**腹膜腔**，观察脏器是否在腹膜腔之内。女性腹膜腔通过生殖管道与外界相通，易发生腹膜腔的感染，而男性腹膜腔是相对密闭的。腹腔与腹膜腔是有区别的，二者不要混为一谈，腹腔内有脏器、血管、神经、淋巴及腹膜腔等。

在标本和模型上观察腹膜与腹盆腔脏器的关系，可见胃和空肠、回肠，其表面的光滑被膜（浆膜）即脏腹膜基本上全部包绕脏器，此类脏器属于腹膜内位器官；观察肝、子宫、升结肠、降结肠等，其表面有2/3左右面积被包裹，此类属于腹膜间位器官；观察肾、肾上腺和胰等，只有前面被腹膜包裹，此即腹膜外位器官。了解腹膜与腹盆腔脏器的位置关系，有利于在临床手术操作时尽可能选取没有腹膜覆盖的面，避免穿过腹膜引起不必要的感染等。

2. 腹膜形成的结构

（1）**网膜**：包括**大网膜**和**小网膜**两部分。小网膜分为右侧连于肝门和十二指肠上部游离缘之间的**肝十二指肠韧带**、左侧连于肝门和胃小弯之间的**肝胃韧带**。肝十二指肠韧带内结构的排列关系，右前方的是胆总管，左前方的是肝固有动脉，二者后方的是肝门静脉；自胃大弯下垂呈围裙状的黄色结构即大网膜，是由前后四层腹膜形成的结构，胃大弯与横结肠之间为**胃结肠韧带**，其内可见血管。

切开小网膜，将手伸入到其后方探查**网膜囊**的构成，前方由小网膜、胃后壁及胃结肠韧带等构成；为观察清楚网膜囊后壁结构，可将胃结肠韧带切断，把胃翻向上方，隔着腹膜可见胰、左肾、左肾上腺、横结肠及其系膜；上方达肝尾状叶和膈；下方为大网膜前、后两层愈合处；左侧有脾、胃脾韧带和脾肾韧带；右侧有网膜孔通腹膜腔。在肝十二指肠韧带后方，自右向左将1～2个手指伸入到网膜囊，经过的狭窄通道即**网膜孔**，用手触摸上方的肝尾状叶、下方的十二指肠上部、后方的下腔静脉及前方的肝十二指肠韧带。

（2）**系膜**：是将器官固定于腹、盆壁的双层腹膜结构，主要有**肠系膜**、**阑尾系膜**、**横结肠系膜**和**乙状结肠系膜**。在胸腔、腹腔切开的标本上，将空肠、回肠拉出腹腔，观察连于肠管与腹后壁间的**肠系膜根**，探查走行于小肠系膜内的肠系膜上动脉；观察乙状结肠系膜及其内的肠系膜下动脉，理解乙状结肠易发生扭转的原因；将阑尾拉直，观察阑尾系膜及行于其内的阑尾动脉，了解阑尾呈弯曲的蚯蚓状的原因。

（3）**韧带**：韧带是指连接腹、盆壁与脏器之间或连接相邻脏器之间的腹膜结构，探查固定肝、脾和胃的韧带。重点观察肝的**镰状韧带**，**冠状韧带**及**左**、**右三角韧带**。

（4）**腹膜皱襞**和**隐窝**：在腹前壁内侧面的标本或模型上，观察**脐正中襞**、**脐内侧襞**、**脐外侧襞**、**膀胱上窝**、**腹股沟内**、**外侧窝**，重点注意观察腹股沟内、外侧窝与腹股沟三角和腹股沟管深环的关系，从而理解腹股沟斜疝和直疝的突出部位。

（5）**腹膜陷凹**：主要位于盆腔内，为腹膜在盆腔脏器之间移行返折而成。在男性盆腔正中矢状切面标本上，探查膀胱与直肠间的**直肠膀胱陷凹**，此处为男性腹膜腔的最低点；在女性盆腔正中矢状切面标本上，观察膀胱与子宫间的**膀胱子宫陷凹**和子宫与直肠间的**直肠子宫陷凹**，后者为女性腹膜腔的最低点。理解少量腹水时，男、女性腹膜腔积液容易积存的部位以及临床上阴道后穹隆穿刺引流的解剖学基础。

实验二十　心血管系统总论、心

【目的与要求】

（1）掌握心血管系统的组成。

（2）掌握体循环和肺循环的概念。

（3）了解血管吻合和侧支循环。

（4）掌握心的位置、外形及各心腔的形态结构。

（5）掌握房间隔和室间隔的形态结构；熟悉房间隔和室间隔缺损的临床意义。

（6）掌握心传导系统的组成、位置和功能。

（7）掌握左、右冠状动脉的发起、行程、重要分支及其分布。

（8）掌握心包的构成、心包腔的概念；熟悉心包形成的结构及其临床意义。

（9）掌握冠状窦的位置、开口、属支。

（10）熟悉心脏的体表投影。

【实验材料】

1. 模型

（1）心的放大模型。

（2）心的位置与毗邻模型。

（3）体循环、肺循环电动模型。

（4）心脏收缩、舒张与瓣膜开闭演示模型。

（5）心传导系统的电动模型。

2. 标本

（1）打开胸前壁、打开心包的标本，示心的位置、外形、心的血管和心包。

（2）不打开心壁的心脏标本，显示心的外形和血管。

（3）打开心壁的心脏标本，显示心腔内的结构。

（4）心脏冠状切面的标本，示各心腔、房间隔和室间隔。

（5）心室底的标本。

（6）心的血管灌注标本。

（7）心传导系标本（牛心用墨汁注射后）。

（8）心肌的标本。

【实验内容】

（1）在模型上观察体循环和肺循环的路径。

（2）在打开胸前壁、打开心包的标本上，原位观察心脏的大小、位置及毗邻；观察心底和心尖的位置；观察心的长轴与身体前正中线的关系。

（3）在游离的心脏标本和模型上，观察左、右心房和左、右心室等4个心腔的位置；观察心脏的两面、三缘和表面的冠状沟、前室间沟、后室间沟及房间沟等4条沟；观察上、下腔静脉在心脏的注入部位。

（4）在打开心腔的心脏标本上，观察右心房内的卵圆窝、上腔静脉口、下腔静脉口、冠状窦口及右房室口；观察右心室内的室上嵴、隔缘肉柱、三尖瓣以及与其相连的腱索和乳头肌、肺动脉瓣等结构；观察左肺上、下静脉和右肺上、下静脉在左心房的开口；观察二尖瓣及与其相连的腱索和乳头肌、主动脉瓣等结构。

（5）在去除左、右心房的心脏标本上观察心纤维性支架，包括左纤维三角、右纤维三角、肺动脉瓣环、主动脉瓣环、二尖瓣环和三尖瓣环、圆锥韧带、室间隔膜部和瓣膜间隔等。

（6）在心脏冠状切面标本上观察各心腔、房间隔和室间隔。

（7）在心传导系统电动模型和经染色的牛心标本上观察心传导系统。

（8）在血管灌注的心脏标本上观察左、右冠状动脉及其分支、冠状窦及其属支。

（9）在打开胸腔的标本上观察心包的构成、心包腔、心包横窦、心包斜窦和心包前下窦。

【实验方法】

1. 在模型上观察**体循环**和**肺循环**的路径　①体循环（大循环）：左心室（动脉血）→主动脉→主动脉各级分支→全身毛细血管→各级静脉→上腔静脉、下腔静脉、心冠状窦→右心房。②肺循环（小循环）：右心室（静脉血）→肺动脉干及其各级分支→肺泡毛细血管→肺静脉及其各级分支→左心房。理解体循环和肺循环相互连续、同时进行，构成一个完整的循环，即血液循环。比较体循环和肺循环的路程、流经范围和功能，思考二者之间的区别与联系。

2. **心的位置与毗邻**　在打开胸前壁和心包的标本上观察心的位置与毗邻结构，**心**（heart）位于胸腔中纵隔内，约2/3位于正中线的左侧，1/3位于正中线的右侧。查验心的长轴与身体正中线构成的夹角。

3. **心的外形**　把心脏标本放在正常解剖方位上进行观察。辨认与心脏相连的大血管，包括**主动脉**、**肺动脉**、**上腔静脉**、**下腔静脉**、**左**、**右肺静脉**及**冠状窦**。**心尖**：由左心室构成，朝向左前下方，心尖的搏动部位在左侧第5肋间隙锁骨中线内侧1～2cm处，在活体上找出心尖冲动的部位。**心底**：朝向右后上方，主要由左心房和小部分的右心房构成。心的**胸肋面（前面）**：朝向前上方，大部分隔心包被胸膜和肺遮盖，但有一小部分隔心包与胸骨体下部和左侧第4～6肋软骨相邻，找出胸外心脏按压的正确部位，思考活体上如何确定心内注射的部位及其注意事项。心的**膈面（下面）**：接近水平位，隔心包与膈相邻。心的表面共有四条沟：**冠状沟**、**前室间沟**、**后室间沟**、**后房间沟**，各沟内有血管、神经和脂肪填充。前室间沟、后室间沟在心尖右侧会合处稍凹陷，称**心尖切迹**。冠状沟分隔心房与心室，前、后室间沟分隔左、右心室，后房间沟分隔左、右心房。**房室交点**：位于后房间沟、后室间沟和冠状沟的交汇处。注意房室交点不是一个十字交点，而是一个区域。

在标本和模型上观察四个心腔的位置及形态结构：右心室是最前方的心腔；右心房是最靠右侧的心腔；左半心位于右半心的左后方；左心室是最靠左侧的心腔（室壁最厚）；左心房是最后方的心腔，体会四个心腔相互之间的位置关系。

（1）**右心房**：在心右缘的上方和下方找到上腔静脉和下腔静脉，辨认**上腔静脉口**和**下腔静脉口**的位置，连于二者之间位于心表面的浅沟即为**界沟**。以界沟为界，右心房分为前部的**固有心房**和后部的**腔静脉窦**。观察固有心房的结构，先找到遮于主动脉根部前的突出的**右心耳**，然后翻开右心房，观察右心房腔面的**界嵴**，该结构与心表面的界沟相对应。观察右心房腔面的结构特点，以界嵴为界分为前面的粗糙区和后面的光滑区，分别为固有心房和腔静脉窦。在固有心房的腔面，由界嵴向前延伸出梳状肌，止于**右房室口**，右房室口通向右心室。在腔静脉窦内寻找右心房的三个入口，上腔静脉口、下腔静脉口和**冠状窦口**，注意观察冠状窦口的后缘是否有冠状窦瓣存在。腔静脉窦的内侧壁为房间隔，观察其前上部的主动脉隆凸和下部的卵圆窝，理解卵圆窝的形成及临床意义，思考房间隔缺损好发于此处的原因。

（2）**右心室**：先在右心室腔面找出**室上嵴**，右心室腔以室上嵴为标志分为**流入道（窦部）**和**流出道（漏斗部）**。室壁有许多纵横交错的肌性隆起即**肉柱**。辨认在内侧壁（室间隔）上较大的**隔缘肉柱（节制索）**及呈乳头状隆起的肉柱即**乳头肌**，探查前、后、隔侧乳头肌。右心室流入道的入口为**右房室口**，在右房室口的周围触摸到三尖瓣环，该结构手感较硬，呈条索状。**三尖瓣**基底附着于三尖瓣环，瓣膜游离垂入室腔，被三个切迹分为前尖、后尖和隔侧尖。在三尖瓣的游离缘有腱索与三群乳头肌相连。三尖瓣环、瓣尖、腱索和乳头肌合称**三尖瓣复合体**，牵拉腱索观察瓣膜及瓣环的变化，体会由三尖瓣环、瓣膜、腱索和乳头肌形成的三尖瓣复合体的作用（保证血液从右心房到右心室的单向流动），理解其功能及临床意义。右心室流出道（**动脉圆锥**）出口为肺动脉口，观察**肺动脉口**的形态结构，在肺动脉的内壁上寻找**肺动脉瓣**，共有三个，外观呈半月状，贴于肺动脉的内壁上，注意观察其形态并体会其作用（保证血液从右心室到肺动脉的单向流动），理解其功能意义。查看肺动脉瓣与肺动脉壁之间的肺动脉窦。

（3）**左心房**：在左心房表面寻找**左心耳**，突向左前方，覆盖于肺动脉干根部左侧及冠状沟前部，观察其外形。思考左心耳为临床心外科最常用手术入路的原因。找出左心房的四个入口，**左上、下肺静脉口**，**右上、下肺静脉口**。前下方的出口为**左房室口**，通左心室。

（4）**左心室**：观察并比较左、右心室室壁的厚度，理解这种差异的功能意义。观察左心室腔面的肉柱形态。在左心室腔面寻找乳头肌，共有两组，前乳头肌和后乳头肌。左心室流入道的入口为左房室口，在左房室口周围触摸**二尖瓣环**，并寻找**二尖瓣**和腱索，观察**二尖瓣复合体**（包括二尖瓣环、瓣叶、腱索和乳头肌）的形态，牵拉腱索，体会由二尖瓣环、瓣膜、腱索和乳头肌形成的二尖瓣复合体的作用（保证血液从左心房到左心室的单向流动），理解其功能及临床意义。左心室流出道（主动脉前庭）的出口为**主动脉口**，观察三个**主动脉瓣**的形态，与肺动脉瓣进行比较，注意与主动脉瓣相对应的主动脉壁略向外膨出，这点与肺动脉瓣不同。结合观察情况体会主动脉瓣的作用（保证血液从左心室向主动脉的单向流动）。观察主动脉瓣与主动脉壁之间的**主动脉窦**，在其中两个主动脉窦的壁上找出左、右冠状动脉的开口，注意两个冠状动脉的开口均位于主动脉瓣游离缘以上，这个特点对保证心肌有充分的血供十分重要，理解其功能意义。结合功能，比较左、右心室在形态结构上的差异。

在完整的游离心标本上，将水分别注入左、右心房或左、右心室后，挤压各心房或心室，观察心腔内水的流向，理解血液在心腔内的流动及瓣膜的作用，思考保证血液在心腔内正常流动的结构有哪些；若心瓣膜狭窄或关闭不全对血流有何影响。

4. 心的构造

（1）**心纤维性支架（心纤维骨骼）**：在左、右房室口及主动脉口、肺动脉口周围触摸并确认四个瓣纤维环，**肺动脉瓣环**、**主动脉瓣环**、**二尖瓣环**、**三尖瓣环**。然后在二尖瓣环、三尖瓣环与主动脉后瓣环之间找出并触摸**右纤维三角**（中心纤维体），在主动脉左瓣环和二尖瓣环之间找出并触摸**左纤维三角**。观察这些结构的位置，理解其作用。

（2）**心壁**：在标本上观察**心内膜**和心包脏层（**心外膜**），重点观察心内膜形成的瓣膜。在心肌标本上，观察心肌层心肌纤维的走行方向，心房肌与心室肌的关系，探查二者的附着部位，理解心肌的作用，思考心房与心室不同时收缩的原因。

（3）**心间隔**：在左、右心房打开的游离心标本上，触摸左、右心房之间的**房间隔**，注意房间隔下部较薄的卵圆窝，理解卵圆窝的形成及临床意义。在左、右心室之间触摸观察**室间隔**（分为膜部和肌部），注意观察房间隔和室间隔的薄弱处（卵圆窝、膜部），理解房间隔和室间隔缺损的原因、临床意义。

在心的冠状切面标本上，观察室间隔的位置及构成，室间隔可分为膜部和肌部两部，肌部占室间隔的大部分，位居左、右心室之间；膜部位于房室交界部，其左侧是左心室，右侧下部是右心室、上部是右心房。理解室间隔膜部的形成及临床意义。

5. **心传导系**　包括**窦房结**、**结间束**、**房室交界区**、**房室束**、**左束支**、**右束支**及**Purkinje纤维网**。窦房结是心脏的正常起搏点，位于上腔静脉和右心房交界处的界沟上1/3的心外膜下。理解窦房结损伤后的表现及临床上安装起搏器的原理。房室交界区（房室结区）位于**Koch三角**（由右心房的冠状窦口前内缘、三尖瓣隔侧尖附着缘和Todaro腱围成的三角形区域）内，房室交界区的中央部分是房室结。房室结前端变细穿入中心纤维体形成房室束，后者下行在室间隔膜部下缘分为左、右束支，分别布于左、右心室，其末梢的分支交织成Purkinje纤维网。观察心传导系统的位置，理解其功能及临床意义，思考期前收缩、心律失常发生的原因。

6. **心的血管**

（1）**冠状动脉**：在游离心的血管灌注标本或模型上，观察左、右冠状动脉的位置、走行、分支分布。在主动脉干根部的两侧找到左、右冠状动脉。**左冠状动脉**分为**前室间支**和**左旋支**，分别行于前室间沟和左侧冠状沟内。用镊子提起前室间支，观察其向深面至室间隔的分支。**右冠状动脉**的主干行于右侧冠状沟内，在房室交点附近分为**后室间支**和**右旋支**，分别行于后室间沟和冠状沟内。用镊子提起后室间支，探查其向室间隔的分支。根据左、右冠状动脉及其分支的供血区域，理解急性心肌梗死的原因及冠状动脉搭桥手术的解剖学依据。

（2）**心的静脉**：在游离心的血管灌注标本或模型上，根据动脉的走行、分布来观察静脉及其属支。在心脏的膈面，左心房与左心室之间的冠状沟内，找到**冠状窦**。在其左侧端，有**心大静脉**汇入，追踪其去向，可见该静脉最先行于前室间沟内，然后进入冠状沟，沿心左缘至心膈面汇入冠状窦。在冠状窦的右侧端，有**心中静脉**沿后室间沟上行汇入，**心小静脉**则先起自心下缘，然后行于冠状沟内，最后注入冠状窦的右侧端。

7. 在打开胸腔的标本上观察**心包**　观察**纤维心包**，纤维心包上方包裹出入心的大血管并与外膜相续，下方则附着于膈肌中心腱。打开纤维心包，观察**浆膜心包**，贴于纤维心包内面的为浆膜心包的壁层，心表面光滑的心外膜为浆膜心包的脏层。探查三个心包窦，**心包横窦**位于主动脉、肺动脉后方与上腔静脉、左心房前壁之间；**心包斜窦**位于左心房后壁、左肺静脉、右肺静脉、下腔静脉和心包后壁之间；**心包前下窦**位于心包腔的前下部，由心包前壁移行至下壁所形成。思考活体上如何确定心包穿刺的部位。

实验二十一　体循环动脉概述、头颈部动脉、上肢动脉

【目的与要求】

（1）了解动脉的分布规律。

（2）掌握肺动脉干的行程；掌握左、右肺主动脉的行程及动脉韧带的位置、动脉导管未闭的临床意义。

（3）掌握主动脉弓的行程、分支（头臂干、左颈总动脉、左锁骨下动脉）。

（4）掌握升主动脉的起止、行程和分支（左、右冠状动脉）。

（5）掌握左、右颈总动脉的起始、位置和行程；了解其体表投影；掌握颈动脉窦和颈动脉小球的位置与功能。

（6）掌握颈外动脉的行程及甲状腺上动脉、面动脉、颞浅动脉、上颌动脉、脑膜中动脉的行程、分布及其临床意义；了解枕动脉、舌动脉的行程和分布；熟悉颈内动脉颈

部的行程。

（7）掌握锁骨下动脉的起止、行程、主要分支分布；了解其体表投影。

（8）掌握腋动脉、肱动脉、桡动脉、尺动脉的起止、行程、主要分支及分布；了解其体表投影；掌握掌浅弓和掌深弓的组成、分支及体表投影。

【实验材料】

1. 模型

（1）头颈部浅层血管模型。

（2）头颈部深层血管模型。

（3）全身血管模型。

2. 标本

（1）主动脉及其分支标本。

（2）头颈部及上肢的动脉标本：显示颈总动脉、锁骨下动脉、腋动脉、肱动脉、尺动脉、桡动脉及其分支、掌浅弓和掌深弓的组成、分支和体表投影。

（3）全身动脉标本。

【实验内容】

（1）在主动脉标本上观察：升主动脉、主动脉弓及其分支（头臂干、左颈总动脉和左锁骨下动脉）、胸主动脉、腹主动脉。

（2）观察头颈部的动脉：颈总动脉、颈内动脉、颈外动脉及其分支（甲状腺上动脉、舌动脉、面动脉、颞浅动脉、上颌动脉、脑膜中动脉、枕动脉、耳后动脉）。

（3）观察锁骨下动脉及其分支：椎动脉、胸廓内动脉、甲状颈干、甲状腺下动脉。

（4）观察腋动脉及其分支：胸肩峰动脉、胸外侧动脉、肩胛下动脉（胸背动脉、旋肩胛动脉）、旋肱后动脉和旋肱前动脉。

（5）观察肱动脉、尺动脉及桡动脉：肱动脉、肱深动脉、桡动脉、尺动脉、骨间总动脉、桡动脉掌浅支、拇主要动脉、尺动脉、骨间总动脉、掌深支。

（6）观察掌浅弓、掌深弓及其分支：掌浅弓、掌深弓、掌心动脉、拇主要动脉、指掌侧总动脉、指掌侧固有动脉。

【实验方法】

观察动脉标本时，应注意动脉和静脉的区别；寻找动脉时动作要轻巧，不要用力牵拉，以免将动脉扯断；观察完后要将动脉放回原解剖位置上。

1. 肺循环的动脉 找出**肺动脉干**，观察肺动脉干及左、右肺动脉的行程，于肺动脉干分叉处与主动脉弓之间找出**动脉韧带**，观察其位置，理解动脉导管未闭的原因及临床意义。

2. 主动脉 **升主动脉**由左心室发出，向右前上方斜行，达右侧第 2 胸肋关节高度移行为**主动脉弓**，主动脉弓呈弓形弯向左后方，至第 4 胸椎体下缘向下移行为**降主动脉**。于升主动脉根部（起始部）寻找左、右冠状动脉；辨认主动脉弓凸侧自右向左发出的**头臂干**、**左颈总动脉**和**左锁骨下动脉**。降主动脉以膈的主动脉裂孔为界，分为**胸主动脉**和**腹主动脉**。

3. 头颈部的动脉

（1）**颈总动脉**：观察左、右颈总动脉的起止、位置、走行及其分支。**左颈总动脉**起自主动脉弓，**右颈总动脉**起自头臂干。颈总动脉沿气管、食管和喉的外侧上行，至甲状软骨上缘高度分为颈内动脉和颈外动脉。颈总动脉上段位置表浅，在活体上可摸到其搏动。

思考头面部大出血时如何止血。观察颈内动脉和颈外动脉的行程，注意辨别。在颈总动脉末端与颈内动脉起始部的膨大部分即**颈动脉窦**，为压力感受器，理解其作用及临床意义。将颈总动脉分叉处翻起，寻找分叉处后方的多个扁椭圆形小体即**颈动脉小球**，为化学感受器，理解其作用及临床意义。

（2）**颈内动脉**：在颈部无分支，垂直上行经颈动脉管入颅腔。

（3）**颈外动脉**：颈外动脉初居颈内动脉的前内侧，后经其前方转至外侧，上行穿腮腺至下颌颈处分为颞浅动脉和上颌动脉两终支。观察颈外动脉的分支。

1）**甲状腺上动脉**：自起始部发出向前下方至甲状腺和喉。

2）**舌动脉**：平舌骨大角处发自颈外动脉前方，行向前内经下颌下三角入舌。

3）**面动脉**：平下颌角高度发自颈外动脉，向前经下颌下腺深面，于咬肌止点前缘绕过下颌骨下缘至面部。活体于咬肌止点前缘绕过下颌骨下缘处可摸到面动脉的搏动，可在该处压迫止血。

4）**颞浅动脉**：颞浅动脉经外耳门前方上行至颞部。活体于外耳门前上方、颧弓根部可触摸到其搏动，可在该处压迫止血。

5）**上颌动脉**：经翼内肌、翼外肌之间行向前内至翼腭窝。在下颌颈深面发出脑膜中动脉，向上穿棘孔进入颅腔。思考翼点处受外伤后为何易引起硬膜外血肿。

6）**枕动脉**：与面动脉起点相对处发出。

7）**耳后动脉**：自二腹肌后腹上缘高度发出。

8）**咽升动脉**：自颈外动脉起始内侧壁发出。

4. 上肢动脉

（1）**锁骨下动脉**：右侧起自头臂干，左侧起自主动脉弓。经胸锁关节后方斜向外行至颈根部，呈弓状经胸膜顶前方，穿斜角肌间隙，至第1肋外缘续为腋动脉。在活体上于锁骨中点上方的锁骨上窝处可触摸到其搏动。思考上肢出血时如何止血。其主要分支如下。

1）**椎动脉**：自锁骨下动脉的上缘发出，向上穿第6～1颈椎横突孔，经枕骨大孔入颅腔。

2）**胸廓内动脉**：起于锁骨下动脉的下面，椎动脉起点的相对侧，向下入胸腔，沿第1～6肋软骨后面下降。

3）**甲状颈干**：为一短干，在椎动脉外侧，前斜角肌内侧缘附近起始，发出至甲状腺处的甲状腺下动脉。

（2）**腋动脉**：在第1肋外侧缘续于锁骨下动脉，经腋窝深部至背阔肌的下缘移行为肱动脉。其主要分支如下。

1）**胸外侧动脉**：分布于前锯肌、胸大肌、胸小肌、乳房。

2）**胸肩峰动脉**：为从上壁发出的短干，又分为数支至三角肌、胸大肌、胸小肌、肩关节。

3）**肩胛下动脉**：从腋动脉下壁发出后下行，又分为至背阔肌的胸背动脉和经三边孔向后的旋肩胛动脉。

4）**旋肱后动脉**：穿四边孔绕肱骨外科颈与旋肱前动脉吻合。思考肱骨外科颈骨折时对旋肱后动脉的影响。

（3）**肱动脉**：沿肱二头肌内侧沟下降至肘窝，在肘关节前方平桡骨颈高度分为桡动脉和尺动脉，肱动脉的上段在臂部发出较大的**肱深动脉**，后者伴桡神经经桡神经沟至臂后部。肱动脉在臂中部位置表浅，在活体上可摸到其搏动，当前臂和手部出血时，可在该处将肱动脉压向肱骨以止血；肘关节上内侧也可触及肱动脉搏动，常为测量血压的部位。

（4）**桡动脉和尺动脉**

1）桡动脉：在肱桡肌腱与桡侧腕屈肌腱之间下行，绕桡骨茎突经拇长展肌和拇短伸肌腱深面转至手背，发出**拇主要动脉**后，穿第 1 掌骨间隙至手掌。桡动脉下段仅被皮肤和浅筋膜覆盖，位置比较表浅，是临床触摸脉搏和中医诊脉的部位。理解其他部位是否可以诊脉及其原因。

2）尺动脉：在尺侧腕屈肌与指浅屈肌之间下行，经豌豆骨桡侧、腕掌侧韧带与腕横韧带间达手掌，与桡动脉的掌浅支吻合形成掌浅弓；在尺动脉起始部的下方寻找**骨间总动脉**，探查沿骨间膜前后下降的**骨间前、后动脉**。

（5）**掌浅弓和掌深弓**

1）掌浅弓：由尺动脉的末端与桡动脉的掌浅支吻合而成，位于掌腱膜的深面、屈指肌腱和蚓状肌的表面，从掌浅弓的凸侧发出 3 条**指掌侧总动脉和** 1 条**小指尺掌侧动脉**，指掌侧总动脉在掌指关节附近分为 2 条**指掌侧固有动脉**。

2）掌深弓：由桡动脉的末端与尺动脉的掌深支吻合而成，位于指深屈肌腱的深面。从掌深弓的凸侧发出 3 条**掌心动脉**，在掌指关节处观察掌心动脉注入指掌侧总动脉的情况。思考掌浅弓和掌深弓的生理及临床意义。

实验二十二　胸部动脉、腹部动脉

【目的与要求】

（1）掌握胸主动脉的起止和走行；掌握肋间后动脉和肋下动脉的起止、走行、分布；了解支气管动脉、食管动脉、肋间动脉后支的行程。

（2）掌握腹主动脉的起止、行程和分支；掌握腹腔干、肠系膜上动脉、肠系膜下动脉及其分支的行程和分布；熟悉肾上腺动脉、肾动脉、睾丸动脉或卵巢动脉的行程和分布；了解腰动脉。

【实验材料】

1. **模型**

（1）胸、腹部动脉模型。

（2）全身动脉模型。

2. **标本**

（1）胸壁动脉标本。

（2）胸腔动脉标本。

（3）腹后壁的动脉标本。

【实验内容】

（1）在胸壁和胸腔的动脉标本上观察：胸主动脉、肋间后动脉、肋下动脉。

（2）在腹后壁的动脉标本上观察：腹主动脉、膈下动脉、肾上腺上动脉、肾上腺中动脉、肾动脉、肾上腺下动脉、腰动脉、髂总动脉、生殖腺动脉（睾丸动脉、卵巢动脉）；腹腔干及其分支：胃左动脉、肝总动脉、肝固有动脉、胆囊动脉、胃右动脉、胃十二指肠动脉、胃网膜右动脉、胰十二指肠上动脉、脾动脉、胃短动脉、胃网膜左动脉；肠系膜上动脉及其分支：肠系膜上动脉、空肠动脉、回肠动脉、动脉弓、回结肠动脉、阑尾动脉、右结肠动脉、中结肠动脉；肠系膜下动脉及其分支：肠系膜下动脉、左结肠动脉、乙状结肠动脉、直肠上动脉。

【实验方法】

1. **胸部动脉** 利用胸、腹部后壁的动脉标本和胸部的动脉标本及模型，观察**胸主动脉**的行程及其分支情况，在肋间隙内找出**肋间后动脉**，观察其走行部位、分支和分布，注意动脉与静脉、神经在肋沟内的排列关系。

2. **腹部动脉** 在腹部后壁的动脉标本和模型上观察**腹主动脉**的行程及其分支情况。

（1）**壁支**：在主动脉裂孔下方，寻找位于膈下面的**膈下动脉**，有自膈下动脉发出至肾上腺的**肾上腺上动脉**；自腹主动脉后外侧壁发出的**腰动脉**，每侧4条；在腹主动脉分为髂总动脉处的后方辨认**骶正中动脉**。

（2）**脏支**

1）**成对的脏支**：包括**肾动脉**、**肾上腺中动脉**和**睾丸动脉**（**卵巢动脉**）。肾动脉自腹主动脉发出，横行向外经肾门入肾，注意肾动脉在到达肾门之前尚发出肾上腺下动脉至肾上腺。在肾动脉发出部位的上方找出肾上腺中动脉。在肾动脉发出部位的下方找出睾丸动脉（男性）或卵巢动脉（女性），观察其行程和分布。

2）**不成对的脏支**

腹腔干：在膈的主动脉裂孔稍下方起自腹主动脉前壁，为长1cm左右的短干，分为向左到达胃的较细的**胃左动脉**、向右到达肝的较粗的**肝总动脉**和向左经胰到达脾的最粗的**脾动脉**三大分支。在胃小弯左侧找出胃左动脉；在肝十二指肠韧带下端找出肝总动脉分出的**肝固有动脉**和**胃十二指肠动脉**，肝固有动脉沿肝十二指肠韧带上行，在胃小弯右侧发出**胃右动脉**，与胃左动脉形成胃小弯动脉弓；在进入肝门前分为左、右支，肝右支在胆囊三角内发出**胆囊动脉**，因此，胆囊三角是寻找胆囊动脉的标志。胃十二指肠动脉在幽门后方的下缘分为沿胃大弯右侧走行的**胃网膜右动脉**和至胰头、十二指肠的**胰十二指肠上动脉**。脾动脉沿胰的上缘左行至脾门，探查其沿途发出的胰支、胃网膜左动脉及胃短动脉。

肠系膜上动脉：在腹腔干的稍下方，起自腹主动脉的前壁，在肠系膜根内找出**肠系膜上动脉**，观察其行程和分支分布。在肠系膜内找出**空肠动脉**、**回肠动脉**，比较空肠、回肠彼此吻合形成的血管弓的级数，理解空肠、回肠在管径的大小、管壁的厚度及活体的颜色等方面的区别；在右肠系膜窦内探查**回结肠动脉**、**右结肠动脉**和**中结肠动脉**（达横结肠），在阑尾系膜缘找出**阑尾动脉**，思考手术切除阑尾时如何寻找阑尾动脉。

肠系膜下动脉：约平第3腰椎高度发自腹主动脉前壁，向左下方根据到达器官探查其分支，即**左结肠动脉**、**乙状结肠动脉**和**直肠上动脉**的走行与分布情况。

观察回结肠动脉、右结肠动脉、中结肠动脉、左结肠动脉、乙状结肠动脉等相互吻合而成的边缘动脉，理解空肠、回肠和结肠的血供特点及意义，体会为什么肠管切除时要做放射状切口。

实验二十三 盆部动脉、下肢动脉

【目的与要求】

（1）掌握髂总动脉的起止、行程；掌握子宫动脉的起止、行程、分布及子宫动脉与输尿管的关系的临床意义；了解髂内动脉其他动脉的分布概况。

（2）掌握髂外动脉、髂内动脉、股动脉、腘动脉、胫前动脉、胫后动脉、足背动脉的起止、行程、分布；了解足底内外侧动脉、足底弓、腓动脉；熟悉股动脉的体表投影，压迫止血点。

【实验材料】

1. **模型**

（1）男性盆部动脉模型。

（2）女性盆部动脉模型。

（3）全身动脉模型。

2. **标本**

（1）男性盆部动脉标本。

（2）女性盆部动脉标本。

（3）下肢的动脉标本。

【实验内容】

（1）在男性盆部的动脉标本和模型上观察：髂总动脉、髂内动脉、髂外动脉、闭孔动脉、臀上动脉、臀下动脉、膀胱上动脉、膀胱下动脉、直肠下动脉。

（2）在女性盆部的动脉标本和模型上观察：子宫动脉、卵巢动脉、髂总动脉、髂内动脉、髂外动脉、闭孔动脉、髂腰动脉、臀上动脉、臀下动脉、脐动脉、膀胱上动脉、膀胱下动脉、直肠下动脉。

（3）在下肢的动脉标本上观察：臀上动脉、臀下动脉、阴部内动脉、髂外动脉、腹壁下动脉，股动脉、股深动脉、旋股内侧动脉、旋股外侧动脉、穿动脉，腘动脉、胫后动脉、胫前动脉、足背动脉、足底内侧动脉、足底外侧动脉、足底深弓、趾足底总动脉、趾足底固有动脉、足底深动脉。

【实验方法】

腹主动脉在第4腰椎体的下缘处分为左、右髂总动脉。**髂总动脉**沿腰大肌内侧下行至骶髂关节处分为髂内动脉和髂外动脉。

1. **髂内动脉** 沿盆腔侧壁下行进入盆腔，观察其行程和分支分布。

（1）**壁支**：**闭孔动脉**沿骨盆侧壁行向前下，穿闭孔膜至大腿内侧。寻找闭孔动脉时可以闭孔上部的闭膜管为标志，穿过此管的动脉即闭孔动脉；**臀上、下动脉**可分别在梨状肌上、下孔处寻找；**髂腰动脉**可在髂腰肌深面寻找；**骶外侧动脉**可在骶正中动脉外侧寻找。

（2）**脏支**：在盆腔正中矢状切面标本和模型上观察**脐动脉**（膀胱上动脉）、**膀胱下动脉**、**直肠下动脉**、**子宫动脉**及**阴部内动脉**。注意脐动脉远端闭锁形成脐内侧韧带，近侧段发出膀胱上动脉。阴部内动脉穿梨状肌下孔出骨盆，继经坐骨小孔至坐骨肛门窝。子宫动脉在子宫颈的外侧2.5cm处跨过输尿管的前方并与之交叉，注意临床手术结扎子宫动脉时勿伤及输尿管。可在子宫体侧缘辨认子宫动脉，逆行至子宫颈外侧查看其与输尿管的交叉关系（子宫动脉从输尿管前上方越过），理解手术结扎子宫动脉时的注意事项；在男性标本上，可从输精管向上逆行寻找较细的输精管动脉。

2. **髂外动脉** 在盆腔及下肢的动脉标本上观察髂外动脉：沿腰大肌内侧缘下降，经腹股沟韧带中点的深面至股前部延续为**股动脉**。探查髂外动脉发出的**腹壁下动脉**进入腹直肌鞘，**旋髂深动脉**向外上方。

3. **股动脉**　在股三角内下行，穿过收肌管后出收肌腱裂孔至腘窝，移行为**腘动脉**。注意股三角内股动脉与股静脉和股神经的位置关系。活体上于腹股沟韧带稍下方可摸到股动脉的搏动，理解股静脉穿刺术的定位。探查**股深动脉**、**腹壁浅动脉**及**旋髂浅动脉**等分支。

4. **腘动脉**　在腘窝深部下行，至腘肌下缘分为**胫前动脉**和**胫后动脉**。腘动脉的分支参与**膝关节动脉网**的形成。

5. **胫后动脉**　沿小腿后面浅、深层肌之间下行，经内踝后方至足底分为**足底内、外侧动脉**。胫后动脉在小腿后面向外侧发出较粗的**腓动脉**，注意腓动脉发出的位置及行程，理解其在腓骨移植中的意义。

6. **胫前动脉**和**足背动脉**　胫前动脉穿小腿骨间膜至小腿前面，在小腿前群肌之间下行，至踝关节前方移行为足背动脉。足背动脉在踝关节前方经长伸肌腱和趾长伸肌腱之间前行，至第 1 跖骨间隙近侧发分支，与足底外侧动脉吻合形成足底深弓。在活体内、外踝前方连线中点可摸到足背动脉搏动，思考足背出血时应如何止血。

实验二十四　静　脉

【目的与要求】

（1）熟悉静脉系统的组成及静脉的结构特点。

（2）掌握上腔静脉的组成、起止、行程、收集范围。

（3）掌握头臂静脉的组成、行程、收集范围。

（4）掌握锁骨下静脉的起止、行程、临床意义。

（5）掌握颈内静脉、颈外静脉的起止、行程、属支、收集范围。

（6）掌握头静脉、贵要静脉、肘正中静脉的行程及临床意义；了解上肢的深静脉。

（7）掌握奇静脉的起止、行程；熟悉半奇静脉、副半奇静脉的起止和行程；了解椎静脉丛的收集范围。

（8）掌握下腔静脉、髂总静脉、髂内静脉、髂外静脉的起止、行程、收集范围；了解下腔静脉、髂外静脉的属支。

（9）掌握大隐静脉、小隐静脉的起止、行程及其属支；了解下肢的深静脉。

（10）掌握肝门静脉的组成、行程、属支；熟悉肝门静脉与上、下腔静脉的吻合及临床意义。

【实验材料】

1. **模型**

（1）全身静脉模型。

（2）头颈部静脉模型。

（3）肝门静脉模型。

（4）肝门静脉系与腔静脉交通模型。

（5）颅内、外静脉吻合模型。

2. **标本**

（1）打开胸腹壁的儿童尸体标本，示体后壁的静脉。

（2）头颈部静脉标本。

（3）上、下肢浅静脉标本。

（4）上、下肢深静脉标本。

（5）上腔静脉、奇静脉及其属支标本。

（6）下腔静脉及其属支标本。

（7）门静脉及其属支标本。

（8）切开大隐静脉的标本，示静脉瓣。

【实验内容】

（1）在头颈部标本及模型上观察：面静脉、下颌后静脉、颈外静脉、颈内静脉、锁骨下静脉。

（2）在上肢浅静脉标本和模型上观察：手背静脉网、头静脉、贵要静脉、肘正中静脉。

（3）在上肢深静脉标本上观察：腋静脉、尺静脉、桡静脉和肱静脉。

（4）在全身静脉标本和模型上观察：上腔静脉、下腔静脉、头臂静脉、奇静脉、半奇静脉、副半奇静脉、髂外静脉、髂内静脉、髂总静脉、肾静脉、肾上腺静脉、腰静脉、膈下静脉、睾丸静脉（卵巢静脉）。

（5）在下肢浅静脉标本和模型上观察：足背静脉弓、小隐静脉、大隐静脉、股内侧浅静脉、股外侧浅静脉、阴部外静脉、腹壁浅静脉和旋髂浅静脉。

（6）在下肢深静脉标本和模型上观察：股静脉、腘静脉、胫前静脉、胫后静脉。

（7）在肝门静脉属支模型和标本上观察：肝门静脉的组成、属支及与上、下腔静脉的交通。

【实验方法】

1. **肺循环的静脉**　**肺静脉**在标本上观察连于肺门与左心房之间的**左上肺静脉**、**左下肺静脉**和**右上肺静脉**、**右下肺静脉**。

2. **体循环的静脉**　包括上腔静脉系、下腔静脉系和心静脉系。

（1）**上腔静脉系**：收纳头颈部、上肢和胸部（除心、肺外）的静脉血入右心房。

1）**头颈部静脉**：**面静脉**起自内眦静脉，在面动脉后方下行注入**颈内静脉**。确认“危险三角”的境界，注意面静脉的交通及其临床意义。在翼内肌和翼外肌之间观察**翼静脉丛**，后者汇合为**上颌静脉**，在腮腺内**颞浅静脉**和上颌静脉合成**下颌后静脉**。下颌后静脉分为前、后两支，前支注入面静脉，后支与**耳后静脉**、**枕静脉**汇合成**颈外静脉**。颈外静脉沿胸锁乳突肌表面下行，注入锁骨下静脉或静脉角，其位置表浅，临床儿科可在此作静脉穿刺，胸锁乳突肌是寻找颈外静脉的标志性结构，思考临床上心力衰竭患者颈静脉怒张的原因。**颈内静脉**自颅底颈静脉孔向下伴颈内动脉、颈总动脉下行，与**锁骨下静脉**汇合成**头臂静脉**，两静脉汇合部称**静脉角**。观察颈内静脉与锁骨下静脉汇合所形成的角即静脉角，辨认注入静脉角的胸导管和右淋巴导管。思考临床上如何经锁骨下静脉进行插管；思考颈内静脉外伤时易导致空气栓塞的原因。

2）**上肢静脉**：于胸大肌三角肌间沟内找出**头静脉**，观察其起止、行程，追踪其注入的部位。于臂中部内侧找出**贵要静脉**，观察其起止、行程。在肘关节前方辨认自头静脉连于贵要静脉的**肘正中静脉**，注意肘正中静脉的形态，于前臂前面寻找**前臂正中静脉**。思考手背静脉网及上肢浅静脉在临床上的应用。在上肢深静脉标本上，观察深静脉（**腋静脉**、**尺静脉**、**桡静脉**和**肱静脉**）与同名动脉的伴行情况。

3）**胸部静脉**：在胸后壁标本上，从前面观察脊柱右侧的**奇静脉**、左侧下部的**半奇静**

脉和左侧上部的**副半奇静脉**，探查其起始及注入部位，注意观察奇静脉向前勾绕右侧肺根上方形成的奇静脉弓。左、右头臂静脉汇合成**上腔静脉**，上腔静脉注入右心房。注意观察左、右头臂静脉的走行方向、长度的不同及其临床意义。

（2）**心静脉系**：在游离的心脏标本上探查心大、中、小静脉及其汇合形成的冠状窦。

（3）**下腔静脉系**：由下腔静脉及其属支组成，收集下半身的静脉血。

1）**下肢静脉**

a. **下肢浅静脉**：在下肢浅静脉标本上，于内踝前方找出**大隐静脉**，向下追踪至足背静脉弓，向上沿小腿内侧面、膝关节内后方、大腿内侧面上行。在大隐静脉穿隐静脉裂孔注入股静脉前，辨认其5个主要属支：外上方的**旋髂浅静脉**，内上方的**腹壁浅静脉**，外下方的**股外侧浅静脉**，内下方的**股内侧浅静脉**及在内侧的**阴部外静脉**。思考大隐静脉曲张的原因，模拟大隐静脉剥离术的手术过程。在外踝后方找出**小隐静脉**，观察小隐静脉的行程及注入部位。在标本和活体上观察足背静脉弓的形态，模拟足背静脉弓的穿刺术。

b. **下肢深静脉**：在下肢深静脉标本上，观察胫前、后静脉与同名动脉的伴行情况及数目。探查腘静脉、股静脉和髂外静脉的相互延续处。思考临床上行股静脉穿刺插管时如何定位及注意事项。

2）**盆部静脉**：**髂总静脉**由**髂内静脉**和**髂外静脉**于骶髂关节前方汇合而成。髂内静脉的属支与同名动脉伴行。注意髂内静脉的脏支在脏器周围吻合形成静脉丛，再汇合成相应静脉，观察**直肠静脉丛**、**子宫阴道丛**及**膀胱静脉丛**的位置，理解形成盆腔静脉丛的生理和病理意义。

3）**腹部静脉**：下腔静脉由**左、右髂总静脉**在第4腰椎体或第5腰椎体右前方汇合而成，沿腹主动脉右侧上行，向上经肝的腔静脉沟，穿膈的腔静脉孔进入胸腔注入右心房。下腔静脉的属支分壁支和脏支，其壁支**膈下静脉**和**腰静脉**与相应动脉伴行，寻找方法同动脉。下腔静脉的脏支包括**睾丸静脉（卵巢静脉）**、**肾静脉**、**肾上腺静脉**、**肝静脉**。肾静脉、卵巢（睾丸）静脉和肾上腺静脉与相应动脉伴行注入下腔静脉；肝左静脉、肝中静脉和肝右静脉在腔静脉沟处注入下腔静脉。注意观察脏支左、右侧的差异，其中左卵巢（睾丸）静脉、左肾上腺静脉要先注入肾静脉后再汇入下腔静脉。查看左侧睾丸静脉的行程及注入肾静脉的角度，理解精索静脉曲张易发生在左侧的原因。

4）**肝门静脉系**：由**肝门静脉**及其属支组成，收集腹盆部消化道（包括食管腹段，但齿状线以下肛管除外）、脾、胰、胆囊等的静脉血。

在标本和模型上观察肝门静脉的主要属支：**肠系膜上静脉**、**脾静脉**、**肠系膜下静脉**、**胃左静脉**、**胃右静脉**、**胆囊静脉**、**附脐静脉**。

在标本上，于肝十二指肠韧带内找出肝门静脉，其位居胆总管和肝固有动脉二者的后方，向上分为左、右支进入肝门。在胰颈后方找出由脾静脉和肠系膜上静脉汇合而成的肝门静脉起始部，此处也可见肠系膜下静脉汇入脾静脉或肠系膜上静脉。在肝十二指肠韧带下部寻找胃左、右静脉汇入处，在上部沿胆囊追踪找出**胆囊静脉**及其汇入肝门静脉处；探查肝圆韧带表面较细的**附脐静脉**，查看其通过肝圆韧带裂汇入肝门静脉处。在门-腔静脉吻合模型上，观察食管静脉丛、直肠静脉丛、脐周静脉网，观察肝门静脉系与上、下腔静脉系之间的交通途径，理解其临床意义。思考肝硬化的患者出现腹水、呕血、便血和脐周静脉曲张等症状的原因。

【思考】

（1）口服小檗碱排出黄色尿液，试述小檗碱吸收及排出的血管路径。

（2）胆囊炎患者口服抗生素，药物通过什么途径到达胆囊？

（3）阑尾炎患者手背静脉滴注抗生素，药物通过什么途径到达阑尾？

（4）肌内注射抗生素，药物通过什么途径到达甲状腺？

实验二十五　淋　巴

【目的与要求】

（1）掌握淋巴系统的构成及配布特点；了解淋巴回流的因素及淋巴侧支循环。

（2）掌握胸导管和右淋巴导管的起止、行程、收纳范围。

（3）掌握9条淋巴干的形成和收纳范围。

（4）掌握头颈部主要淋巴结群的分布部位。

（5）掌握腋淋巴结各群的分布、收纳范围及其临床意义；了解肘淋巴结的位置、收纳范围。

（6）掌握腹股沟淋巴结各群的分布、收纳范围；了解腘淋巴结的分布、收纳范围。

（7）掌握支气管肺淋巴结、气管旁淋巴结的分布、收纳范围。

（8）掌握腰淋巴结、腹腔淋巴结、肠系膜上淋巴结、肠系膜下淋巴结的分布、收纳范围；掌握乳糜池的位置。

（9）熟悉脾的形态、位置；了解脾的一般功能。

【实验材料】

1. 模型

（1）全身淋巴（浅层、深层）模型。

（2）胸导管和右淋巴导管模型。

（3）头颈部的淋巴管、淋巴结模型。

（4）腋窝淋巴结、乳房淋巴结及其淋巴管模型。

（5）腹股沟淋巴管和淋巴结模型。

（6）脾模型。

2. 标本

（1）全身主要淋巴结群标本。

（2）胸导管、乳糜池和右淋巴导管标本。

（3）新生儿胸腺标本。

（4）脾标本。

【实验内容】

（1）在胸导管、右淋巴导管标本和模型上观察胸导管和右淋巴导管的起止、行程、收纳范围。

（2）在头颈部淋巴管和淋巴结模型上观察：枕淋巴结、乳突淋巴结、腮腺淋巴结、下颌下淋巴结、颏下淋巴结、颈内静脉二腹肌淋巴结、颈内静脉肩胛舌骨肌淋巴结、副神经淋巴结、锁骨上淋巴结、斜角肌淋巴结、Virchow 淋巴结。

（3）在腋窝的淋巴管和淋巴结标本和模型上观察：胸肌淋巴结、外侧淋巴结、肩胛下淋巴结、中央淋巴结、尖淋巴结。

（4）在腹股沟淋巴管和淋巴结模型上观察腹股沟深、浅淋巴结。

（5）在打开腹腔的标本上观察腹腔淋巴结、肠系膜上淋巴结、肠系膜下淋巴结。

（6）在新生儿胸腺标本上观察胸腺的位置。

（7）在脾的标本和模型上观察其形态结构。

【实验方法】

1. **淋巴管道**　可分为毛细淋巴管、淋巴管、淋巴干和淋巴导管。

（1）**淋巴管**和**淋巴干**：在注射墨汁的游离标本上，观察细线状的淋巴管及分布，与静脉作比较（形态、数量、粗细）。按照淋巴的向心流动方向，观察浅、深淋巴管，重点观察由**毛细淋巴管**汇合成**淋巴管**、淋巴管形成**淋巴干**、淋巴干汇合成淋巴导管及其注入静脉角处。全身共有9条淋巴干：**左、右颈干，左、右锁骨下干，左、右支气管纵隔干，左、右腰干**和单一的**肠干**。理解各淋巴干的收集范围及淋巴管道作为静脉辅助管道的意义。

（2）**胸导管**和**右淋巴导管**

1）**胸导管**：在标本上将食管翻起，观察食管后方与脊柱间呈串珠样的胸导管，向上、下追踪观察其行程。胸导管平第12胸椎下缘高度起自**乳糜池**上行，经主动脉裂孔进入胸腔。沿脊柱右前方和胸主动脉与奇静脉之间上行，至第5胸椎高度经食管与脊柱之间向左侧斜行，再沿脊柱左前方上行，经胸廓上口至颈部，约平第7颈椎水平通过左颈总动脉后方注入左静脉角。在第1腰椎前方探查胸导管起始部膨大的**乳糜池**，观察其接收肠干和左、右腰干的汇入。查看胸导管的收集范围，理解临床胸段食管癌手术时的注意事项及损伤胸导管后的临床表现。注意胸导管在下胸部与右侧纵隔胸膜相贴，而在上胸部与左侧纵隔胸膜相贴。因此，胸导管下段损伤时，可发生右侧乳糜胸；而胸导管上段损伤时，可发生左侧乳糜胸。于左静脉角处找出胸导管，观察左颈干、左锁骨下干和左支气管纵隔干汇入胸导管处。

2）**右淋巴导管**：于右静脉角处找出右淋巴导管，观察右颈干、右锁骨下干和右支气管纵隔干汇入右淋巴导管的部位。

2. **淋巴器官**

（1）**胸腺**：在新生儿标本上，在上纵隔前部观察胸腺形态（成人多被结缔组织替代）。

（2）**脾**：脾位于左季肋部，胃底与膈之间，第9～11肋的深面。脾质软而脆，脾分凸的膈面和凹的脏面，前端尖、后端宽，上缘有切迹，下缘光滑。重点观察脏面的**脾门**和上缘的**脾切迹**。思考正常活体在左肋弓下能否触及脾，结合功能理解其临床意义。

（3）**淋巴结**：在标本和模型上，观察淋巴结的形态及与淋巴管的连接，与淋巴结凸侧相连的是输入淋巴管，与凹侧相连的是输出淋巴管，探查淋巴结的配布规律，理解其位置、功能及临床意义。

1）**头部淋巴结**：位于头、颈部交界处。**枕淋巴结**位于斜方肌起点的表面；**乳突淋巴结**位于胸锁乳突肌止点的表面；**腮腺淋巴结**分浅、深两群，分别位于腮腺表面和腮腺实质内；**下颌下淋巴结**位于下颌下腺的附近和下颌下腺实质内；**颏下淋巴结**位于颏下部。

2）**颈部淋巴结**：包括沿颈外静脉排列的**颈外侧浅淋巴结**和沿颈内静脉排列的**颈外侧深淋巴结**，其中深淋巴结又以肩胛舌骨肌分为上、下两组。**颈外侧上深淋巴结**：重点观察**颈内静脉二腹肌淋巴结**和**颈内静脉肩胛舌骨肌淋巴结**，理解其收纳范围和肿大后的临床意义。思考鼻咽癌和舌根癌可引起哪组淋巴结肿大。**颈外侧下深淋巴结**：找出左锁骨上淋巴结的位置，重点观察左侧斜角肌淋巴结。思考食管腹段癌和胃癌引起该淋巴结肿大的原因。

3）**腋淋巴结**：**外侧淋巴结**沿腋静脉远侧端排列；**胸肌淋巴结**沿胸外侧血管排列；**肩胛下淋巴结**沿肩胛下血管排列；腋窝中部的是**中央淋巴结**；**尖淋巴结**沿腋静脉近侧端排列，其输出淋巴管合成**锁骨下干**。

4）**胸部淋巴结**：**胸骨旁淋巴结**沿胸廓内血管排列。**纵隔前淋巴结**位于上纵隔前部和前纵隔内，**纵隔后淋巴结**位于上纵隔后部和后纵隔内。**支气管肺淋巴结**（肺门淋巴结）位于肺门处，气管旁淋巴结沿气管排列。**气管旁淋巴结**、**纵隔前淋巴结**和**胸骨旁淋巴结**的输出淋巴管合成**支气管纵隔干**。

5）**腹股沟淋巴结**：**腹股沟浅淋巴结**分上、下两群，与腹股沟韧带平行排列的是腹股沟浅淋巴结上群，沿大隐静脉末端分布的是腹股沟浅淋巴结下群。**腹股沟深淋巴结**位于股静脉周围和股管内，其输出淋巴管注入髂外淋巴结。

6）**腹部淋巴结**

腰淋巴结：位于腹后壁，沿腹主动脉和下腔静脉分布，引流腹后壁深层结构和腹腔成对器官的淋巴，并收纳髂总淋巴结的输出淋巴管，其输出淋巴管汇合成左、右**腰干**，注入乳糜池。

腹腔不成对器官的淋巴结：**腹腔淋巴结**，位于腹腔干周围；**肠系膜上淋巴结**，位于肠系膜上动脉根部周围；**肠系膜下淋巴结**，位于肠系膜下动脉根部周围。腹腔淋巴结和肠系膜上、下淋巴结的输出淋巴管汇合成**肠干**。

7）**乳房的淋巴引流**：乳房外侧部和中央部的淋巴管注入**胸肌淋巴结**，上部的淋巴管注入**尖淋巴结**和**锁骨上淋巴结**，内侧部的淋巴管注入**胸骨旁淋巴结**，乳房内侧部的浅淋巴管与对侧乳房淋巴管交通，内下部的淋巴管通过腹壁和膈下淋巴管与肝的淋巴管交通。

【思考】

（1）试述乳腺癌的转移途径。

（2）试述乳腺癌根治术的注意事项。

（3）试述乳腺癌晚期出现“橘皮症”的原因。

实验二十六　视　　器

【目的与要求】

（1）掌握眼球壁的层次和分部。

（2）掌握角膜、巩膜、虹膜、睫状体、脉络膜及视网膜的形态结构与功能。

（3）掌握眼球折光装置组成；掌握房水产生和循环的途径。

（4）掌握眼睑的形态；了解眼睑的构造及其临床意义。

（5）掌握结膜的形态结构；掌握泪器的组成；掌握运动眼球的肌肉名称、位置及作用。

（6）了解眶脂体、眼球筋膜。

（7）了解眼动脉的走行和分布；熟悉视网膜中央动脉的走行、分支和分布。

【实验材料】

1. 模型　眼球及眼外肌放大模型。

2. 标本

（1）颅。

（2）新鲜牛眼球。

（3）眼球外肌及眼动脉的标本。

（4）眼睑及泪器的标本。

【实验内容】

（1）在眼球模型上观察眼球壁的结构：角膜、巩膜、虹膜、瞳孔、眼房（前房、后房）、睫状体、脉络膜、视网膜、视神经盘、黄斑。

（2）在牛眼标本上观察眼球的结构：角膜、虹膜、睫状体、视网膜、晶状体和玻璃体。

（3）在眼球的模型及标本上观察眼球外肌。

（4）在活体上观察眼睑、睫毛、结膜、泪湖、上下泪小点、角膜、巩膜、虹膜、瞳孔。

【实验方法】

视器由眼球和眼副器共同构成。

1. **眼球**　由眼球壁和眼球的内容物构成。在模型和标本上观察眼球。眼球近似球形，位于眶内。找出眼球前、后极并作一连线即**眼轴**；瞳孔中央至黄斑中央凹的连线为**视轴**。

（1）**眼球壁**：从外向内依次分为纤维膜、血管膜和视网膜三层。

1）**纤维膜**：由前至后可分为角膜和巩膜两部分。在眼球模型和标本上观察眼球纤维膜：前1/6无色透明的结构即**角膜**，观察角膜的透明度，理解角膜病变对视力的影响。后5/6呈乳白色的是**巩膜**。活体观察角膜、巩膜，注意巩膜颜色变化的临床意义。在靠近角膜缘处的巩膜实质内找出**巩膜静脉窦**，在眼球水平切模型上，观察巩膜静脉窦的位置，理解其生理及病理意义。

2）**血管膜**：由前至后分为虹膜、睫状体和脉络膜三部分。

在眼球模型和标本上观察血管膜：①**虹膜**：呈圆盘状，中央有圆形的瞳孔，瞳孔周围有呈放射状排列的**瞳孔开大肌**和呈环行排列的**瞳孔括约肌**，在眼球模型上观察虹膜的形态、颜色、瞳孔及瞳孔周边呈环行的瞳孔括约肌和辐射状的瞳孔开大肌，思考瞳孔开大和缩小的生理调节与病理机制，理解虹膜颜色的种族差异，如“黑眼睛”、“蓝眼睛”等。②**睫状体**：是血管膜中部最肥厚的部分，位于巩膜与角膜移行部的内面，在眼球水平切面上呈三角形，其后部较为平坦为**睫状环**，前部有许多向内突出呈放射状排列的皱襞即**睫状突**，睫状突发出的**睫状小带**与晶状体相连。理解睫状体在调节晶状体曲度中的作用，思考近视、远视的产生机制及如何纠正。③**脉络膜**：占血管膜的后2/3，外面与巩膜疏松相连，内面紧贴视网膜色素层，理解其作用。

3）**视网膜**：可分为贴在虹膜内面的**视网膜虹膜部**、贴于睫状体内面的**视网膜睫状体部**和附于脉络膜内面的**视网膜脉络膜部**。在眼球水平切面模型上，观察视网膜的分部，**视部**即脉络膜部、**盲部**即睫状体部和虹膜部。在视神经起始处可见圆形的**视神经乳头**（**视神经盘**），在其颞侧稍偏下方可见**黄斑**。视网膜视部可分为外层（色素上皮层）和内层（神经层），理解造成视网膜脱离的形态学基础，思考暂时性夜盲症的原因。

（2）**眼球的内容物**

1）观察**晶状体**：呈双凸透镜状，曲度较大者为后面，曲度较小者是前面，在眼球模型上观察晶状体的曲度，理解其作用、生理和病理变化及临床意义。

2）观察**玻璃体**：无色透明，理解其对视网膜的支撑作用及临床意义。理解屈光装置（由角膜、房水、晶状体和玻璃体组成）的作用及特点。思考光线经过哪些结构到达视网膜及飞蚊症、白内障、青光眼的产生机制。

（3）在新鲜牛眼球上边解剖边观察：将新鲜牛眼球分别作冠状切和水平切（各一个）：切开角膜时有液体流出即房水，在眼球前部依次观察角膜、眼前房、眼后房、虹膜角膜角、虹膜、瞳孔（注意牛眼的瞳孔呈长方形，而非圆形）。切开巩膜时可见有胶状物即玻璃体，小心去除玻璃体，理解其作用。在眼球后半部观察视网膜的颜色及附着情况、视神经盘的形态及黄斑的位置。重点查看视网膜（两层）的附着，有的标本可见部分视网膜已脱落、游离，从而可以理解玻璃体对视网膜的支撑作用。轻轻拉动晶状体可见连于睫状突的睫状小带（透明纤细），理解睫状小带对晶状体曲度的调节。取出晶状体，观察其形状，触摸其弹性，周围部较软的是晶状体皮质，中央部较硬的是晶状体核，观察睫状体（睫状环、睫状突）的形态。

2. **眼副器** 包括眼睑、结膜、泪器、眼外肌等。

（1）**眼睑**和**结膜**：在活体上观察眼睑和结膜：眼睑分为上睑和下睑，二者之间的间隙为**睑裂**，睑裂的两侧上、下眼睑结合处分别称为**内眦**和**外眦**。在内眦处观察泪湖、泪阜及上下泪小点。眼睑的游离缘称为**睑缘**，睑缘的前缘有**睫毛**。在活体上观察**结膜**，将眼睑翻起，眼睑内面透明的黏膜即**睑结膜**，覆于眼球（巩膜）表面的即**球结膜**，睑结膜与球结膜移行处为**结膜穹隆**。思考结膜充血的原因。在标本上观察眼睑的层次结构，由浅入深依次为皮肤、皮下组织、肌层、睑板和睑结膜。思考睑腺炎（麦粒肿）和睑板腺囊肿（霰粒肿）形成的原因。

（2）**泪器**：由**泪腺**和**泪道**组成，泪道包括**泪点**、**泪小管**、**泪囊**和**鼻泪管**。泪点位于上、下睑缘近内侧端的泪乳头的顶部（小孔），活体上可观察到。在泪器的模型上可观察泪小管、泪囊和鼻泪管。用细探针自泪点伸入泪小管，经泪囊、鼻泪管探查其在下鼻道的开口，理解泪液的产生、作用、排出途径及意义。

（3）**眼外肌**：包括 1 块提上眼睑的上睑提肌和运动眼球的 4 块直肌（上直肌、下直肌、内直肌、外直肌）、2 块斜肌（上斜肌、下斜肌）。**上睑提肌**上提上睑；**上直肌**使瞳孔转向上内方；**下直肌**使瞳孔转向下内方；**内直肌**使瞳孔转向内侧；**外直肌**使瞳孔转向外侧；**上斜肌**使瞳孔转向下外方；**下斜肌**使瞳孔转向上外方。在眼球外肌标本上观察各肌的位置、起止点，牵拉肌纤维观察眼球的运动方向，注意止点在眼球中纬线之前或之后的肌肉对眼球转动方向不同，理解其作用。分析临床上上睑下垂、斜视、复视、眼球运动障碍的原因。

（4）**眼的血管**：在眼眶标本上探查眼动脉的行程起自颈内动脉的眼内段，经视神经管入眶，经视神经外侧和上直肌下方，横跨视神经上方至眼眶内侧壁，再经上斜肌与内直肌之间前行，分为视网膜中央动脉、泪腺动脉及睫状后长、短动脉等分支。

实验二十七 前庭蜗器

【目的与要求】

（1）熟悉位听器的分部及各部的功能。

（2）掌握外耳道的位置形态和分部及幼儿外耳道的特点。

（3）掌握鼓膜的位置、分部和形态。

（4）掌握鼓室的位置、交通、六壁及其主要结构和临床意义；了解听小骨的名称和排列关系、鼓室肌的名称及其作用。

（5）掌握咽鼓管的位置、分部、作用及幼儿咽鼓管的特点。

（6）熟悉乳突小房和乳突窦的位置。

（7）掌握骨迷路和膜迷路的分部及各部形态。

（8）掌握膜迷路的分部及其与骨迷路的关系；熟悉椭圆囊、球囊、膜半规管和蜗管的各部形态及其功能。

（9）熟悉声波传导的途径。

【实验材料】

1. **模型**

（1）颞骨放大模型。

（2）耳放大模型。

（3）中耳鼓室模型。

（4）听小骨放大模型。

（5）鼓膜放大模型。

（6）骨迷路和膜迷路放大模型。

（7）耳蜗切面模型。

2. **标本**

（1）切开的颞骨标本。

（2）内耳标本。

（3）听小骨标本。

【实验内容】

（1）在耳的模型和活体上观察耳郭、外耳道和鼓膜。

（2）在颞骨模型和标本上观察鼓室的位置、交通、六壁。

（3）利用模型和标本观察听小骨。

（4）在模型和标本上观察咽鼓管、乳突窦和乳突小房。

（5）在内耳模型上观察骨迷路和膜迷路。

【实验方法】

前庭蜗器按部位分外耳、中耳和内耳。

1. **外耳**　包括耳郭、外耳道和鼓膜三部分。

（1）**耳郭**：在活体上观察耳郭的形态结构，耳垂是临床常用采血的部位。

（2）**外耳道**：包括外侧 1/3 的软骨部和内侧 2/3 的骨性部。在耳的放大模型和活体上观察外耳道的位置、分部、形态及弯曲情况。模拟观察鼓膜的动作，思考检查成人和婴儿外耳道时，应向何方向牵拉耳郭可使外耳道变直。

（3）**鼓膜**：位于外耳道和鼓室之间，呈椭圆形的半透明薄膜。在标本或模型上观察鼓膜的位置、形态、倾斜情况，注意成人与小儿的差别。成人鼓膜与外耳道底形成 45° ～ 50° 的倾斜角，小儿的鼓膜更为倾斜。鼓膜中心向内凹陷，称**鼓膜脐**。鼓膜脐的前下方有一个三角形的反光区，称**光锥**。活体检查鼓膜时可见光锥，理解光锥的临床意义。

2. **中耳**　由鼓室、咽鼓管、乳突窦和乳突小房组成。

（1）**鼓室**

1）在标本和模型上观察鼓室的位置、6 个壁及毗邻结构：先确定耳的解剖位置再进行观察。鼓室位于颞骨岩部内，为一个含气的不规则小腔，由6个壁围成。外侧壁为鼓膜壁；**上壁**（**盖壁**）由鼓室盖构成；**下壁**（**颈静脉壁**）分隔鼓室与颈静脉球。**前壁**（**颈动脉壁**）由颈动脉管的后壁构成，此壁上有两个小管的开口，即上方的鼓膜张肌半管口和下方的咽鼓管鼓室口。**内侧壁**（**迷路壁**）与内耳相隔，在内侧壁的中部有圆形的隆起，称**岬**；岬的后上方卵圆形小孔称**前庭窗**，岬的后下方圆形小孔称**蜗窗**；前庭窗的后上方有一弓形隆起，称为**面神经管凸**。**后壁**（**乳突壁**）上部有乳突窦的入口，乳突窦入口的下方有锥隆起，内有镫骨肌。在耳模型上，辨认鼓室的六壁及毗邻结构。

2）在标本和模型上观察鼓室内的**听小骨**：包括**锤骨**、**砧骨**和**镫骨**，位于鼓室内。锤骨有头、柄、外侧突和前突。砧骨有体、长脚和短脚，体与锤骨头相关节，长脚与镫骨头相关节。镫骨包括头、颈、前、后脚和镫骨底。3块听小骨连成听小骨链，组成杠杆系统，连接鼓膜脐和前庭窗，理解其功能意义。思考慢性化脓性中耳炎可产生哪些并发症。

（2）**咽鼓管**：在标本或模型上观察咽鼓管的位置、构成、开口及倾斜度，咽鼓管后外侧为骨部，前内侧是软骨部，有**咽鼓管鼓室口**通鼓室、**咽鼓管咽口**通鼻咽部。比较成人和小儿咽鼓管的不同，理解其作用及临床意义。

（3）**乳突窦**和**乳突小房**：在标本和模型上观察乳突窦和乳突小房的位置、形态、交通。鼓室壁覆有黏膜，此黏膜与咽鼓管及乳突窦、乳突小房内的黏膜相延续，中耳炎可通过乳突窦向乳突小房蔓延，引起乳突窦炎和乳突小房炎，患者常有乳突区压痛，理解其临床意义。

3. **内耳**　位于颞骨岩部的骨质内，在鼓室与内耳道底之间。内耳（迷路）包括骨迷路和膜迷路两部分。

（1）**骨迷路**：从前内侧向后外侧依次为**耳蜗**、**前庭**和**骨半规管**。

1）**耳蜗**：似蜗牛壳，位于前庭的前方，尖为**蜗顶**，底为**蜗底**。耳蜗由**蜗轴**和**蜗螺旋管**构成。蜗螺旋管的管腔分3个部分：近蜗顶的是**前庭阶**，起自前庭；中间为**蜗管**，其尖端呈盲端终于蜗顶处；近蜗底的是**鼓阶**，终于**蜗窗**的第二鼓膜。前庭阶与鼓阶通过蜗顶的**蜗孔**相通。

2）**前庭**：位于骨迷路中间，其外侧壁即鼓室的内侧壁，后部有5个小孔连于3个半规管，前方有1个孔通耳蜗，前外侧壁上有卵圆形的前庭窗。

3）**骨半规管**：包括**前骨半规管**、**外骨半规管**和**后骨半规管**。3个半规管相互垂直排列（注意其功能意义），每个半规管均有两个骨脚，一个为膨大的壶腹骨脚，另一个细小的称单骨脚。呈水平位的是外骨半规管，有单骨脚和膨大的骨壶腹连于前庭；与颞骨岩部长轴垂直的是前骨半规管，与颞骨岩部长轴平行的是后骨半规管，前、后骨半规管的单骨脚合成一个**总骨脚**。在内耳放大模型上，辨认3个半规管。

（2）**膜迷路**：套在骨迷路内，包括椭圆囊和球囊、膜半规管和蜗管。

在模型上观察膜迷路：**膜半规管**与骨半规管形态相似，有相应膨大的膜壶腹，膜壶腹内有隆起的**壶腹嵴**，是头部变速旋转运动时的感受器。前庭内有椭圆形的**椭圆囊**和球形的**球囊**，椭圆囊后壁上有膜半规管的5个开口，前壁通过椭圆球囊管连于球囊，球囊向前下借连合管与耳蜗内的膜蜗管相连。椭圆囊和球囊内有**椭圆囊斑**和**球囊斑**，是头部静止和直线变速运动时的感受器。**蜗管**断面呈三角形，上壁为蜗管前庭壁，下壁是蜗管鼓壁，在蜗管鼓壁上有**螺旋器**（Corti器），是听觉感受器。观察感受器的位置，理解其功能及临床意义。

4. **声波传导**

空气传导：声波→外耳道→鼓膜→听小骨链→前庭窗→前庭阶内的外淋巴→蜗孔→鼓阶内的外淋巴→蜗窗的第二鼓膜→膜蜗管内的内淋巴→基底膜上的螺旋器→蜗神经→听觉中枢，产生听觉。根据声波的传导，理解传导性耳聋与神经性耳聋的区别。

实验二十八　颈丛、臂丛

【目的与要求】

（1）掌握脊神经的构成、区分、纤维成分和分支分布概况；了解其走行、分布规律；了解脊神经前支、后支的分布情况。

（2）掌握颈丛的组成、位置及分布；掌握膈神经的组成、行程和分布。

（3）掌握臂丛的位置、组成及主要分支。

（4）掌握正中神经、尺神经、桡神经、肌皮神经、腋神经的行程、主要分支及分布，并了解其在不同的部位损伤后的主要表现；熟悉胸长神经、胸背神经的行程、分支、分布；了解胸内、外侧神经、肩胛上神经、肩胛下神经的位置、分布。

【实验材料】

1. **模型**

（1）神经系统概观模型。

（2）椎管与脊神经模型。

（3）脊髓与脊神经分支放大模型。

（4）颈丛皮支模型。

（5）膈神经模型。

2. **标本**

（1）颈丛皮支标本。

（2）膈神经标本。

（3）上肢神经标本，显示肌皮神经、正中神经、尺神经、腋神经、桡神经、胸长神经、胸背神经、胸内侧神经、胸外侧神经。

（4）上肢的皮神经标本。

（5）游离肋间隙标本，显示肋间神经。

【实验内容】

（1）在脊神经标本和模型上观察脊神经前、后根及其与脊髓的连接关系；脊髓节段与脊神经的关系；脊髓节段与椎骨的对应关系。

（2）在颈丛的标本和模型上观察颈丛的组成、位置及分支，观察膈神经的行程及分布；观察枕小神经、耳大神经、颈横神经及锁骨上神经的分布。

（3）在上肢神经的标本上观察臂丛的组成和位置，观察肌皮神经、正中神经、尺神经、腋神经、桡神经的行程和分支分布，分析其损伤后的表现；观察胸长神经、胸背神经、胸内侧神经、胸外侧神经的行程和分布。

（4）在上肢的皮神经标本上，观察臂内侧皮神经、前臂内侧皮神经、前臂外侧皮神经的分支分布。

【实验方法】

1. **脊神经根及分支** 在标本和模型上观察与脊髓相连的脊神经前根和后根，后根上有膨大的**脊神经节**，在椎间孔处脊神经前根和后根形成脊神经。观察脊神经在椎间孔处的毗邻关系，理解颈椎的椎间盘突出或椎体的压缩性骨折会出现“猿掌、爪形手或垂腕”的原因。在椎间孔外查看脊神经的分支，脊柱两侧有呈串珠样的交感干，与之相连的是交通支；向脊柱后方走行较细的是后支，不成丛，分布于项、背、腰、骶部的皮肤和深部肌；向前走行较粗的是前支，大部分吻合成神经丛，有颈丛、臂丛、腰丛和骶丛。理解前根与前支、后根与后支的区别，同时理解前根（运动）、后根（感觉）与前支（混合）、后支（混合）的性质及损伤后的表现。

2. **颈丛** 由第 1 ～ 4 颈神经前支和第 5 颈神经前支的一部分相互交织构成，位于胸锁乳突肌上部的深面，中斜角肌和肩胛提肌起始端的前方。观察颈丛的皮支在胸锁乳突肌后缘中点附近浅出的部位，理解该处常为颈部手术阻滞麻醉的穿刺点的原因。颈丛的主要分支如下。

（1）**枕小神经**：沿胸锁乳突肌后缘上行，分布于耳后和枕外侧部皮肤。

（2）**耳大神经**：沿胸锁乳突肌表面向耳垂方向上行，分布于耳郭和腮腺区皮肤。

（3）**颈横神经**：横行跨过胸锁乳突肌表面向前行，分布于颈前区皮肤。

（4）**锁骨上神经**：呈辐射状行向下方和下外侧，分布于胸前壁上份及肩部皮肤。

（5）**膈神经**：混合性神经，由颈丛发出后经前斜角肌前面下行，在锁骨下动、静脉之间经胸廓上口入胸腔，经肺根前方，在纵隔胸膜与心包之间下行至膈，其分支支配膈肌的运动，并分支到心包、胸膜，右膈神经尚可分支至肝胆，传导其感觉。注意寻找膈神经的三个标志性结构，即前斜角肌、锁骨下动静脉和肺根。理解膈神经的性质（混合性）、作用及临床意义。

3. **臂丛** 由第 5 ～ 8 颈神经前支和第 1 胸神经前支的大部分纤维相互交织构成，翻开前斜角肌可见上述 5 个神经根，此 5 根再汇合形成上、中、下 3 个干，各干再分为前、后两股，6 个股在锁骨中段后方行向外下进入腋窝。在腋窝内，围绕腋动脉形成 3 束，**内侧束**、**外侧束**和**后束**，分别走行于腋动脉的内侧、外侧和后方。故可先辨识腋动脉，依据位置辨认各束。在上肢标本上查看臂丛的行程，注意寻找臂丛的三个标志性结构，即斜角肌间隙、锁骨中点上方和腋窝。理解臂丛阻滞麻醉的部位。臂丛的主要分支如下。

（1）**正中神经**：内侧束与外侧束各发出该神经的内侧根和外侧根，在腋动脉前外侧汇合为正中神经主干，于腋动脉外侧下行，伴肱动脉至喙肱肌止点处，斜越动脉浅面或深面转至动脉内侧，下行至肘窝，穿**旋前圆肌**在前臂正中下行，于指浅、深屈肌之间到达腕部，于桡侧腕屈肌腱和掌长肌腱之间穿经**腕管**，在掌腱膜深面分支分布。该神经在臂部没有分支；在前臂发肌支支配除肱桡肌、尺侧腕屈肌及指深屈肌尺侧半以外的前臂前群肌（6 块半）；在手掌部的运动纤维支配第 1、2 蚓状肌及鱼际肌（拇收肌除外），感觉纤维管理手掌桡侧半和桡侧三个半指掌侧皮肤及其中节与远节指背的皮肤。观察正中神经的**返支**和三条**指掌侧总神经**。理解正中神经在行程不同部位损伤后的不同表现，如腕管内损伤可以引起手部哪些肌瘫痪，哪些部位感觉障碍；理解可出现的症状及典型表现（“猿掌”）。

（2）**尺神经**：自臂丛内侧束发出后，经腋动、静脉之间出腋窝，在肱动脉内侧下行至臂中份，穿内侧肌间隔至臂后区，在尺骨鹰嘴和肱骨内上髁之间下行入尺神经沟，向前穿尺侧腕屈肌，至前臂前内侧，伴随尺动脉内侧于尺侧腕屈肌与指深屈肌之间下行至桡腕关节上方发出手背支，绕前臂远端内侧缘达手背，分布于手背尺侧半及尺侧两个半手指近节背侧皮肤。尺神经主干在豌豆骨桡侧，屈肌支持带浅面至手掌，分为浅支和深支，深支支配小鱼际肌、拇收肌和第3、4蚓状肌及全部骨间肌，浅支分布于手掌尺侧半及尺侧一个半手指掌侧及其背侧的皮肤。尺神经在臂部没有分支，在前臂上份分支支配尺侧腕屈肌、指深屈肌尺侧半。理解尺神经容易造成损伤的部位，如肱骨髁上骨折造成尺神经损伤时出现的相应症状及典型表现（“爪形手”）。观察尺神经与腕管的关系，理解腕管综合征对尺神经和正中神经的影响。

（3）**桡神经**：于腋动脉后方发自臂丛后束，较粗大，与**肱深动脉**伴行，经肱三头肌长头和内侧头之间下行，经桡神经沟至肱骨外上髁上方穿过外侧肌间隔达肱肌与肱桡肌之间，后继续于肱桡肌与桡侧腕长伸肌之间在前臂下行，沿途发出肌支支配肱三头肌、肱桡肌和桡侧腕长伸肌，皮支分布于臂及前臂后部皮肤。在肱骨外上髁前方肱肌与肱桡肌之间，桡神经分为浅支和深支。桡神经浅支自肱骨外上髁前外侧向下沿桡动脉外侧下行，在前臂中、下1/3交界处转向背侧，继续下行至手背部，分布于手背桡侧半及桡侧两个半手指近节背侧皮肤。桡神经深支在桡骨颈外侧穿过旋后肌至前臂后面，在前臂浅、深伸肌群之间下行达腕关节背面，分支支配前臂后群肌。探查桡神经主干行程，理解肱骨中段骨折后桡神经损伤的相应症状和典型表现（“垂腕”）。

（4）**肌皮神经**：发自臂丛外侧束，向外下方斜穿**喙肱肌**，于肱二头肌与肱肌之间下行，在肘关节下方，其终支**前臂外侧皮神经**从肱二头肌下端外侧穿出深筋膜。肌支支配上臂前群肌，即肱桡肌、肱肌和肱二头肌。先辨认上臂前群各肌肉，在其间探查该神经行程，理解其损伤后的表现。

（5）**腋神经**：从臂丛后束发出，伴旋肱后血管向后外方向走行，穿过**四边孔**，绕肱骨外科颈至三角肌深面，其终支臂外侧上皮神经自三角肌后缘浅出。该神经肌支支配三角肌和小圆肌，皮支分布于三角肌区及臂上份外侧后部皮肤。探查腋神经的行程，理解肱骨外科颈骨折损伤腋神经的相应症状和典型表现（“方肩”）。

（6）**胸长神经**：起自臂丛根部，位置较高，在臂丛主要结构及腋动脉的后方斜向外下行经腋窝后沿前锯肌表面下行，分支支配该肌。该神经行经腋窝时周围有胸肌淋巴结伴行。探查神经行程，理解乳腺癌腋窝淋巴结清扫术时，损伤胸长神经的原因以及常出现的典型症状（“翼状肩”）。

（7）**胸背神经**：自臂丛后束发出，沿肩胛骨外侧缘伴肩胛下血管下行至背阔肌，其分支支配该肌。该神经行经腋窝时周围有肩胛下淋巴结伴行，探查神经行程，理解乳腺癌腋窝淋巴结清扫术时，损伤胸背神经常出现的相应症状。

（8）**胸内侧神经**：自臂丛内侧束发出后，经腋动脉和腋静脉之间前行，后与胸外侧神经的一支汇合，从内侧分支分布于胸小肌。

（9）**胸外侧神经**：自臂丛外侧束发出，跨过腋动脉和腋静脉的前方，穿锁胸筋膜后行于胸大肌深面，其分支分布于该肌。

（10）**臂内侧皮神经**：自臂丛内侧束发出后，在腋静脉内侧下行，沿肱动脉与贵要静脉内侧下行至臂中份处浅出，分布于臂内侧和前面的皮肤。该神经常与第2胸神经外侧皮支有交通。

（11）**前臂内侧皮神经**：发自臂丛内侧束，行于腋动、静脉之间，沿肱动脉内侧下行，至臂中份浅出后与贵要静脉伴行远达腕部，其分支分布于前臂内侧份的前面和后面的皮肤。

实验二十九　胸神经前支、腰丛、骶丛

【目的与要求】

（1）掌握胸神经前支在胸腹壁的行程和节段性分布。

（2）掌握腰丛的组成、位置以及分支。

（3）掌握股神经、闭孔神经的行程、主要分支和分布范围；了解髂腹下神经、髂腹股沟神经的分布情况。

（4）掌握骶丛的组成、位置以及主要分支。

（5）掌握臀上、臀下神经的行程、分支和分布；掌握阴部神经的行程、分支和分布。

（6）掌握坐骨神经的行程、分支和分布，了解其常见变异；掌握胫神经的行程分支和分布，熟悉其损伤后的表现；掌握腓总神经的行程分支和分布，熟悉其损伤后的表现。

【实验材料】

1. 模型

（1）神经系统概观模型。

（2）椎管与脊神经模型。

（3）脊髓与脊神经分支放大模型。

2. 标本

（1）胸腹壁浅神经标本。

（2）盆部标本，显示腰丛及其分支：髂腹下神经、髂腹股沟神经、股外侧皮神经、生殖股神经、股神经和闭孔神经，骶丛及其分支。

（3）下肢标本，显示骶丛及其分支：臀上神经、臀下神经、股后皮神经、阴部神经、坐骨神经、胫神经和腓总神经。

【实验内容】

（1）在标本和模型上观察胸神经前支的分布规律。

（2）在标本和模型上观察腰丛、骶丛的组成、位置以及主要分支。

在标本和模型上观察股神经、闭孔神经、阴部神经、坐骨神经、胫神经、腓总神经的行程、主要分支和分布范围，理解各自损伤后的表现。

【实验方法】

1. **胸神经前支**　胸神经前支保持节段性分布的特点，共有 12 对，第 1 ～ 11 对均位于相应的肋间隙中，为**肋间神经**，在肋间内肌与肋间外肌之间。观察其在肋间隙内的行程规律及其与血管、神经的排列关系，即自上而下为静脉、动脉、神经。肋间神经行于肋沟内前行至腋前线附近，离开肋沟，续行于肋间隙中间。第 12 对胸神经前支位于第 12 肋下方，为**肋下神经**。

在浅层标本腋前线和前正中线两侧分别寻找胸神经外侧皮支和前皮支，观察这些皮神经呈节段性分布的特点，理解胸神经前支在胸前壁和腹前壁的定位及临床意义（脊髓病变或损伤后平面的判定）。

2. **腰丛**　由第 12 胸神经前支的一部分、第 1 ～ 3 腰神经前支及第 4 腰神经前支的一部分组成，位于腰大肌深面、腰椎横突的前方。腰丛发出的分支主要如下。

（1）**髂腹下神经**：自腰大肌外侧缘穿出，在髂嵴上方穿腹横肌后在腹内斜肌深面前行，在髂前上棘内侧穿腹内斜肌至腹外斜肌腱膜的深面，在腹股沟管浅环上方进入浅筋膜，沿途分支支配上述肌。

（2）**髂腹股沟神经**：自腰大肌外侧缘穿出，在髂嵴上方穿腹横肌后在腹内斜肌深面前行，在腹股沟韧带中点穿腹内斜肌，随精索走行，终支在腹股沟管浅环处浅出。

（3）**股外侧皮神经**：自腰大肌外侧缘穿出，向外下方斜行于髂肌表面，经腹股沟韧带深面至大腿外侧。

（4）**生殖股神经**：自腰大肌前面穿出下行，在腹股沟韧带上方分为生殖支和股支，分别至腹股沟区和股三角区。

（5）**股神经**：是腰丛最大的分支，自腰大肌外侧缘发出后，在腰大肌和髂肌之间下行到达腹股沟区，在腹股沟韧带中点稍外侧从其深面、股动脉外侧进入股三角，发出肌支支配缝匠肌和股四头肌以及耻骨肌的一部分，皮支分布于大腿前部的皮肤；其终支**隐神经**伴随股动脉进入收肌管下行，于膝关节内侧缝匠肌下端的深面浅出，向下与大隐静脉伴行，沿小腿内侧面下行至足内侧缘，其分支分布于小腿前内侧面以及足内侧缘皮肤。理解股神经损伤后的表现及其对膝跳反射的影响。

（6）**闭孔神经**：自腰大肌内侧缘穿出后下行入盆腔，紧贴盆腔侧壁前行，与闭孔动、静脉伴行穿闭膜管出盆腔进入大腿内侧，发出前、后支夹持短收肌，并发出分支支配大腿内侧肌群和闭孔外肌，皮支支配大腿内侧皮肤。理解闭孔神经损伤后的表现。

3. **骶丛**　第 4 腰神经前支的部分纤维和第 5 腰神经前支在腰丛下方合成**腰骶干**，腰骶干和所有骶、尾神经前支组成骶丛。骶丛位于骶骨和梨状肌的前面，髂血管的后方。骶丛发出的分支如下。

（1）**臀上神经**：从骶丛发出后，伴臀上血管经**梨状肌上孔**出盆腔至臀部，行于臀中、小肌之间，其分支支配此二肌以及阔筋膜张肌。

（2）**臀下神经**：从骶丛发出后，伴臀下血管经**梨状肌下孔**出盆腔至臀部臀大肌深面，支配该肌。

（3）**股后皮神经**：从骶丛发出后，与臀下神经相伴穿梨状肌下孔出盆腔至臀大肌深面，下行达臀大肌下缘后浅出至股后区浅筋膜内，分布于股后皮肤。

（4）**阴部神经**：从骶丛发出后，伴随阴部内血管穿梨状肌下孔出盆腔至臀部，绕坐骨棘经**坐骨小孔**进入坐骨肛门窝，其分支至肛管会阴部及外生殖器。理解临床上会阴部手术常在坐骨棘附近行阻滞麻醉的原因。

（5）**坐骨神经**：是骶丛最大的分支，经梨状肌下孔出盆腔至臀大肌深面，在坐骨结节与大转子连线的中点深面下行入股后区，行于股二头肌长头的深面，发出分支支配大腿后群肌，行至腘窝上角处分为胫神经和腓总神经。观察坐骨神经与梨状肌的位置关系，理解发生梨状肌综合征引起坐骨神经痛与坐骨神经变异的关系，理解坐骨神经损伤的表现及选择臀部外上 1/4 肌内注射的原因。坐骨神经的主要分支如下。

1）**胫神经**：为坐骨神经本干的延续，下行进入腘窝，伴随腘血管至小腿后区深浅两层肌肉之间，发出分支支配小腿后群肌。胫神经主干伴随胫后血管行至内踝后方，经内踝与跟结节之间，在踝管内分为**足底内侧神经**和**足底外侧神经**，分布于足底肌及皮肤。理解胫神经的分布及损伤后的典型表现“钩状足”。

2）**腓总神经**：在腘窝上角由坐骨神经发出后，沿股二头肌肌腱内侧向外下走行，至小腿上段外侧绕腓骨颈向前穿腓骨长肌后，分为腓浅神经和腓深神经。**腓浅神经**在腓骨长肌深面下行，于腓骨长、短肌与趾长伸肌之间下行，其分支支配腓骨长、短肌，主干在小腿中、下 1/3 交界处浅出，分布于小腿外侧面、足背、趾背的皮肤。**腓深神经**在腓骨与腓骨长肌之间斜向前下，随胫前血管行于胫骨前肌和趾长伸肌之间，继而在胫骨前肌和䠖长伸肌之间下行，经踝关节前方达足背，其分支支配小腿前群肌和足背肌。理解腓总神经损伤后的典型症状“马蹄内翻足”。

实验三十　脑　神　经

【目的与要求】

（1）熟悉嗅神经的功能、性质与分布。

（2）掌握视神经的行程和分布；了解睫状神经节的位置。

（3）掌握动眼神经纤维成分、行程、分支分布；了解动眼神经损伤后的主要表现。

（4）掌握滑车神经的行程、分布。

（5）掌握三叉神经的纤维成分、三叉神经节的位置，三大主支在头面部的感觉分区；掌握眼神经的主要分支（额神经、鼻睫神经、泪腺神经）及分布。

（6）熟悉上颌神经的主要行程及分布。

（7）掌握下颌神经的行程、主要分支（耳颞神经、舌神经、下牙槽神经、颊神经）运动、感觉纤维的分布。

（8）掌握展神经的行程和分布。

（9）掌握面神经的纤维成分、行程、主要分支（鼓索、表情肌支）的分布，了解其损伤后的表现；了解蝶腭节和下颌下节的概念。

（10）熟悉前庭蜗神经的行程和功能性质。

（11）掌握吞咽神经的纤维成分、主干行程及各种纤维成分、分布情况。

（12）掌握迷走神经的纤维成分、主干行程及各种纤维成分、分布情况；掌握喉上神经的位置和分布；掌握左、右喉返神经的行程与分布；了解前、后干在腹腔的分支、分布情况。

（13）掌握副神经的行程及分布，了解其损伤后的表现。

（14）掌握舌下神经的分布，了解其损伤后的情况。

（15）掌握眶腔内结构以及舌的神经分布。

【实验材料】

1. 模型

（1）脑干模型。

（2）三叉神经分支分布模型。

（3）眶内神经分布模型。

（4）面神经分支分布模型。

2. 标本

（1）颅骨标本。

（2）脑干标本。

（3）眶内神经标本。

（4）三叉神经分支分布标本。

（5）面神经管外分支分布标本。

（6）迷走神经分支分布标本。

（7）舌咽神经、副神经、副神经及舌下神经分支分布标本。

【实验内容】

（1）在脑干模型上观察脑神经连接脑的部位。

（2）在颅骨标本上观察脑神经出入颅腔的部位。

（3）在不同标本上观察 12 对脑神经的行程及分支分布。

【实验方法】

1. **嗅神经**　在头颈正中矢状切面标本上，观察经筛孔连于嗅球的 15 ～ 20 条嗅丝即嗅神经，查看嗅丝来源于上鼻甲及上鼻甲所对的鼻中隔黏膜处，即嗅区，理解颅底骨折引起嗅觉障碍的原因。

2. **视神经**　连于眼球，于眶内行向后内侧，经**视神经管**进入颅中窝，两侧视神经在垂体前方形成视交叉。

3. **动眼神经**　经**眶上裂**入眶后，分成上、下两支；**上支**较细小，分支支配上睑提肌和上直肌；**下支**较粗大，支配内直肌、下直肌和下斜肌。辨认与动眼神经下支相连的**睫状神经节**。根据动眼神经的支配和眼外肌的作用，理解神经损伤后的眼球运动障碍。

4. **滑车神经**　较细小，经眶上裂入眶后紧贴眶内侧壁骨膜下方，斜向前内方达上斜肌上缘并进入该肌。结合内直肌的作用，理解该神经损伤对眼球运动方向的改变。

5. **三叉神经**　颞骨岩部尖端膨大的半月形神经节即**三叉神经节**，向下查看其分为三支，即**眼神经**、**上颌神经**和**下颌神经**，此 3 支分别经**眶上裂**、**圆孔**、**卵圆孔**出入颅底，眼神经与动眼神经、滑车神经、上颌神经共同穿经海绵窦外侧壁。

（1）**眼神经**：自三叉神经节发出后，向前进入海绵窦外侧壁，经**眶上裂**入眶，分为 3 支。①**额神经**：在上睑提肌的上方前行，主干较为粗大，在眶中部发出分支，其中经眶上切迹（或眶上孔）出眶者，称为**眶上神经**，出眶后分支分布于上睑内侧部和额顶部皮肤；②**泪腺神经**：沿外直肌上缘前行至泪腺，分布于泪腺、结膜和上睑外侧部皮肤；③**鼻睫神经**：在上直肌的深面，越过视神经的上方达眶内侧壁，分布于眼球壁、泪囊、鼻腔黏膜和鼻背皮肤。

（2）**上颌神经**：经圆孔出颅，进入翼腭窝，再穿过眶下裂入眶，分为 4 支。①**眶下神经**：通过眶下沟向前穿眶下管，出眶下孔到达面部，分支分布于下睑、外鼻和上唇的皮肤；②**翼腭神经**：连于上颌神经与翼腭神经节之间，其分支分布于鼻腔、腭和咽壁的黏膜；③**上牙槽神经**：在翼腭窝内自上颌神经发出后，分为上牙槽前、中、后三支，穿上颌骨体后面进入骨质，吻合形成上牙槽神经丛，其分支分布于上颌窦、上颌牙齿和牙龈；④**颧神经**：细小。

（3）**下颌神经**：经卵圆孔出颅腔达颞下窝，分为 5 支。①**耳颞神经**：在起始处以两根向后包绕脑膜中动脉，行走合成一干后穿入腮腺实质内，与颞浅动脉伴行，其分支分布于腮腺、耳郭前面和颞区皮肤；②**颊神经**：沿颊肌外侧面穿行，其分支分布于颊部与口角间的黏膜和皮肤；③**舌神经**：在下牙槽神经的前方，经翼外肌深面呈弓状下降，与面神经的鼓索支汇合后到达下颌下腺的上方，沿舌骨舌肌的表面行至舌尖，舌神经分布于舌前部 2/3 的黏膜（一般躯体感觉），其中来自鼓索的味觉纤维则分布于舌前 2/3 的味蕾；

④**下牙槽神经**：沿翼内肌的外侧面下行，继而经下颌孔进入下颌管，在下颌管内分支形成下牙丛，分布于下颌牙齿和牙龈。其终支自颏孔穿出称为**颏神经**，分布于颏部及下唇的黏膜和皮肤；⑤**咀嚼肌神经**：分布于咀嚼肌。根据三叉神经三大分支的终末支即眶上神经、眶下神经和颏神经在面部的分布区域，理解三叉神经分支痛和三叉神经根痛的临床表现。

6. **展神经**　经眶上裂入眶后沿外直肌内侧面前行，到达并支配该肌。结合外直肌的作用，理解展神经损伤对眼球运动方向的改变。

7. **面神经**　在面侧区深层标本或颞骨模型上，观察经颞骨岩部面神经管内的神经即面神经，逆行追踪其进出**内耳门**处及自**茎乳孔**出颅处。注意面神经出茎乳孔之前发出的**鼓索**，向前穿岩鼓裂加入舌神经，理解鼓索的纤维成分、功能及受损伤后的表现。面神经由茎乳孔出颅腔，向前下方到达**腮腺**，在腮腺内分为数支并相互交织成丛，呈放射状出腮腺前缘，分为5组分支，即**颞支**、**颧支**、**颊支**、**下颌缘支**和**颈支**，支配面肌运动。理解腮腺手术常引起面瘫的原因。根据面神经在脑桥小脑三角、鼓室的面神经管凸及腮腺内的行程，思考上述部位病变引起面神经损伤的不同表现。

8. **前庭蜗神经**　包括传导听觉的前庭神经和传导平衡觉的蜗神经。可在内耳模型上观察，前庭神经和蜗神经分别起自内耳螺旋神经节和前庭神经节，经内耳道入颅。理解眩晕出现的原因及前庭蜗神经损伤后的临床表现。

9. **舌咽神经**　在标本上观察舌咽神经，经**颈静脉孔**出颅腔在颈内动、静脉之间向前下方行走，经舌骨舌肌深面至舌根。在颈静脉孔内、外，舌咽神经的神经干分别附有**上神经节**和**下神经节**。观察其主要分支。

（1）**鼓室神经**：起自下神经节，进入鼓室参与形成鼓室丛，自该丛发出岩小神经，进入耳神经节，在节内更换神经元后，发出节后神经纤维分布于腮腺，支配腮腺的分泌活动。

（2）**颈动脉窦支**：在颈静脉孔下方发出1～2支，分布于颈动脉窦和颈动脉小球，反射性地调节血压和呼吸。

（3）**舌支**：是舌咽神经的终支，位于舌神经的上方，在舌骨舌肌深面，其分支分布于舌后1/3的黏膜及味蕾，传导一般内脏感觉和特殊内脏感觉。

（4）**咽支**：有数个细支，在咽壁上与迷走神经和交感神经的咽支共同构成咽丛，分布于咽肌及其黏膜。

10. **迷走神经**　脑神经中行程最长、分布最广的神经。迷走神经经颈静脉孔与舌咽神经和副神经一起出颅腔，进入颈部的颈动脉鞘内，位于颈内动脉、颈总动脉与颈内静脉之间的后方，经胸廓上口入胸腔。观察左、右迷走神经在下降行程中的不同：**左迷走神经**于左颈总动脉与左锁骨下动脉之间下降，越过主动脉弓的前面，经左肺根的后方下行，在食管前面分成若干细支形成食管前丛，并在食管下端延续为**迷走神经前干**；**右迷走神经**在右侧锁骨下动、静脉之间，沿气管右侧下行，在右肺根后方到达食管后面，分散成若干细支参与构成肺丛和食管后丛，向下延续成**迷走神经后干**。迷走神经前、后干向下与食管一起穿过膈的食管裂孔进入腹腔。

迷走神经在颈部走行于颈总动脉与颈内静脉的后方，向上查看其膨大的感觉神经节即下神经节，由此节向前下发出**喉上神经**；喉上神经沿咽侧壁与颈内动脉之间向前下行至舌骨大角处，在舌骨大角处辨认由喉上神经分出的**喉内支**和**喉外支**，喉内支向前穿甲状舌骨膜入喉，分布于声门裂以上的黏膜感觉；喉外支向前下达环甲肌，支配其运动，理解喉上神经损伤后的临床表现。查看喉上神经的喉外支与甲状腺上动脉的关系。思考甲状腺次全切除术结扎甲状腺上动脉为什么要靠近甲状腺侧叶的上极。

在主动脉弓和右锁骨下动脉前方观察下行至胸部的迷走神经，左、右迷走神经发出的勾绕**主动脉弓**和**右锁骨下动脉**的分支即**喉返神经**；在颈部的气管与食管沟内寻找细小的喉返神经，观察喉返神经的行程。该神经自环甲关节后方入喉后，分布于声门裂以下黏膜和除环甲肌以外的所有喉肌，理解喉返神经损伤后的临床表现。查看喉返神经的喉外支与甲状腺下动脉的关系。思考甲状腺次全切除术结扎甲状腺下动脉为什么要远离甲状腺侧叶的下极。

在腹部，在胃贲门处寻找迷走神经前、后干，前干分出沿胃小弯的**胃前支**和达肝门处的**肝支**，参与形成肝丛；后干分出沿胃小弯的**胃后支**和达腹腔干根部的**腹腔支**，参与形成腹腔丛。在胃小弯处的胃前、后支发分支至胃壁，于幽门部查看胃前、后支延续形成的“鸦爪支”，理解其作用。观察“鸦爪支”的分布，理解高选择性迷走神经切断术的原理。

11. **副神经**　副神经与舌咽神经、迷走神经一起经**颈静脉孔**出颅腔，分为**内支**和**外支**。内支加入迷走神经，支配咽喉肌；外支较粗，出颅腔后行向外下方，穿过胸锁乳突肌，其主干又于胸锁乳突肌后缘中点附近浅出，斜入斜方肌，支配**胸锁乳突肌**和**斜方肌**。理解副神经的功能及损伤后的表现。

12. **舌下神经**　经**舌下神经管**出颅腔，在颈内动、静脉之间下降至舌骨上方，在下降的过程中，呈弓形向前内行进，穿颏舌肌入舌，支配舌内肌和舌外肌。理解舌下神经的功能及损伤后伸舌时舌尖偏向患侧的原因。

实验三十一　内脏神经

【目的与要求】

（1）掌握自主神经系统的区分及分布；掌握交感神经和副交感神经低级中枢的位置、神经节的区别。

（2）掌握交感干的位置、组成、主要的椎前节（腹腔节和肠系膜上、下节等），熟悉灰交通支与白交通支的概念。

（3）熟悉交感神经节前、节后纤维分布的一般规律。

（4）掌握颈上节的位置、节后纤维的分布概况；了解颈中节及节后纤维的分布概况；熟悉颈下节的位置和节后纤维的分布概况。

（5）掌握交感干及内脏大、小神经的位置、行程。

（6）熟悉节后纤维的分支、分布概况。

（7）掌握动眼神经内副交感节前纤维的起始；掌握睫状神经节、翼腭神经节、下颌下神经节、耳神经节的节前纤维的起始及节后纤维的概况；掌握迷走神经副交感节前纤维的起始与分布情况；掌握盆内脏神经的分布情况。

【实验材料】

（1）交感干标本。

（2）第Ⅲ、Ⅶ、Ⅸ、Ⅹ对脑神经标本。

（3）内脏神经概观模型。

（4）脊神经模型（带交通支与交感干）。

【实验内容】

（1）在交感干标本上观察交感干、椎旁神经节、节间支、颈上神经节、星状神经节、内脏大神经、内脏小神经、腹腔神经节、主动脉肾神经节、肠系膜上神经节、肠系膜下神经节。

（2）在颅部副交感神经标本上观察动眼神经、睫状神经节、面神经、翼腭神经节、鼓索、下颌下神经节、舌咽神经、耳神经节、迷走神经及其分支。

【实验方法】

1. **交感神经节** **椎旁神经节**位于脊柱两侧，呈梭形或三角形，有 22 ～ 24 对。同侧的椎旁神经节借节间支连成一条**交感干**，上端附着于颅底，下端附着在第 3 尾椎前面，左、右两个交感干于尾骨的前面合并，终于一个**奇神经节**。

椎前神经节位于脊柱前方，攀附于同名动脉分支的起始处附近，呈不规则的结节状团块，包括**腹腔神经节**、**主动脉肾神经节**、**肠系膜上神经节**和**肠系膜下神经节**等。

2. **交感神经分布** 在实物标本和模型上观察，交感神经与脊神经之间存在纤维联系，称为**交通支**。交感神经节前纤维离开脊神经到达交感神经节换元，此联系纤维称为**白交通支**。换元之后的节后纤维再返回到脊神经并随脊神经走行，此联系纤维称为**灰交通支**。交感干按其所在的位置可分为颈部、胸部、腰部和盆部。

（1）**颈交感干**：位于颈血管鞘后方，一般每侧有 3 个交感神经节，分别称颈上神经节、颈中神经节和颈下神经节。颈中神经节较小，常缺如；颈下神经节位于第 7 颈椎横突根部，常与第 1 胸交感神经节合并成颈胸神经节，又称**星状神经节**。

（2）**胸交感干**：主要分支有**内脏大神经**和**内脏小神经**。内脏大神经由穿过第 6 ～ 9 胸交感干神经节的节前纤维在胸椎前外侧面组成，向下穿过膈，终于腹腔神经节；内脏小神经由穿过第 10 ～ 12 胸交感干神经节的节前纤维组成，向下穿过膈，终于主动脉肾节。

3. **颅部副交感神经** 由脑干内的内脏运动神经核（副交感部分）发出节前纤维，分别加入到动眼神经、面神经、舌咽神经和迷走神经 4 对脑神经中。

（1）由中脑**动眼神经副核**发出的副交感神经节前纤维，随**动眼神经**进入眶后，在**睫状神经节**内交换神经元，其节后纤维进入眼球壁，分布于**瞳孔括约肌**和**睫状肌**。

（2）由脑桥的**上泌涎核**发出的副交感神经节前纤维，随**面神经**行走，分别在**翼腭神经节**和**下颌下神经节**内交换神经元，前者的节后纤维支配**泪腺**、鼻腔、口腔及腭黏膜腺体的分泌，后者的节后纤维支配**舌下腺**和**下颌下腺**的分泌。

（3）由延髓**下泌涎核**发出的副交感神经的节前纤维，随**舌咽神经**行走，在**耳神经节**内交换神经元，节后纤维随耳颞神经支配**腮腺**的分泌。

（4）由延髓**迷走神经背核**发出副交感神经的节前纤维，随**迷走神经**行走，在胸、腹腔脏器附近或器官壁内的副交感神经节交换神经元，节后纤维分布于胸、腹腔脏器（除降结肠、乙状结肠外）和盆腔脏器等。

实验三十二 脊髓、脑干

【目的与要求】

（1）掌握脊髓的位置、外形和结构。

（2）掌握脊髓节段的概念；掌握脊髓节段与椎骨的对应关系。

（3）掌握脊髓横切面上灰、白质的配布及各部的名称。

（4）掌握脊髓灰质的主要核团及其功能意义；了解脊髓的板层。

（5）掌握脊髓主要上行纤维束（薄束、楔束、脊髓丘脑束）的位置、起止点和功能；熟悉脊髓小脑前、后束。

（6）掌握脊髓主要下行纤维束（皮质脊髓侧束、前束，皮质红核束）的位置、起止点和功能；了解顶盖脊髓束、橄榄脊髓束、前庭脊髓束、网状脊髓束、内侧纵束的位置、起止点和功能。

（7）了解脊髓的主要功能。

（8）掌握脑干的位置、分部及主要外部形态结构；熟悉其与内部结构的关系。

（9）掌握菱形窝的构成。

（10）掌握脑干的躯体运动柱、内脏运动柱、内脏感觉柱及躯体感觉柱的配布、整体位置和各柱内核团的组成；掌握脑干各部内脑神经核的位置；掌握薄束核、楔束核、红核和黑质的位置。

（11）掌握内侧丘系、脊髓丘系、三叉丘脑束、皮质脊髓束和皮质脑干束在脑干各部的位置、功能；熟悉外侧丘系在脑干各部的位置。

（12）了解皮质脑桥束、内侧纵束、顶盖脊髓束的位置、功能。

（13）了解脑干网状结构的概念。

【实验材料】

1. 模型

（1）脊柱（带脊髓）放大模型；脊髓横切面放大模型。

（2）脑干放大模型、电动脑干模型。

（3）上、下行传导路模型。

2. 标本

（1）打开椎管后壁的标本（显示在体脊髓）。

（2）游离脊髓标本（显示前根、后根及脊髓的沟、裂、马尾、脊髓圆锥和终丝）。

（3）脊髓横断面标本（颈、胸、腰、骶髓横断面组合）。

（4）整脑标本、脑干标本、脑正中矢状切面标本。

【实验内容】

1. 脊髓

（1）在切除椎管后壁的脊髓标本上，观察脊髓的位置、外形及马尾；观察脊髓节段与椎骨的对应关系，脊神经与椎间孔的对应关系；切开硬脊膜，观察脊髓与被膜的关系。

（2）在离体脊髓标本上，观察脊髓表面的六条沟、沟内连接的脊神经前根和后根、颈膨大和腰骶膨大，找到脊髓圆锥、终丝及马尾。

（3）在脊髓横断面上观察脊髓的灰质和白质。

2. 脑干

（1）在整脑标本和脑正中矢状面标本上，观察脑干的位置。

（2）在脑干标本上，观察脑干的组成（延髓、脑桥和中脑）、外形，第Ⅲ～Ⅻ对脑神经的连脑部位，菱形窝的构成。

（3）在电动脑干模型上，识别躯体运动柱、内脏运动柱、内脏感觉柱及躯体感觉柱的配布、整体位置和各功能柱内核团的组成；观察脑干各部脑神经核的位置、性质及类别；观察薄束核、楔束核、红核和黑质的位置。

（4）在脑正中矢状面标本上，观察第四脑室的位置、形态和连通关系，并找到第四脑室脉络丛。

【实验方法】

1. **脊髓**

（1）在切除椎管后壁的脊髓标本上，可见脊髓位于椎管内，上端在枕骨大孔处与延髓相连，下端成人平对第 1 腰椎下缘（新生儿脊髓下端平对第 3 腰椎），脊柱下部无脊髓的椎管即**终池**，内有**马尾**和**终丝**，所以腰椎穿刺常在腰 3 ～ 4 或腰 4 ～ 5 间隙进针，理解其原因。脊髓与椎管不等长，观察脊髓节段与椎骨的对应关系，一般颈 1 ～ 4 与同序数椎骨相对应，颈 5 ～ 8 和胸 1 ～ 4 与上一位椎骨相对应，胸 5 ～ 8 与上两位椎骨相对应，胸 9 ～ 12 与上三位椎骨相对应，腰髓与第 11、12 胸椎相对应，骶、尾髓与第 1 腰椎相对应，理解其在外伤定位诊断中的意义。

（2）在离体脊髓标本上可见脊髓呈前后略扁的圆柱状，全长粗细不等，有两个膨大部，上面一个为**颈膨大**，下面一个为**腰骶膨大**，自腰骶膨大向下脊髓逐渐变细，为**脊髓圆锥**。圆锥的下端延续为一细丝，即终丝，终丝为脊髓被膜形成的结构，并无神经组织，终丝周围的马尾是脊髓末端平面以下的脊神经根出椎间孔前的下行部分。脊髓表面有几条纵行的沟裂，前面正中的深裂为**前正中裂**，裂内常有血管，后面正中较浅的沟为**后正中沟**，二者恰好把脊髓分为左右对称的两半。还有两对外侧沟，即**前外侧沟**和**后外侧沟**，沟内有神经根丝相连。连于前外侧沟的根丝细小，合成前根；连于后外侧沟的根丝粗大，合成后根，后根上膨大处称脊神经节，前、后根会合形成脊神经。每对脊神经根的根丝对应的一段脊髓称为一个**脊髓节段**，因为有 31 对脊神经，故脊髓也有 31 个节段，即颈 8、胸 12、腰 5、骶 5、尾 1。

（3）在脊髓横断面上，中央细小的管道即**中央管**，周围是“H”形的**灰质**，中间部为**灰质连合**，前后分别为**前角**和**后角**，两侧有**侧角**；灰质周围是**白质**，两侧白质被**前正中裂**、**前外侧沟**、**后外侧沟**和**后正中沟**依次分为**前索**、**外侧索**和**后索**。

（4）借助模型和多媒体课件理解灰质细胞构筑以及白质内纤维束的位置和行程。

2. **脑干**　自下而上由**延髓**、**脑桥**和**中脑**三部分组成。

（1）**腹侧面**

1）**延髓脑桥沟**是延髓与脑桥间的明显分界，而延髓与脊髓的分界不清楚。延髓腹侧中线有**前正中沟**，上份在中线两侧有膨隆的**锥体**，内有**锥体束**经过，锥体稍下方中线附近有明显的左、右纤维交叉处即**锥体交叉**；锥体后方的长卵圆形隆起为**橄榄**，二者之间有**舌下神经根丝**穿出；橄榄背侧的**橄榄后沟**内自上而下有**舌咽神经**、**迷走神经**和**副神经**出入。

2）脑桥与中脑以脑桥上缘为界，脑桥基底部宽阔隆起，中部有纵行的**基底沟**，内有**基底动脉**经过，两侧为脑桥动脉压出的浅沟；基底部向外侧变细延续为小脑中脚，交界处有三叉神经的根丝出入，分为粗大的感觉根和细小的运动根；延髓脑桥沟内自内侧向外侧出入的有**展神经**、**面神经**和**前庭蜗神经**。脑桥、小脑与延髓交界处为**脑桥小脑三角**，内有面神经和前庭蜗神经经过。

3）中脑与间脑以**视束**分界，有两根圆柱状的**大脑脚**；中间为**脚间窝**，内有**动眼神经**穿出。

（2）**背侧面**

1）中脑与间脑以**上丘臂**为界，顶盖处的两对圆形隆起即**上丘**和**下丘**，向外侧经**上丘臂**和**下丘臂**分别连于**外侧膝状体**和**内侧膝状体**；**滑车神经**是唯一一对自脑干背侧发出的脑神经。

2）延髓、脑桥和中脑的分界线不清楚，其中延髓上部和脑桥的中央管敞开，形成**菱形窝**，是第四脑室的底。菱形窝的外上界为小脑上脚，外下界是**薄束结节**、**楔束结节**和**小脑下脚**。菱形窝下部中线上的纵行浅沟即**后正中沟**，其两侧均有隆起的薄束结节和楔束结节，楔束结节外上方有隆起的小脑下脚。菱形窝内正中纵行的是正中沟，外侧为**界沟**，两沟之间为**内侧隆起**。界沟外侧的三角区成为**前庭区**，内有**前庭神经核**，其外侧的小隆起为**听结节**，深面是**蜗背侧核**。横行于菱形窝的浅表纤维束为**髓纹**，髓纹上方内侧隆起内有一圆形隆凸为**面神经丘**，内有**展神经核**和**面神经膝**；髓纹下方有两个小三角区即内下方的**舌下神经三角**，内藏**舌下神经核**，外下方的**迷走神经三角**，深面有**迷走神经背核**。

3）**第四脑室**：顶形似帐篷，顶尖伸向后上方指向小脑。向上连**中脑水管**，向下通**延髓中央管**，向外侧经外侧孔通**蛛网膜下隙**，向后经正中孔通**小脑延髓池**。

（3）**脑干内部结构**：包括灰质、白质和网状结构。

1）**灰质**：脑干内纵横的神经纤维将灰质分割成团块，包括**脑神经核**和**非脑神经核**。在电动脑干模型上，观察脑神经核的六个功能柱。由中线向两侧依次为：**一般躯体运动柱**（**动眼神经核**、**滑车神经核**、**展神经核**、**舌下神经核**），**特殊内脏运动柱**（**三叉神经运动核**、**面神经核**、**疑核**、**副神经核**），**一般内脏运动柱**（**动眼神经副核**、**上泌涎核**、**下泌涎核**、**迷走神经背核**），**内脏感觉柱**（**孤束核**），**一般躯体感觉柱**（**三叉神经中脑核**、**三叉神经脑桥核**、**三叉神经脊束核**），**特殊躯体感觉柱**（**前庭神经核**、**蜗神经核**）。非脑神经核有延髓内的**薄束核**、**楔束核**、**下橄榄核**等；脑桥内的**脑桥核**；中脑内的**上丘核**、**下丘核**、**红核**、**黑质**、**顶盖前区**等。

2）**白质**：在脑干模型上观察脑干内重要的四个丘系，即**内侧丘系**、**脊丘系**、**三叉丘系**、**外侧丘系**，以及**锥体束**。

3）**脑干网状结构**：是脑干每侧被盖部的中央区域，是灰、白质交织成网状的区域。

实验三十三　小脑、间脑

【目的与要求】

（1）掌握小脑的位置与分部；掌握小脑扁桃体的所在部位及其临床意义。

（2）掌握小脑的分叶；熟悉小脑三对脚的构成；掌握小脑中央核的一般联系情况；了解小脑的功能意义。

（3）熟悉第四脑室的位置和交通。

（4）掌握间脑的位置和分部。

（5）掌握背侧丘脑、后丘脑的位置和核团，了解其功能。

（6）掌握丘脑下部的组成结构，了解其功能概念。

（7）熟悉后丘脑、底丘脑的位置、功能。

（8）掌握第三脑室的位置和交通。

【实验材料】

1. 模型

（1）脑干放大模型。

（2）小脑模型。

（3）丘脑放大模型。

（4）脑干及下丘脑核团模型。

2. 标本

（1）脑干标本。

（2）全脑正中矢状切面标本。

（3）小脑标本。

【实验内容】

（1）在标本上观察小脑的位置和外形。在脑干标本和模型上观察三对小脑脚的位置，理解其形成。

（2）在小脑模型上观察小脑内部结构，重点观察四对小脑核。

（3）在间脑标本和模型上观察间脑表面可见结构：灰结节、漏斗、垂体和乳头体、第三脑室、丘脑前结节、枕、松果体、缰三角和丘脑髓纹。在丘脑放大模型上观察内髓板和核团。在下丘脑核团模型上观察视上核和室旁核。

【实验方法】

1. **小脑**　在整体脑标本上可见小脑位于大脑枕叶的下方，脑干的背上方，占据颅后窝的大部分。小脑中部比较狭窄的部分，称为蚓；两侧膨大的部分则为小脑半球。在小脑下面辨认中间较细的蚓部和两侧膨大的小脑半球，在小脑半球前内侧部辨认向下突出的小脑扁桃体，查看其位置，理解小脑扁桃体疝或枕骨大孔疝的解剖学基础；观察小脑的绒球小结叶、前叶和后叶；在小脑下面的前部查看小脑上、中、下脚的切面，理解其与脑干等的延续。

在小脑的切面标本或模型上，观察**小脑核**或**中央核**，其中**顶核**位于第四脑室顶的上方；其外侧有**中间核**，在人类，中间核可分为**球状核**和**栓状核**；中间核的外侧为形如袋状、体积最大的**齿状核**，理解小脑核的功能。

2. **间脑**　位于脑干和端脑之间，两侧和背面被高度发展的大脑半球所掩盖，故在整体标本上，仅腹侧部的视交叉、视束、灰结节、漏斗、垂体和乳头体可见。在正中矢状切面的大脑标本上，可见狭窄的间脑内腔裂隙，称**第三脑室**。

（1）**背侧丘脑**（又称**丘脑**）：去掉大脑半球的标本上，可见背侧丘脑位于下丘脑的背侧和上方，二者间以第三脑室侧壁上的**下丘脑沟**为界。背侧丘脑由两个卵圆形的灰质团块构成，借**丘脑间粘合**（中间块）连接，其前端的突出部为**丘脑前结节**，后端膨大称**丘脑枕**。在模型上，可见在背侧丘脑灰质的内部有一自外上斜向内下的“Y”形纤维板——**内髓板**，后者将背侧丘脑分为 3 部分：**前核**、**内侧核**、**外侧核**。在上述 3 部分内含有多个核团，其中外侧核分为背、腹两层，腹层由前向后分为**腹前核**、**腹中间核**和**腹后核**，腹后核又分为**腹后内侧核**和**腹后外侧核**。

（2）**后丘脑**：在模型和标本上，可见后丘脑分为两个较小的隆起，分别是**内侧膝状体**和**外侧膝状体**，二者均位于丘脑枕的下外方。注意观察：内侧膝状体向内下方连接**下丘臂**，后者连接到下丘。外侧膝状体连接外侧的视束，内侧则连接**上丘臂**，后者连到上丘。

（3）**上丘脑**：从标本的上面，可清晰地看到上丘脑的**松果体**、**缰三角**和**丘脑髓纹**。

（4）**底丘脑**：在脑标本的表面完全不可见。在经过大脑脚中部的矢状切面上或模型上，可见其位于间脑和中脑被盖的过渡区域。

（5）**下丘脑**：从整体标本的前下方，可见**灰结节**、**漏斗**和**乳头体**，前界为**终板**和**视交叉**，向后与中脑被盖相续。漏斗的中央称**正中隆起**，漏斗的下端与垂体相连。在模型上可见主要的核团：①**视上核**，在视交叉外端的背外侧；②**室旁核**，在第三脑室上部的两侧；③**漏斗核**，位于漏斗深面；④**视交叉上核**，在中线两侧，视交叉上方；⑤**乳头体核**，在乳头体内。

实验三十四　端　脑

【目的与要求】

（1）掌握大脑半球的主要沟裂、分叶，各叶的主要沟和脑回等表面结构及分部情况。

（2）掌握侧脑室的位置、分部及侧脑室脉络丛。

（3）掌握基底核的位置、分部，了解其主要功能意义。

（4）掌握内囊的位置、分部、通过内囊各主要纤维束的局部位置关系及其临床意义。

（5）掌握躯体运动、感觉中枢的位置及特点。

（6）掌握视觉、听觉中枢的位置。

（7）掌握运动性语言中枢、听觉性语言中枢、书写中枢、视觉性语言中枢等的位置及功能。

【实验材料】

1. 模型

（1）全脑分离模型。

（2）大脑皮质功能定位染色模型。

（3）脑室与基底神经核模型，基底神经核立体解剖模型。

（4）脑的水平切面模型。

（5）脑的冠状切面模型。

（6）脑的正中矢状切面模型。

（7）大脑半球连合纤维模型。

（8）内囊的位置、组成及分布模型。

（9）脑及脑动脉分布模型。

2. 标本

（1）全脑标本。

（2）全脑正中矢状切面标本。

（3）侧脑室、第三脑室和第四脑室标本。

（4）大脑横切面标本。

（5）大脑冠状切面标本。

【实验内容】

（1）在大脑半球的标本和模型上观察大脑外形：外侧沟、中央沟、顶枕沟、额叶、颞叶、枕叶、顶叶、岛叶及五个脑叶的主要沟和脑回。

（2）在大脑水平切面标本和脑室模型上观察侧脑室的位置、构成（中央部、前角、后角和下角）、室间孔、透明隔。

（3）在大脑水平切面标本和基底神经核立体解剖模型上观察基底核的位置、构成（纹状体、屏状核和杏仁体），胼胝体的位置和构成（嘴、膝、干和压部），主要投射纤维的构成，内囊的位置及其前肢、后肢和膝部通过的纤维束。

（4）在大脑皮质功能定位模型上观察躯体运动、感觉、视觉和听觉功能区的位置；运动性、听觉性语言中枢的部位；阅读、书写中枢的部位。

【实验方法】

1. **大脑外形、分叶** 在两侧大脑半球之间有**大脑纵裂**将其分开，纵裂的底为**胼胝体**。在大脑与小脑之间有**大脑横裂**隔开。大脑半球表面深陷的脑沟之间为隆起的脑回。每侧半球有 3 条恒定的沟：**外侧沟**、**中央沟**、**顶枕沟**，每侧大脑半球分为 5 叶：在外侧沟上方和中央沟以前的部分为**额叶**；外侧沟以下的部分为**颞叶**；**枕叶**位于半球后部，其前界在内侧面为**顶枕沟**，在上外侧面的界限是自顶枕沟至枕前切迹（在枕叶后端前方约 4cm 处）的连线；**顶叶**为外侧沟上方、中央沟后方、枕叶以前的部分；**岛叶**呈三角形岛状，位于外侧沟深面，被额、顶、颞叶所掩盖，称为岛盖。

2. **主要的沟回**

（1）**上外侧面**：额叶上，与中央沟基本平行的沟为**中央前沟**，二者之间是**中央前回**；前后方向大致平行走向的沟即**额上沟**和**额下沟**，将额叶分为**额上回**、**额中回**和**额下回**。顶叶上，与中央沟基本平行的是**中央后沟**，二者之间为**中央后回**；前后方向的纵沟为**顶内沟**，其将顶叶分为**顶上小叶**和**顶下小叶**；探查顶下小叶的构成，包绕外侧沟后端的**缘上回**和包绕颞上沟后端的**角回**，参与顶下小叶的形成。颞叶上有两条基本平行的沟即**颞上沟**和**颞下沟**，可将颞叶分为**颞上回**、**颞中回**和**颞下回**；扒开外侧沟探查隐藏在外侧沟下壁的横行短回即**颞横回**。

（2）**内侧面**：顶枕沟前方，中央前、后回转折为**中央旁小叶**，其前方为**额内侧回**，后方是**楔前叶**；下部有两条基本平行的弓形沟即上方的**扣带沟**和下方的**胼胝体沟**，二者之间为**扣带回**，下部是呈耳轮状的**胼胝体**；胼胝体下方有较薄的**透明隔**和圆柱状的**穹隆**及**穹隆连合**。顶枕沟后方有呈弓形的**距状沟**，将枕叶分为其前方的**楔叶**和后方的**舌回**。

（3）**底面**：可见**嗅束**、**嗅球**、**嗅三角**、**前穿质**、**枕颞沟**、**侧副沟**、**海马旁回**（又称**海马回**）、**钩**、**海马沟**、**齿状回**、**海马**。其中海马位置较深，位于侧脑室下角底壁上。将连接下角顶壁的脉络丛组织撕掉后，将海马旁回稍用力向下推开，可见其外侧的窄条状的齿状回和纵行隆起的海马。此外，在半球内侧面的胼胝体周围和侧脑室下角底壁的一圈弧形结构：**隔区**（包括**胼胝体下区**和**终板旁回**）、**扣带回**、海马旁回、海马和齿状回等，它们属于原皮质和旧皮质，共同构成**边缘叶**。

3. **大脑皮质功能定位**

（1）**第一躯体运动区**：位于中央前回和中央旁小叶前部。

（2）**第一躯体感觉区**：位于中央后回和中央旁小叶后部。

（3）**视觉区**：位于枕叶内侧面距状沟两侧的皮质。

（4）**听觉区**：位于大脑外侧沟下壁的颞横回。

（5）**平衡觉区**：在中央后回下端头面部代表区附近。

（6）**味觉区**：可能位于中央后回下方的岛盖部。

（7）**嗅觉区**：位于海马旁回的钩附近。

（8）**语言中枢**：包括说话、听话、书写和阅读四个区。①**运动性语言中枢**：位于额下回的后部，又称 Broca 区；②**听觉性语言中枢**：位于颞上回后部；③**书写中枢**：位于额中回后部；④**视觉性语言中枢**：位于角回，靠近视区。

4. **端脑的内部结构** 在大脑半球标本上，可见表面被灰质覆盖，称**大脑皮质**；深面有大量的**白质**（髓质）；在端脑底部的白质中藏有**基底核**；端脑的内腔为**侧脑室**。

（1）**基底核**：基底核位于白质内，包括三个部分。①**纹状体**：包括**尾状核**和**豆状核**。尾状核呈“C”形弯曲的圆柱体，分头、体、尾三个部分，位于丘脑背外侧。豆状核位于岛叶深部，在水平切面和冠状切面上，均呈尖向内侧的楔形，并被两个白质薄板分为三部。外侧部最大，称**壳**；内侧的两部分合称**苍白球**。尾状核头部与豆状核之间借灰质条索相连，外观呈条纹状，故二者合称纹状体；苍白球称**旧纹状体**，尾状核和壳称**新纹状体**。②**屏状核**：为岛叶与豆状核之间的一薄层灰质，其范围与壳相当。③**杏仁体**：位于侧脑室下角前端深面，与尾状核尾相连，属边缘系统。

（2）**侧脑室**：位于两侧大脑半球内，左右各一，内含脑脊液，可分为四部分，即**中央部**、**前角**、**后角**、**下角**。中央部位于顶叶内，室间孔与胼胝体压部之间；前角深入到额叶，室间孔以前的部分；后角深入到枕叶，下角最长，深入到颞叶。两侧侧脑室通过**室间孔**与**第三脑室**相通，室腔内有**脉络丛**。

（3）**大脑髓质**：在大脑半球的剥离标本和模型上，可见大脑半球的髓质由大量神经纤维组成，可分为三类。①**连合纤维**：包括**胼胝体**、**前连合**和**穹隆连合**。②**联络纤维**：其中短纤维联系相邻脑回称弓状纤维；长纤维联系本侧半球各叶，其中主要的有**钩束**、**上纵束**、**下纵束**、**扣带**。③**投射纤维**：是联系大脑皮质和皮质下结构（包括基底核、间脑、脑干、小脑和脊髓）的上、下行纤维，这些纤维绝大部分经过内囊。

（4）**内囊**：由宽厚的白质纤维板构成，位于**尾状核**、**背侧丘脑**与**豆状核**之间，呈向外开放的“V”形，可分为三部。①**前肢**：位于豆状核和尾状核之间，内含**额桥束**和**丘脑前辐射**；②**后肢**：位于豆状核和背侧丘脑之间，有**皮质脊髓束**、**皮质红核束**、**丘脑中央辐射**、**顶枕颞桥束**、**视辐射**和**听辐射**通过；③**内囊膝**：位于前、后肢汇合处，有**皮质核束**通过。

实验三十五 脑和脊髓的被膜、血管、脑脊液循环

【目的与要求】

（1）掌握硬脊膜的附着，硬膜外隙的联通和内容；熟悉其与硬膜外麻醉的关系。

（2）掌握硬脑膜的组成特点、形成的结构及其功能，了解其临床意义；熟悉重要硬脑膜窦的位置、交通；掌握海绵窦的位置、内容物及交通；了解颅内、外静脉的交通及其临床意义。

（3）掌握蛛网膜及蛛网膜下隙的概况；熟悉主要蛛网膜下池（小脑延髓池、终池）的位置，并了解其实际意义。

（4）了解软脑膜及软脊膜的概况。

（5）熟悉脑脊液的产生及循环途径。

（6）了解脑的血液循环特点。

（7）掌握颈内动脉的行程及其主要分支分布概况。

（8）掌握椎动脉、基底动脉的行程及其主要分支分布概况。

（9）掌握大脑动脉环的组成、位置及其功能意义。

（10）了解脊髓的血液供应。

（11）了解脑和脊髓的静脉分布情况。

【实验材料】

1. 模型

（1）脑被膜模型。

（2）脑血管模型。

（3）脑脊液循环模型。

2. 标本

（1）带被膜的脊髓标本、脑标本、游离的脑被膜。

（2）带血管的脑标本和脊髓标本。

（3）头颈部正中矢状切面。

（4）带脑膜的颅底标本。

【实验内容】

（1）取带被膜的脊髓标本，从外向内观察脊髓三层被膜，即硬脊膜、脊髓蛛网膜和软脊膜。在冠状切开椎管的标本上，辨认硬膜外隙和蛛网膜下隙的位置。

（2）取完整脊髓被膜纵行切开，观察三层被膜及其之间的关系，找出蛛网膜下隙的位置，结合标本演示穿刺针穿过的结构。

（3）取完整脑被膜，观察硬脑膜的形态、大脑镰的形态和位置、小脑幕的形态和位置、小脑幕切迹的位置及其与中脑的关系。取离脑硬脑膜，显示各硬脑膜窦的位置及其之间的关系。纵切上矢状窦，辨认蛛网膜粒的形态和位置。

（4）取头颈部正中矢状切面标本，从侧面观察颈内动脉的起始和在颈部的走行。找到锁骨下动脉，辨认椎动脉的起始和走行。

（5）取带血管的脑模型或标本，从底面观察颈内动脉的分支和分布。观察大脑动脉环组成，了解其血供特点及临床意义。

（6）取脊髓血管标本和模型，观察脊髓前、后动脉的起始和分布。

（7）取头颈部正中矢状切面标本，观察脑脊液产生部位和循环通路，观察各脑池的位置。

【实验方法】

1. **脊髓和脑的被膜**由外向内依次为**硬脊膜**、**蛛网膜**和**软脊膜**。

（1）**脊髓的被膜**：①**硬脊膜**：由致密结缔组织构成，厚而坚韧，向上附着于枕骨大孔边缘，向下在第2骶椎水平逐渐变细，包裹终丝，向两侧包裹脊神经形成神经外膜。②**脊髓蛛网膜**：为半透明的薄膜，位于硬脊膜与软脊膜之间，向下包绕马尾达第2骶椎水平；蛛网膜与硬脊膜相贴，其间有潜在性的腔隙即**硬膜下隙**，活体有极少量液体存在。③**软脊膜**：紧贴脊髓表面，随其沟、裂而伸入，软脊膜向两侧包裹脊神经根丝及在脊神经前、后根间形成**齿状韧带**。蛛网膜与软脊膜间存在较宽阔的腔隙即**蛛网膜下隙**，其内充满脑脊液，此腔隙不规则，扩大处称为池。硬膜下隙、蛛网膜下隙向上与颅腔内的腔隙相通。

在带被膜的离体脊髓标本上，查看硬脊膜向两侧与脊神经外膜的延续；辨认蛛网膜；

在脊髓表面用镊子挑认软脊膜，查看其向外侧形成的齿状韧带，理解齿状韧带的作用。在整尸标本上，模拟硬膜外隙穿刺和蛛网膜下穿刺术，查看穿刺所经过的层次。

（2）**脑的被膜**：①**硬脑膜**：外面粗糙，内面光滑，伸入到大脑纵裂间形成**大脑镰**、大脑与小脑之间形成**小脑幕**、小脑半球之间形成**小脑镰**、覆盖于垂体窝上方形成**鞍膈**。硬脑膜在某些部位两层分开，其内面衬以内皮，静脉血存在其中即形成**硬脑膜窦**；包括大脑镰上、下方形成的**上矢状窦**和**下矢状窦**，大脑镰与小脑幕间的**直窦**，小脑幕与颅骨间的**窦汇**及其向两侧延伸的**横窦**和**乙状窦**，颅底蝶鞍两侧的**海绵窦**。海绵窦位于颞骨岩部与眶上裂间，窦内通过**颈内动脉**、**展神经**，窦外侧壁上有**动眼神经**、**滑车神经**、**眼神经**和**上颌神经**通过；海绵窦为颅内静脉的重要交通枢纽，向前经眶上裂有眼静脉汇入，两侧海绵窦间有前、后海绵间窦相连。②**脑蛛网膜**：在脑的沟、裂处不深入其中，在上矢状窦两侧形成绒毛状突起而突入上矢状窦即为**蛛网膜粒**，此为脑脊液回流入硬脑膜窦的部位。③**软脑膜**：富含血管，与软脊膜相延续；软脑膜及其血管与室管膜上皮构成脉络组织，部分脉络组织的血管反复分支与表面的软脑膜、室管膜突入脑室形成**脉络丛**，可产生脑脊液。软脑膜与蛛网膜间为蛛网膜下隙，与脊髓的蛛网膜下隙相通；其形态不规则，在某些部位扩大为池。

重点查看硬脑膜与颅顶骨和颅底骨结合的紧密程度。思考为什么发生在颅顶的外伤易出现硬膜外血肿，而颅底骨折时常引起脑脊液漏。查看小脑幕切迹与鞍背间的环行孔，理解小脑幕切迹疝发生的解剖学基础。探查海绵窦的范围，观察通过海绵窦腔内的颈内动脉和展神经及通过其外侧壁上的动眼神经、滑车神经、眼神经和上颌神经。理解海绵窦综合征的解剖学基础及面部感染引起颅内海绵窦炎症的途径。

2. 脑和脊髓的血管

（1）**脑的血管**

1）**颈内动脉**：该动脉在颈部没有分支，到达颅底后经颞骨岩部下面的**颈动脉管外口**进入，经**颈动脉管**及其**内口**入颅腔内；在蝶鞍两侧穿海绵窦至**前床突**并向上弯转。在颅底观察颈内动脉发出的经视神经管进入眶内的**眼动脉**；沿胼胝体走行于大脑纵裂内的**大脑前动脉**；沿外侧沟走行的**大脑中动脉**；沿视束向后外行经大脑脚与海马旁回的钩之间进入侧脑室下角的**脉络丛前动脉**；向后与大脑后动脉系吻合的**后交通动脉**。

2）**椎动脉**：经第 1 ～ 6 颈椎横突孔、第 1 颈椎上方、枕骨大孔进入颅腔，于延髓脑桥沟处合成**基底动脉**。椎动脉发出**脊髓前**、**后动脉**和**小脑下后动脉**；基底动脉发出至小脑下面前部的**小脑下前动脉**；数条分支至脑桥基底部的**脑桥动脉**；经内耳门进入内耳的**迷路动脉**；其末端发出经动眼神经后下方行向外侧至小脑上面的**小脑上动脉**；其终末支即**大脑后动脉**，于小脑上动脉的上方并与之平行向外侧，经动眼神经前上方绕大脑脚行向外后，再沿钩转至颞叶和枕叶内侧面，分支供应枕叶及颞叶。大脑前、中、后动脉发出进入大脑半球深面的小支即中央支。

3）在脑底下方、蝶鞍上方，环绕视交叉、灰结节及乳头体周围的动脉环即**大脑动脉环**，由大脑前动脉及其间的前交通动脉、颈内动脉末端、后交通动脉和大脑后动脉组成。

4）**脑的静脉**：脑的静脉不与动脉伴行，分浅、深静脉。在脑静脉模型上，观察外侧沟上方的**大脑上静脉**、外侧沟下方的**大脑下静脉**及其在外侧沟内汇合而成的**大脑中静脉**。

（2）**脊髓血管**

1）脊髓前动脉沿脊髓前正中裂下行，脊髓后动脉沿后外侧沟下行。在经椎间孔的脊柱横断面上，有节段性动脉进入。

2）脊髓静脉较多，汇集成脊髓前、后静脉并与椎内静脉丛相吻合。

3. 脑脊液及其循环

（1）脑室系统由**侧脑室**、**第三脑室**、**第四脑室**及侧脑室与第三脑室间的**室间孔**、第三脑室与第四脑室间的**中脑水管**、**第四脑室的正中孔**和**外侧孔**组成。

（2）侧脑室脉络丛产生的脑脊液，经**室间孔**流向**第三脑室**，与第三脑室脉络丛产生的脑脊液一起，经中脑水管流入**第四脑室**，与第四脑室脉络丛产生的脑脊液一起再经正中孔和外侧孔流入蛛网膜下隙，经蛛网膜粒渗透到硬脑膜窦。思考颅内压增高时应各采取何方法治疗。

实验三十六 神经系统的传导通路

【目的与要求】

（1）掌握躯干和四肢意识性本体感觉和精细触觉传导通路的组成、各级神经元的位置及其在皮质的投射，了解损伤后的主要表现。

（2）掌握躯干、四肢痛、温觉传导通路的组成、各级神经元的位置及其在皮质的投射，了解损伤后的主要表现。

（3）掌握头面部浅感觉传导通路的组成、各级神经元的位置及其在皮质的投射，了解受损伤后的主要表现。

（4）掌握视觉传导通路的组成、各级神经元的位置及其在皮质的投射，了解受损伤后的主要表现；了解视传导通路不同部位受损伤后的视野变化。

（5）掌握瞳孔对光反射路径，了解对光反射的结构基础及损伤后的表现。

（6）熟悉听觉传导通路的组成及其特点和投射情况。

（7）掌握上、下两级运动神经元管理骨骼肌随意运动的基本情况。

（8）掌握皮质脑干束发起及经过内囊的部位、对脑神经运动核控制的情况；熟悉核上瘫与核下瘫不同表现的形态学基础；熟悉面神经、舌下神经核上瘫的主要表现。

（9）掌握皮质脊髓束的起始及其在内囊、脑干各段的位置、纤维的交叉及其对骨骼肌的管理。

（10）熟悉锥体系上、下运动神经元损伤后的不同表现。

（11）掌握锥体外系的概念，了解其组成和功能。

【实验材料】

1. 模型

（1）脊髓模型。

（2）感觉传导通路模型。

（3）视觉、听觉传导通路模型。

（4）运动传导通路模型。

（5）电动脑干模型。

2. 挂图

（1）本体感觉传导通路挂图。

（2）痛、温、粗触觉传导通路挂图。

（3）视觉、听觉传导通路挂图。

（4）运动传导通路挂图。

（5）锥体外系挂图。

【实验内容】

各条传导通路分别特异性地传导不同的信息，将感受器的信息上传到大脑皮质的称为上行（感觉）传导通路，而将大脑皮质的信息下传到效应器的称为下行（运动）传导通路。

1. 上行（感觉）传导通路

（1）意识性本体感觉和精细触觉的传导通路：在感觉传导通路模型上，观察显示的神经核和纤维束。辨认传导通路中 3 级神经元的胞体所在部位，即脊神经后根上的脊神经节、延髓背侧的薄束核和楔束核、间脑的腹后外侧核。辨认传导通路中薄束、楔束（胸 5 以下形成薄束，胸 4 以上形成楔束）、内侧丘系交叉、内侧丘系、丘脑中央辐射。

（2）非意识性本体感觉传导通路：在小脑传入纤维的感觉传导通路模型上，辨认 2 级神经元的胞体位置，即脊神经节和胸核、腰骶膨大；观察脊髓小脑后束和脊髓小脑前束。

（3）躯干和四肢浅感觉传导通路：在感觉传导通路模型上，观察显示的神经核、纤维束和 3 级神经元的胞体所在部位，即脊神经后根上的脊神经节、脊髓灰质后角内的后角固有核和背侧丘脑的腹后外侧核。辨认传导通路中脊髓丘脑侧束、脊髓丘脑前束及丘脑中央辐射。

（4）头面部浅感觉传导通路：在感觉传导通路模型上，观察显示的神经核和纤维束。辨认传导通路中 3 级神经元的胞体所在部位，即三叉神经节、三叉神经中脑核和三叉神经脊束核、背侧丘脑的腹后内侧核。观察三叉丘脑束、丘脑中央辐射。

（5）视觉传导通路和瞳孔对光反射通路

1）视觉传导通路：在视觉传导通路模型上，辨认眼球及其相连的视神经、视交叉、视束、外侧膝状体、视辐射。

2）瞳孔对光反射通路：在视觉传导通路的基础上，辨认中脑顶盖前区（对光反射中枢）、动眼神经副核和睫状神经节。

（6）听觉传导通路：在听觉传导通路模型上，辨认蜗神经节、下丘核、内侧膝状体、听辐射。

2. 下行（运动）传导通路

（1）锥体系

1）皮质脊髓束：查看中央前回上、中部和中央旁小叶前部的巨型锥体细胞的胞体处、皮质脊髓束、皮质脊髓侧束、皮质脊髓前束、Barne 束。

2）皮质核束：查看中央前回下部等处锥体细胞、皮质核束、动眼神经核、滑车神经核、展神经核、三叉神经运动核、疑核、副神经核、面神经核上半、面神经核下半和舌下神经核。

（2）锥体外系：在锥体外系传导通路模型上。

1）观察皮质纹状体纤维、纹状体苍白球纤维、苍白球丘脑纤维、皮质 - 新纹状体 - 背侧丘脑 - 皮质环路。

2）观察皮质 - 脑桥 - 小脑 - 皮质环路、皮质脑桥纤维、脑桥小脑束、红核脊髓束。

【实验方法】

1. 上行（感觉）传导通路　从感受器向大脑皮质传导过程中，均有“3 级神经元、2 次交换神经元、1 次纤维交叉、大脑皮质管理对侧”的规律。重点观察 3 级神经元的位置及纤维束起止、交叉部位及纤维交叉数量；注意分辨不同感觉传导通路的区别点，要从纤维束的名称及功能、神经元的名称及位置、第1级神经元的周围联系和末级神经元的皮质联系四个方面来区分。

（1）**躯干和四肢意识性本体感觉和精细触觉的传导通路**：该传导通路中3级神经元的胞体所在部位，即脊神经后根上的**脊神经节**、延髓背侧的**薄束核**和**楔束核**、背侧丘脑的**腹后外侧核**。第1级神经元的周围突分布于肌、腱、关节和皮肤处，中枢突经后外侧沟进入脊髓后索上升形成**薄束**、**楔束**（胸5以下形成薄束，胸4以上形成楔束），上行至延髓终止于薄束核和楔束核。第2级神经元薄束核和楔束核发出的**内弓状纤维**，向前绕过中央灰质的腹侧左右交叉形成**内侧丘系交叉**，交叉后的纤维上升形成**内侧丘系**，止于背侧丘脑的腹后外侧核。第3级神经元腹后外侧核发出纤维，经内囊后肢投射到大脑皮质中央后回的中上部、中央旁小叶后部和部分中央前回。

（2）**躯干和四肢非意识性的本体感觉传导通路**：在小脑传入纤维的传导通路上，传导通路中2级神经元的胞体位置，即**脊神经节**和**胸核**、**腰骶膨大**；脊神经节周围突的分布（肌、腱、关节）及中枢突进入脊髓终止于胸核及腰骶膨大处；第2级神经元发出纤维组成的**脊髓小脑后束**和**脊髓小脑前束**，分别经小脑下脚和小脑上脚达旧小脑皮质处。

（3）**躯干和四肢浅感觉传导通路**：在感觉传导通路上，传导通路中3级神经元的胞体所在部位，即脊神经后根上的**脊神经节**、脊髓灰质后角内的**后角固有核**和背侧丘脑的**腹后外侧核**。第1级神经元的周围突分布于躯干和四肢皮肤处，中枢突随后根经后外侧沟进入脊髓，上升1～2脊髓节段终止于脊髓灰质后角。第2级神经元后角第Ⅰ、第Ⅳ～Ⅶ层发出纤维经白质前连合交叉到对侧的外侧索和前索内上行，组成**脊髓丘脑侧束**和**脊髓丘脑前束**。第3级神经元腹后外侧核，其轴突组成粗大的丘脑中央辐射投射到中央后回的中、上部和中央旁小叶后部。

（4）**头面部浅感觉传导通路**：在感觉传导通路上，传导通路中3级神经元的胞体所在部位，即**三叉神经节**、**三叉神经脑桥核**和**三叉神经脊束核**、背侧丘脑的**腹后内侧核**。第1级神经元的周围突随三叉神经分布于头面部皮肤处，中枢突组成三叉神经感觉根入脑桥，止于三叉神经脑桥核和三叉神经脊束核。第2级神经元三叉神经脑桥核和脊束核发出的纤维交叉至对侧上升组成三叉丘脑束，止于背侧丘脑的腹后内侧核。第3级神经元腹后内侧核的轴突组成**丘脑中央辐射**，经内囊后肢投射到中央后回的下部。

（5）**视觉传导通路和瞳孔对光反射通路**

1）**视觉传导通路**：在视觉传导通路上，第1、2级神经元位于眼球壁，即为**双极细胞**和**节细胞**，第2级神经元的轴突汇集于视神经盘穿眼球壁处，组成**视神经**，经视神经管入颅腔，形成视交叉后延续为**视束**（来自两眼视网膜鼻侧半的纤维交叉，来自视网膜颞侧半的纤维不交叉），多数纤维止于**外侧膝状体**。第3级神经元**外侧膝状体**，由此核发出纤维组成**视辐射**，经内囊后肢投射于端脑距状沟周围皮质。

2）**瞳孔对光反射通路**：在视觉传导通路的基础上，光线照射后自视网膜经**视神经**、**视交叉**达**视束**，视束的部分纤维经**上丘臂**至**顶盖前区**，与顶盖前区的细胞形成突触。顶盖前区发出的纤维与两侧**动眼神经副核**相联系，由动眼神经副核再发出纤维经动眼神经进入眶内的**睫状神经节**，睫状神经节发出的节后纤维支配**瞳孔括约肌**和**睫状肌**。

（6）**听觉传导通路**：在听觉传导通路上，第1级神经元为**蜗神经节**内的**双极细胞**，其周围突分布于内耳的**螺旋器**，其中枢突组成蜗神经经延髓脑桥沟止于脑桥的蜗神经腹、背侧核；第2级神经元发出纤维大部分横行越边至对侧组成**外侧丘系**，交叉部位形成**斜方体**；外侧丘系上升的大部分纤维止于第3级神经元**下丘核**，由下丘核发出纤维到达第4级神经元**内侧膝状体**，少量纤维不经过下丘直接上升至内侧膝状体；自内侧膝状体发出纤维组成**听辐射**，经内囊后肢投射至大脑皮质的**颞横回**。

2. 下行（运动）传导通路

（1）**锥体系**：在运动传导通路上，位于中央前回、中央旁小叶前部的上运动神经元胞体，发出轴突组成锥体束，即下行至脊髓的皮质脊髓束和下行至脑干脑神经运动核的皮质核束。

1）**皮质脊髓束**：中央前回上、中部和中央旁小叶前部的巨型锥体细胞和其他类型的锥体细胞以及额、顶叶部分区域的锥体细胞即上运动神经元的胞体处，其轴突集合成皮质脊髓束经内囊后肢、中脑的大脑脚底和脑桥基底部下行至延髓的腹侧面，75%～90%的纤维交叉至对侧，交叉后的纤维继续在对侧的脊髓外侧索内下行为皮质脊髓侧束，逐节终止于脊髓灰质前角细胞（下运动神经元的胞体），支配四肢肌；少部分未交叉而下行至同侧脊髓前索内的纤维为皮质脊髓前束，终于两侧脊髓前角细胞，支配躯干肌的运动；极少量未交叉纤维下行于同侧的脊髓外侧索内，此即Barne束。理解传导通路不同部位损伤后的临床表现。

2）**皮质核束**：中央前回下部等处锥体细胞（上运动神经元胞体）的轴突集合而成的皮质核束，其纤维经内囊膝下行，陆续分出纤维至双侧脑神经运动核（下运动神经元胞体）即动眼神经核、滑车神经核、展神经核、三叉神经运动核、疑核、副神经核和面神经核上半，面神经核下半和舌下神经核只接受对侧皮质核束支配。理解皮质核束损伤后出现的核上瘫与核下瘫的区别。

（2）**锥体外系**

1）**皮质-新纹状体-背侧丘脑-皮质环路**：由躯体运动、感觉区发出的皮质纹状体纤维至新纹状体，由新纹状体发出的纹状体苍白球纤维至苍白球，由苍白球发出的苍白球丘脑纤维至背侧丘脑，由背侧丘脑发出的纤维经内囊达大脑皮质躯体运动区。

2）**皮质-脑桥-小脑-皮质环路**：由额顶枕颞叶至脑桥核的皮质脑桥纤维及由脑桥核发出交叉至对侧小脑皮质的脑桥小脑束；由小脑皮质发出经齿状核中继后至红核和背侧丘脑的纤维，经背侧丘脑中继后返回躯体运动区，红核发出的红核脊髓束交叉到对侧下降至脊髓前角。

第二部分　设计性实验指导

（一）实验设计说明

本部分实验是在学生已掌握“系统解剖学”基础知识、基本理论的前提下，根据实验室条件，由教师指导学生独立完成选题、设计实验、准备实验、实施完成实验和实验总结等全过程，从而提升学生的分析观察能力、总结创新能力和解决临床实际问题的能力。

（二）实验所需主要器材

1. **所需设备及器械**　解剖实验台、解剖模型（供操作过程中参考用）、常规解剖器械（包括手术刀柄、剪刀、镊子、血管钳）。

2. **所需耗材**　医用手套、手术刀片、尸体标本。

（三）实验过程

本部分实验设计为 6 个项目，每个项目的实验步骤统一如下。

1. **选题**　由指导教师讲解开展综合设计性实验的目的、意义、时间安排和现有的实验条件，明确选题范围，指导学生选题。教师可提供选题的思路及所涉及的相关研究资料，由学生选定实验题目；或由学生查阅资料，自行命题，报教师审批。

2. **设计实验**　由指导教师讲解实验设计的基本原理、注意事项和方法，学生经讨论后由一人执笔写出实验设计，交教师审阅、修改、完善。学生提交的实验设计内容应包括实验名称、实验目的、所需器材、详细的实验方法与步骤。

3. **实施实验**　由学生独立进行实验前的准备工作并按设计内容完成实验，教师可进行监督并给予指导。

4. **总结**　实验结束后，由学生经讨论和分析后共同书写实验报告，内容包括题目、完成人姓名、班级、摘要、前言、材料与方法、实验结果、分析与讨论、参考文献等。

（四）实验项目（供参考）

本部分共包括以下 6 个实验。

1. **桡骨小头半脱位**

（1）实验目的：通过观察肘关节标本，掌握桡骨小头半脱位的解剖知识及其临床应用。

（2）实验步骤：查阅资料，了解小儿桡骨小头半脱位的临床表现。在备好的肘关节标本上，分析桡骨小头半脱位的解剖学基础，通过标本观察模拟出桡骨小头半脱位的解剖表现，并模拟桡骨小头半脱位的复位方法。

（3）实验结果：掌握肘关节的构成、特点及运动方式；分析出桡骨小头半脱位的解剖学基础；写出实验报告。

2. 常用腹部手术切口

（1）实验目的：通过观察腹壁肌肉标本，掌握腹前外侧壁肌肉的解剖知识及其在外科手术中的应用。

（2）实验步骤：查阅资料，了解常用腹部手术切口的部位选择。在备好的腹壁肌肉标本上，分析不同部位手术切口的解剖学基础，通过标本观察总结切开部位需通过的结构及其特点，随后执手术刀模拟腹部不同部位手术的切口，注意其解剖层次及各层次的特点。

（3）实验结果：掌握腹前外侧壁肌肉的名称、走行、层次及其形成结构；分析出常用腹部手术切口的解剖学层次及特点；写出实验报告。

3. 胃插管术

（1）实验目的：通过模拟经口腔或经鼻腔胃插管术，掌握胃插管术的解剖知识及其临床应用。

（2）实验步骤：首先查阅资料，了解胃插管术的临床适应证和禁忌证，然后准备好导管和正中矢状切面头、颈、躯干标本（显示口腔、鼻腔、咽、喉、食管、胃）。在标本上用导管模拟胃插管术，观察经口腔和经鼻腔胃插管术所通过的结构及其特点。

（3）实验结果：掌握经口腔或经鼻腔胃插管术所通过的结构及其解剖学特点；分析胃插管术经过的困难部位；写出实验报告。

4. 男性肾盂结石

（1）实验目的：通过分析男性肾盂结石的临床表现，掌握肾盂结石排出体外需通过的结构及其特点。

（2）实验步骤：查阅资料，了解男性肾盂结石可能的临床表现和各种排石方法及其适应证。在备好的男性盆腔标本（显示肾、输尿管、膀胱、男性尿道）上，观察并分析男性肾盂结石排出体内所经过的部位及各部特点。

（3）实验结果：掌握泌尿系统的组成、输尿管和男性尿道的几处狭窄部位；分析男性肾盂结石可能的临床表现；写出实验报告。

5. 肱骨骨折的临床表现

（1）实验目的：通过观察肱骨及上肢标本，掌握肱骨各部位骨折的解剖知识及其临床表现。

（2）实验步骤：查阅资料，了解肱骨各部位（上段、中段和下段）骨折的临床表现。准备肱骨标本、上肢标本（显示上肢肌及主要血管、神经），通过标本观察并结合可能的临床表现，分析肱骨骨折的解剖学基础。

（3）实验结果：掌握肱骨的解剖结构及其上段、中段和下段骨折可能损伤的血管、神经；分析臂神经丛的分支在臂部的走行及其损伤的解剖学基础；写出实验报告。

6. 内囊出血

（1）实验目的：通过分析常见脑出血的部位及其临床表现，掌握基底核和内囊的构成及损伤表现。

（2）实验步骤：查阅资料，了解常见脑出血的部位及其临床表现。在备好的脑标本（显示内囊、基底核）上，观察并分析脑出血临床表现的解剖学基础。

（3）实验结果：掌握神经系统的构成、基底核及内囊的构成、内囊的分部及各部通过的结构；结合神经系统的传导通路分析内囊损伤的表现；写出实验报告。

第三部分　实验报告

实验一　四肢骨

一、填图题

（一）肩胛骨的前面观（5分）

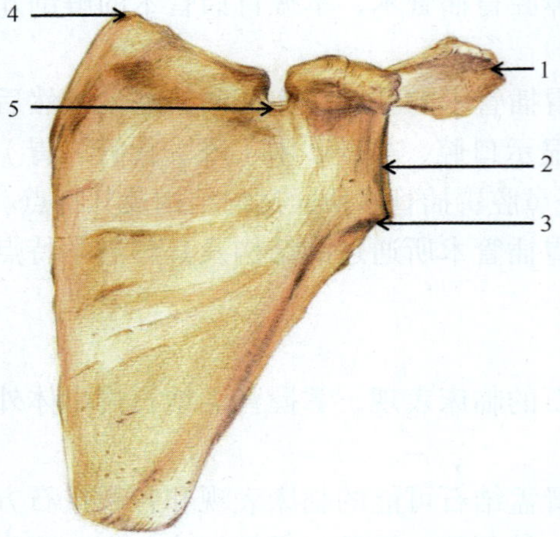

1. ________________
2. ________________
3. ________________
4. ________________
5. ________________

（二）肱骨的前、后面观（5分）

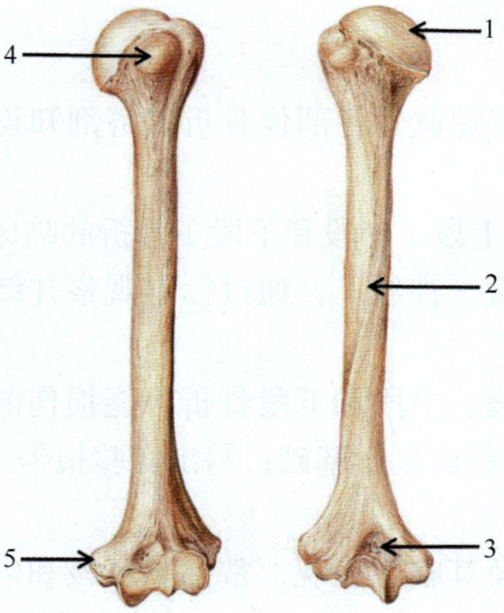

1. ________________
2. ________________
3. ________________
4. ________________
5. ________________

（三）髋骨的外面观（5 分）

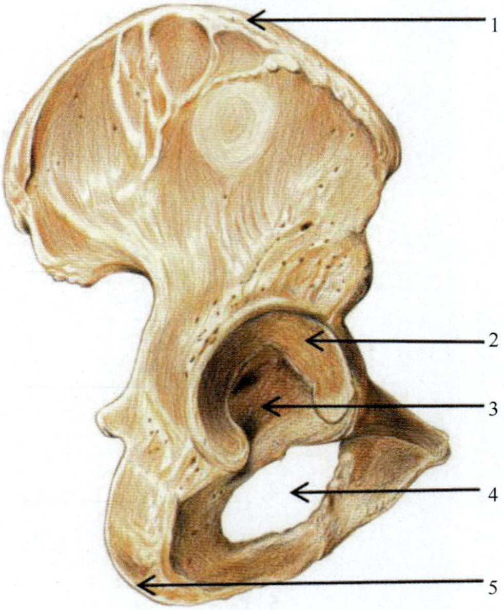

1. ______________

2. ______________

3. ______________

4. ______________

5. ______________

二、绘图题

绘出股骨的前面观，并注明以下结构。（5 分）

1. 股骨大转子　2. 股骨小转子　3. 股骨头凹　4. 股骨外侧髁　5. 股骨内侧髁

实验二　颅骨及躯干骨

一、填图题

（一）颅的前面观（5分）

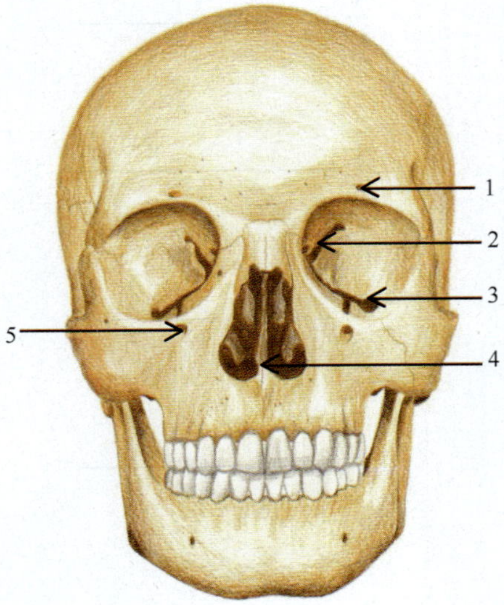

1. ____________________

2. ____________________

3. ____________________

4. ____________________

5. ____________________

（二）颅底内面观（5分）

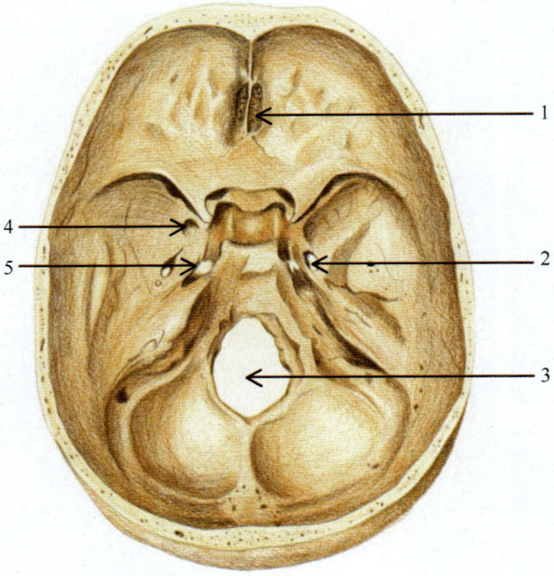

1. ____________________

2. ____________________

3. ____________________

4. ____________________

5. ____________________

（三）下颌骨（5分）

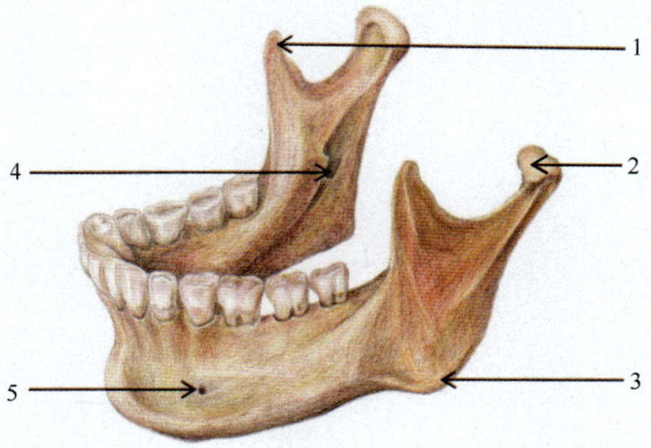

1. ____________

2. ____________

3. ____________

4. ____________

5. ____________

二、绘图题

绘出椎骨的侧面观，并注明以下结构。（5分）

1. 棘突　2. 横突　3. 上关节突　4. 下关节突　5. 椎下切迹

实验三 骨 连 结

一、填图题

（一）椎骨的连结（5分）

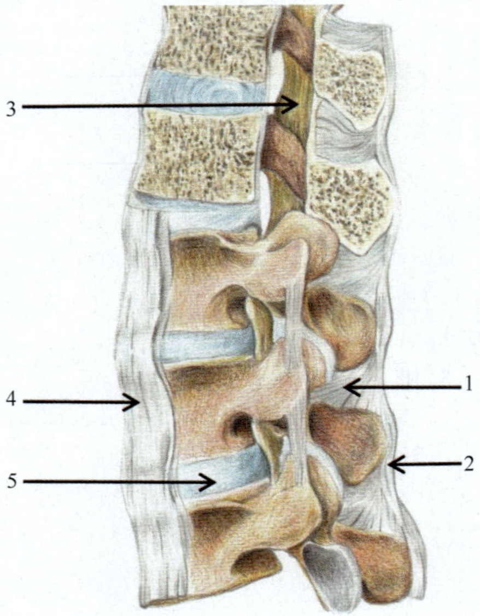

1. ________________

2. ________________

3. ________________

4. ________________

5. ________________

（二）肩关节（5分）

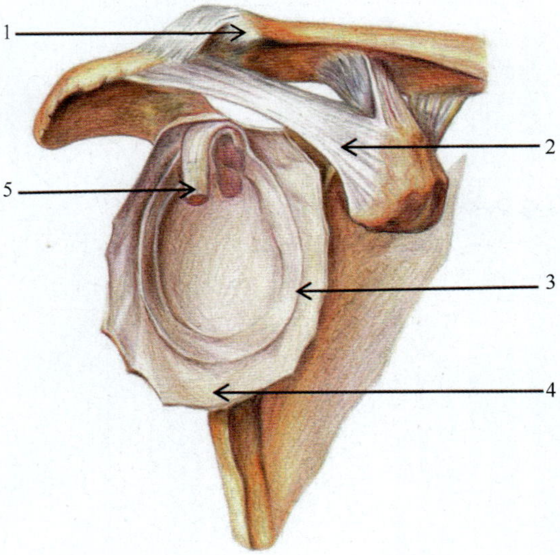

1. ________________

2. ________________

3. ________________

4. ________________

5. ________________

（三）骨盆（5分）

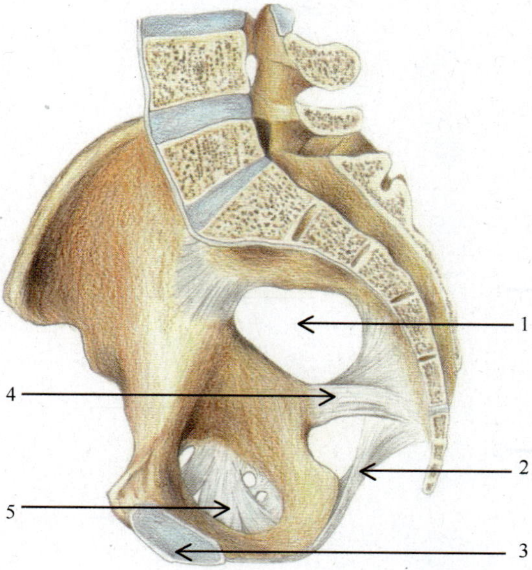

1. ________________

2. ________________

3. ________________

4. ________________

5. ________________

二、绘图题

绘出膝关节的前面观，并注明以下结构。（5分）

1. 髌韧带 2. 胫侧副韧带 3. 腓侧副韧带 4. 前交叉韧带 5. 后交叉韧带

实验四 肌 学

一、填图题

（一）胸上肢肌（5 分）

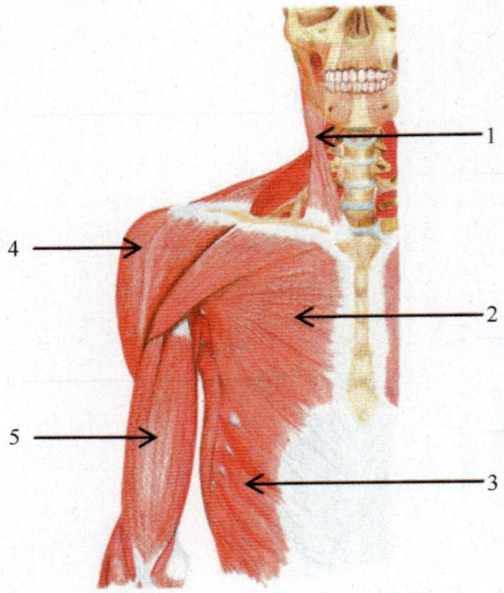

1. ____________________

2. ____________________

3. ____________________

4. ____________________

5. ____________________

（二）臀肌和大腿肌（5 分）

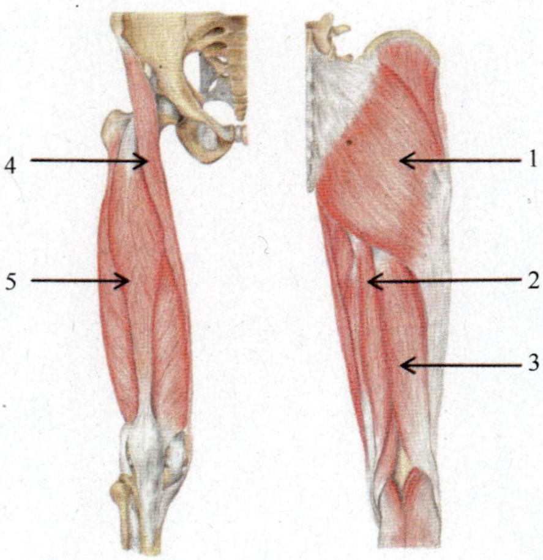

1. ____________________

2. ____________________

3. ____________________

4. ____________________

5. ____________________

（三）小腿肌（5分）

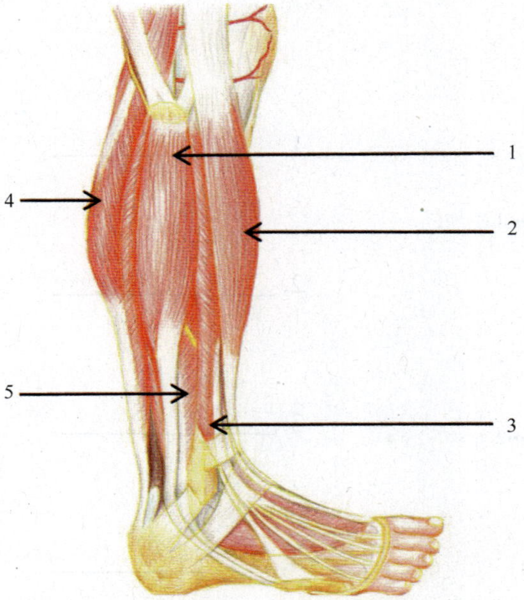

1. ________________

2. ________________

3. ________________

4. ________________

5. ________________

二、绘图题

绘出肩背部肌肉，并注明以下结构。（5分）

1. 冈上肌　2. 冈下肌　3. 三角肌　4. 斜方肌　5. 背阔肌

实验五 消化、呼吸系统

一、填图题

（一）喉的后面观（5 分）

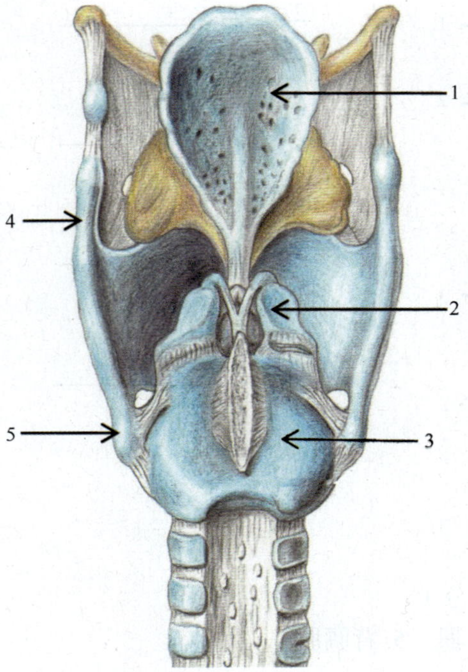

1. ____________
2. ____________
3. ____________
4. ____________
5. ____________

（二）咽的侧面观（5 分）

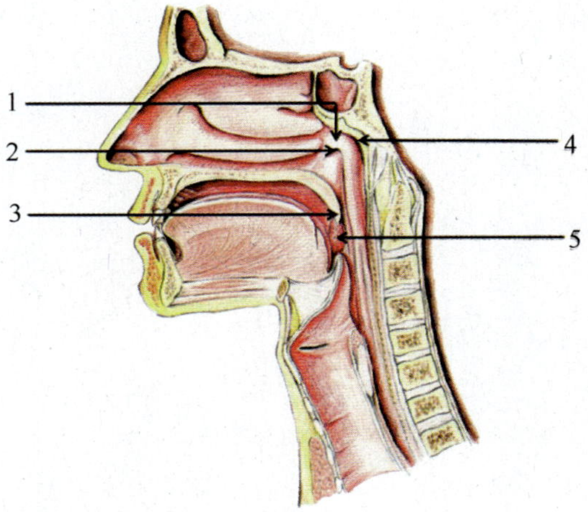

1. ____________
2. ____________
3. ____________
4. ____________
5. ____________

（三）胆道与十二指肠（5分）

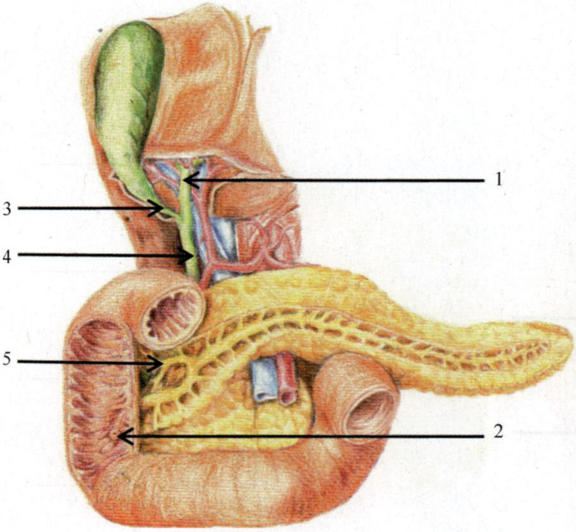

1. ____________
2. ____________
3. ____________
4. ____________
5. ____________

二、绘图题

绘出牙的构造，并注明以下结构。（5分）

1. 牙釉质　2. 牙髓　3. 牙槽骨　4. 牙周膜　5. 牙本质

实验六　泌尿系统，男、女性生殖系统

一、填图题

（一）男性盆腔侧面观（5 分）

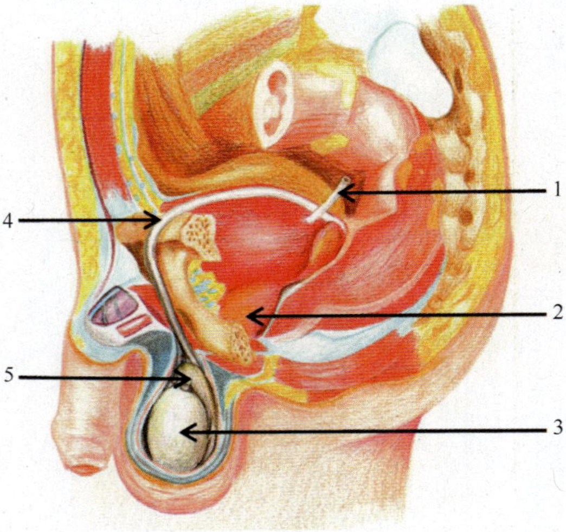

1. ________________
2. ________________
3. ________________
4. ________________
5. ________________

（二）女性盆腔正中矢状断面（5 分）

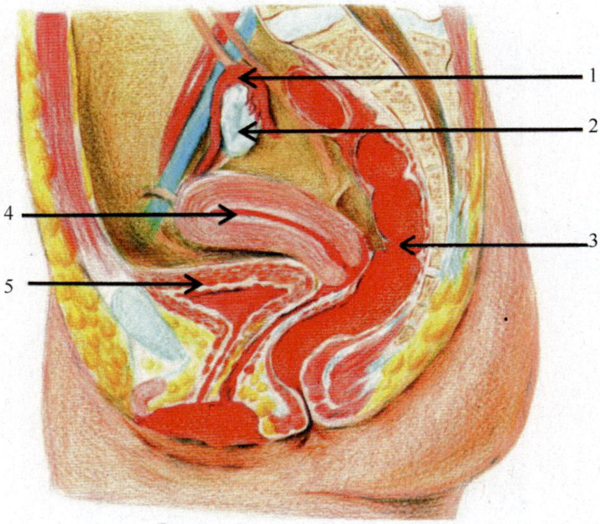

1. ________________
2. ________________
3. ________________
4. ________________
5. ________________

（三）女性生殖系统（5 分）

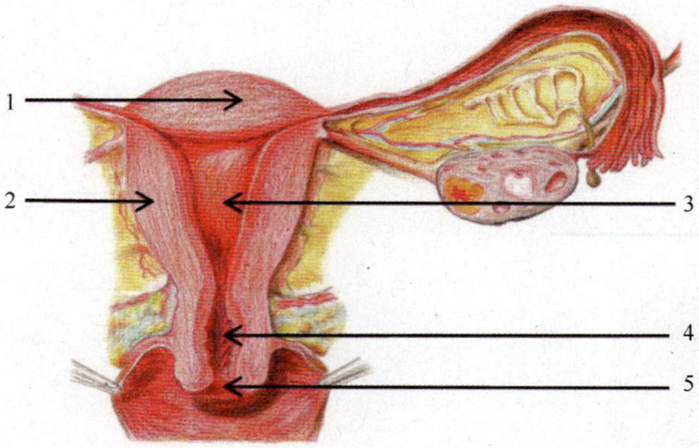

1. ______________
2. ______________
3. ______________
4. ______________
5. ______________

二、绘图题

绘出肾的构造，并注明以下结构。（5 分）

1. 肾大盏　2. 肾小盏　3. 肾柱　4. 肾盂　5. 肾锥体

实验七　心脏，动脉

一、填图题

（一）右心房的内面观（5 分）

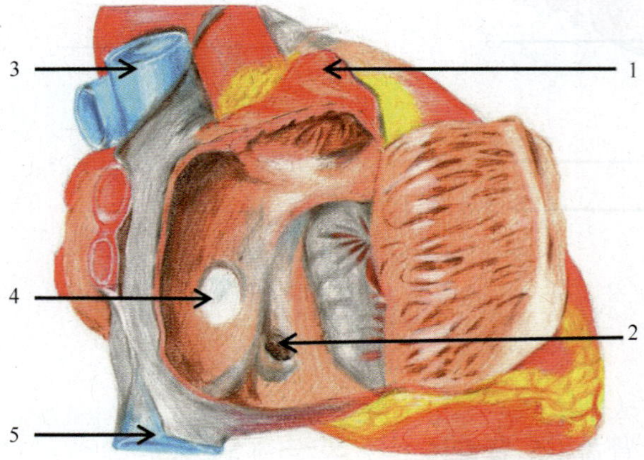

1. ____________________

2. ____________________

3. ____________________

4. ____________________

5. ____________________

（二）头颈部动脉（5 分）

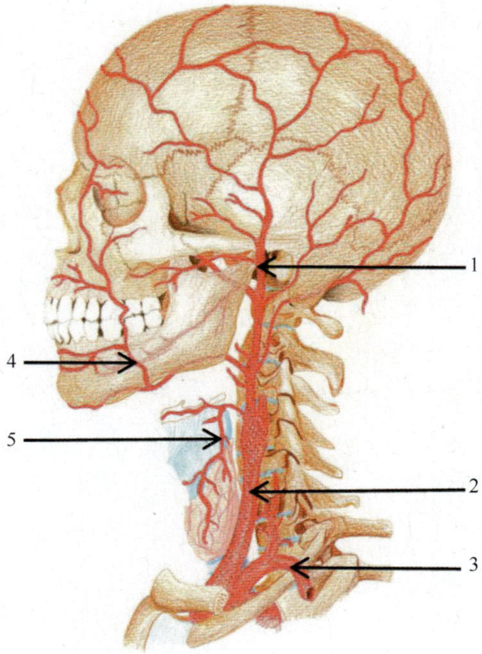

1. ____________________

2. ____________________

3. ____________________

4. ____________________

5. ____________________

(三)腹部的动脉(5分)

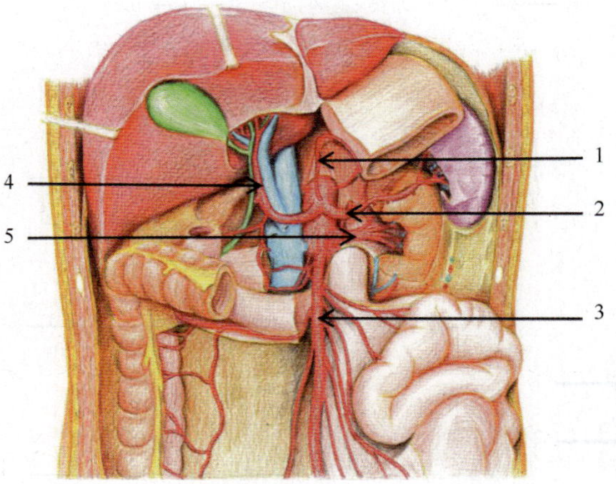

1. ____________

2. ____________

3. ____________

4. ____________

5. ____________

二、绘图题

绘出心脏前面观，并注明以下结构。(5分)

1. 主动脉弓　2. 肺动脉干　3. 动脉韧带　4. 上腔静脉　5. 右心耳

实验八 静脉，视器，位听器

一、填图题

（一）头颈部静脉（5分）

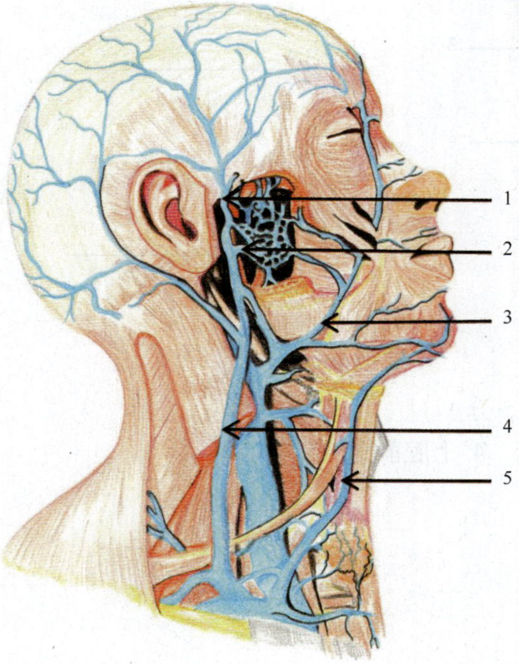

1. ______________
2. ______________
3. ______________
4. ______________
5. ______________

（二）眼球断面（5分）

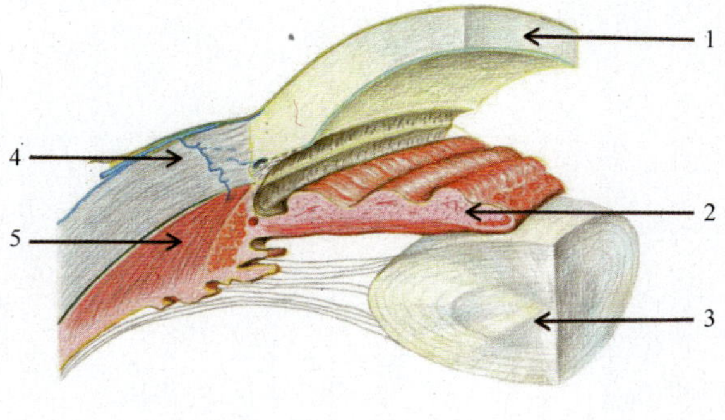

1. ______________
2. ______________
3. ______________
4. ______________
5. ______________

（三）肝门静脉（5分）

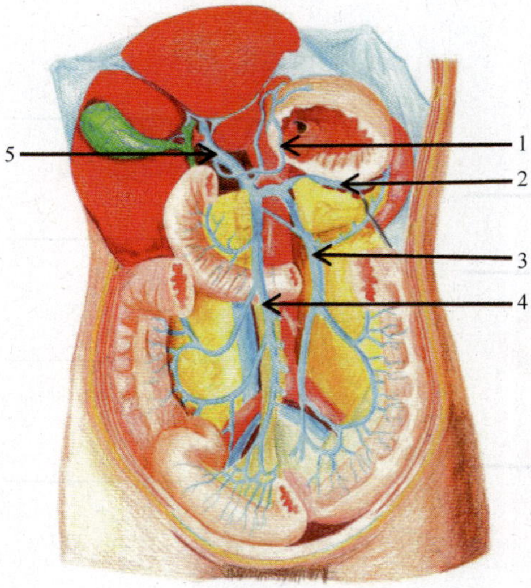

1. ____________________

2. ____________________

3. ____________________

4. ____________________

5. ____________________

二、绘图题

绘出体后壁的静脉和淋巴，并注明以下结构。（5分）

1. 上腔静脉　2. 下腔静脉　3. 乳糜池　4. 静脉角　5. 胸导管

实验九 脊神经，脑神经，内脏神经

一、填图题

（一）头部的神经（5分）

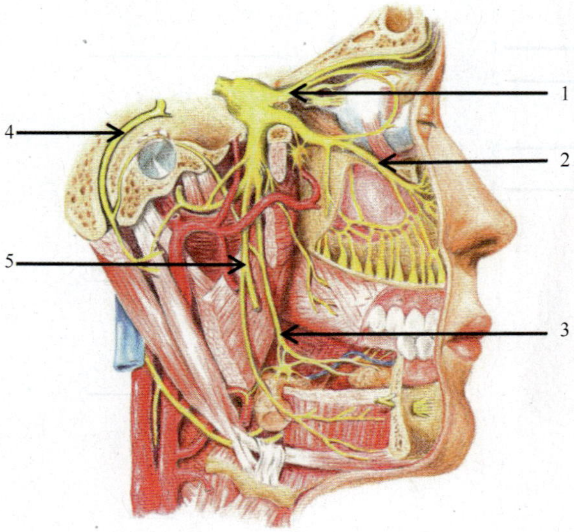

1. ________________
2. ________________
3. ________________
4. ________________
5. ________________

（二）颈部的神经（5分）

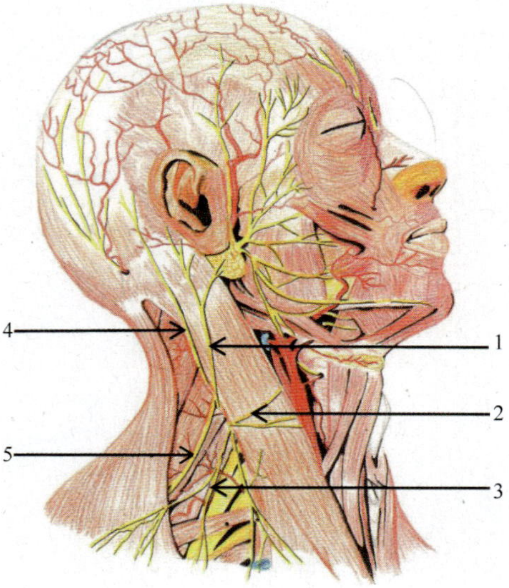

1. ________________
2. ________________
3. ________________
4. ________________
5. ________________

（三）腰丛和骶丛（5分）

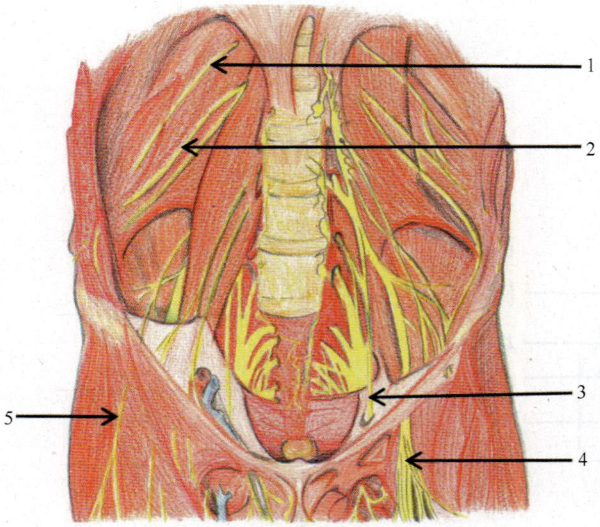

1. ________________

2. ________________

3. ________________

4. ________________

5. ________________

二、绘图题

绘出臂部的前面观，并注明以下结构。（5分）

1. 肱二头肌　2. 正中神经　3. 尺神经　4. 肌皮神经　5. 喙肱肌

实验十　中枢神经系统

一、填图题

（一）脊髓的横断面（5 分）

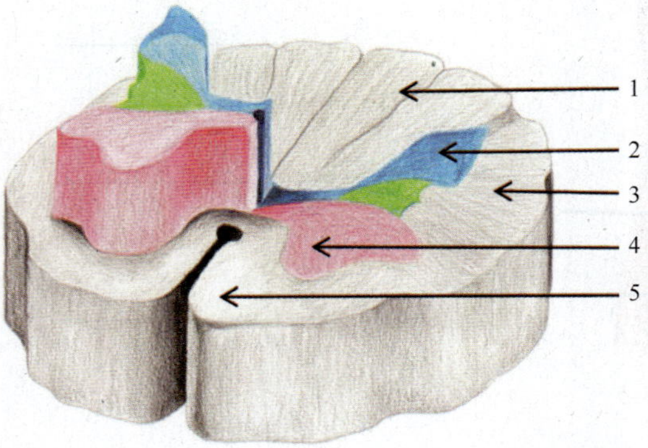

1. ____________________

2. ____________________

3. ____________________

4. ____________________

5. ____________________

（二）脑干的背面观（5 分）

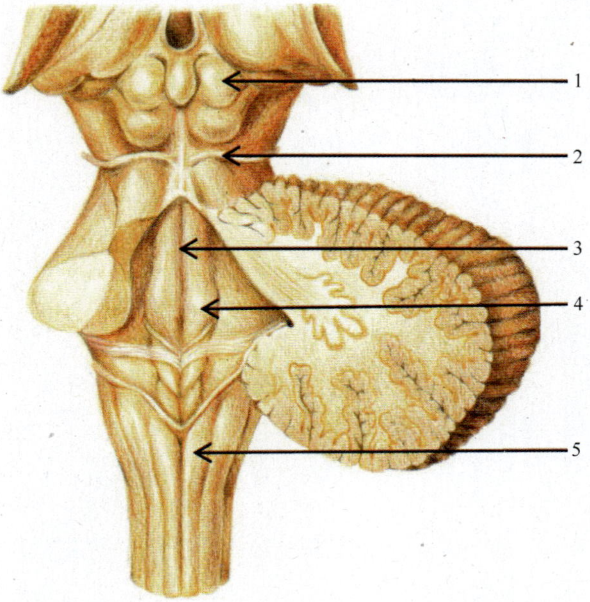

1. ____________________

2. ____________________

3. ____________________

4. ____________________

5. ____________________

（三）脑的水平断面（5分）

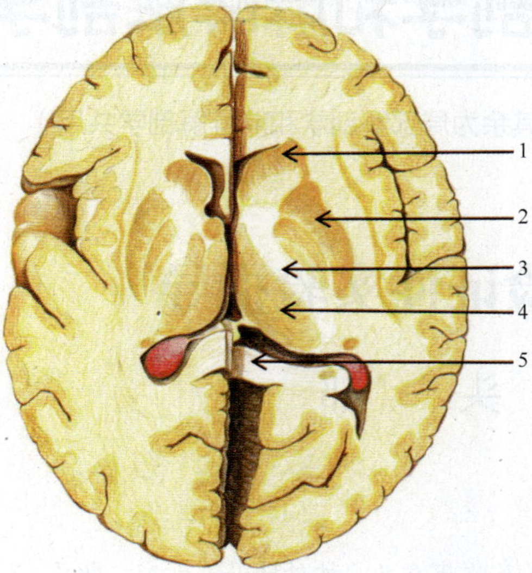

1. ____________

2. ____________

3. ____________

4. ____________

5. ____________

二、绘图题

绘出大脑半球的外侧面，并注明以下结构。（5分）

1. 躯体运动区 2. 躯体感觉区 3. 书写中枢 4. 运动性语言区 5. 听觉性语言中枢

第二篇　局部解剖学和麻醉解剖学

（楷体字部分为麻醉解剖学专用，其余为局部解剖学和麻醉解剖学共用）

第一部分　验证性实验指导

实验一　头　　部

【目的与要求】

（1）掌握头部的境界、分区。

（2）掌握以下头部重要体表标志的位置及临床意义：枕外隆凸、乳突、颧弓、眶上孔、眶下孔（眶下切迹）、颏孔、下颌角；了解眶上神经、眶下神经、颏神经的阻滞方法。

（3）掌握面部浅层血管的走行和分布、“危险三角”的概念；熟悉面部浅层淋巴结；掌握三叉神经、面神经的位置、分支、分布。

（4）掌握腮腺咬肌区的境界、内容；掌握腮腺的位置、形态及毗邻关系，腮腺导管的行径；掌握穿经腮腺的结构；掌握面神经的分段、腮腺床的概念。

（5）掌握面神经的阻滞方法。

（6）掌握面侧深区的境界、内容；熟悉翼内肌、翼外肌的位置和作用；掌握翼静脉丛的位置和交通；掌握上颌动脉的行程、分支及分布，下颌神经的分支及分布。

（7）掌握上颌神经、下颌神经、颊神经、舌神经、下牙槽神经的走行及阻滞方法；掌握面部各筋膜间隙（咬肌间隙、翼下颌间隙）的位置、交通和意义。

（8）掌握额顶枕区和颞区的层次结构、各层的解剖特点以及头皮的定义；熟悉颅顶血管、神经的分布规律，各血管神经的走行及来源；掌握颅内、外静脉的交通途径；掌握海绵窦的位置、构成、交通及通过结构；熟悉颅底内面蝶鞍区的形态结构，垂体毗邻及临床意义。

（9）熟悉颅后窝的构成及结构；掌握三叉神经节的位置、意义及三叉神经节的阻滞方法；掌握三叉神经腔的构成、位置及意义；了解舌下神经、面神经、迷走神经、副神经、舌咽神经的出颅部位；掌握舌咽神经的阻滞方法。

（10）熟悉脑的被膜；熟悉脑的形态、结构和脑室系统。

【体表标志】

在尸体上摸认以下体表标志，参考以下叙述，体会这些体表标志在临床上的应用情况。进一步结合活体触摸加以确认，并体会这些体表标志在麻醉临床实践中的作用。

1. **枕外隆凸**　位于枕骨后面中央，为一明显的骨性突起，易于触摸。

2. **乳突**　为一锥形突起，位于耳垂后方，乳突与下颌支后缘之间的凹陷为面神经阻滞的进针点。

3. **翼点** 其中心位于颧弓中点上方4cm，额骨颧突后方3cm处，骨质最薄，其内面有脑膜中动脉的前支通过。

4. **眉弓** 位于眶上缘上方约1.5cm处，呈弓形隆嵴。

5. **眶上孔** 位于眶上缘内、中1/3相交处，可开放成为眶上切迹。有眶上血管和神经通过，可在此处穿刺行眶上神经阻滞术。

6. **眶下孔** 位于眶下缘中点下方约8.7mm处，孔口朝向前、下、内方，有眶下血管和神经通过，可在此处行眶下神经阻滞术。

7. **颏孔** 位于下颌第1、2前磨牙间的下方，有颏血管和神经通过。

8. **颧弓** 位于眶下缘与枕外隆凸连线的同一水平面上，其下缘与下颌切迹间有一半月形区域，该处是上、下颌神经阻滞的进针点。

9. **髁突** 是下颌支上缘后方的突起，可在耳屏前方触及。

10. **下颌角** 是下颌体下缘与下颌支后缘的相交处。

【解剖操作】

1. **解剖颅顶浅层结构**

（1）**皮肤切口**

1）自枕外隆凸至前发际作正中切口。

2）自颅顶正中向两侧做一冠状切口，至耳郭根部上方。

（2）**解剖额顶枕区**

1）**剥离皮肤和浅筋膜**

a. 小心地将颅顶四片皮肤向四周翻下，注意不要过深，以免伤及深层结构。用镊子仔细地清除浅筋膜，显露**枕额肌**额腹和**帽状腱膜**前缘。

b. 在眶上缘上方，找到**眶上血管**、**眶上神经**和**滑车上血管**、**滑车上神经**，向上顺肌纤维方向分开枕额肌额腹，追踪血管神经的分支。

模拟眶上神经阻滞和滑车上神经阻滞。

c. 在耳郭后方找到**耳后动**、**静脉**和**枕小神经**，向上追踪它们的分支至顶后外侧部。

d. 翻转尸体，在枕外隆凸外侧2～2.5cm处找出**枕动脉**和**枕大神经**，向上追踪它们的分支至颅顶。修洁枕额肌枕腹及与之相连的帽状腱膜。

模拟枕大神经阻滞定位。

2）**观察帽状腱膜**：修洁帽状腱膜并观察其形态结构，该腱膜中央部较厚，向前连枕额肌的额腹，向后连其枕腹。

3）**解剖观察腱膜下疏松结缔组织**：沿前面做过的皮肤切口，向下继续再切透帽状腱膜，将刀柄插入**腱膜下疏松结缔组织**中，探查并验证其深面与颅骨外膜之间存在的一潜在间隙，即腱膜下间隙。然后将腱膜与颅骨外膜分开并翻起。

4）**解剖观察颅骨外膜**：用同样方法切开**颅骨外膜**，再用刀柄插入颅骨外膜深面探查，可见颅骨外膜与颅缝连接紧密，与骨面则连接疏松。

自浅及深认清颅顶软组织的5层，依次为皮肤、浅筋膜（皮下组织）、帽状腱膜与枕额肌、腱膜下疏松结缔组织和颅骨外膜，其中浅部3层不易分离称“头皮”。

（3）**解剖颞区**：颞区位于颅顶的两侧，上界为上颞线，下界为颧弓上缘，前界为颧骨额突和额骨颧突，后界为乳突基部和外耳门。

1）**剥离皮肤和浅筋膜**：沿前述切口将皮肤剥离并翻起后，显露颞区浅筋膜。在耳郭前方腮腺上缘处，找出**颞浅血管**及其后方的**耳颞神经**，向上追寻颞浅动脉，可见其在颧弓上方2～3cm处分为额、顶两支，额支至额结节附近弯向上达颅顶，顶支向后上方至顶结节处。

2）**观察颞筋膜**：在保留颞浅血管的前提下，除去浅筋膜，暴露颞筋膜。此膜厚而致密，下份近颧弓处分为浅、深两层，分别附着于颧弓的内、外面。沿颧弓上缘切断浅层，可见两层之间有脂肪组织和颞中血管，此处即是颞筋膜间隙。在颞筋膜下份深面与颞肌之间，也有脂肪组织，此处即是颞浅间隙。

颞区先解剖到这儿，其余留待面侧深区时再解剖。

2. 解剖面部

（1）**尸位**：尸体取仰卧位，肩下垫一硬物（如木枕等），将面部抬高并使之略微后仰，便于接下来的操作。

（2）**皮肤切口**：用刀尖在皮肤表面轻划，做如下切口。略切开皮肤即可，切口不可过深，因面部皮肤较薄。

1）自眉间正中向前下，做正中矢状切口。沿该切口向前下经鼻背至上唇上缘，继续向下至下颌体下缘正中。

2）自下颌体下缘正中，沿下颌体下缘、下颌角至乳突尖做一横切口。

3）沿上睑缘、下睑缘、唇缘、鼻孔周缘，各做环形切口。

4）平睑裂两端做横切口。

5）从口角至耳前做横切口。

沿上述切口，依次将面部上、中、下三块皮片翻向两侧，翻皮时动作宜小心，避免损坏深面的面肌、血管和神经。

（3）**解剖面部浅层结构**

1）**解剖辨认面肌（又名表情肌）**：剖出并修洁各面肌。因面肌大多起自面颅诸骨，止于皮肤，有的肌纤维菲薄，应与皮下组织分清。在解剖时，应尽可能保留穿面肌达浅层的血管和神经分支。

a. 在眼裂和口裂的周围修出**眼轮匝肌**和**口轮匝肌**，这两块肌肉呈环形，重点观察它们的形态并体会其作用。

b. 在上唇和下唇均有呈辐射状的小肌肉，与口轮匝肌相交织，小心修洁这些肌肉并辨认其大概形状和走向，体会其作用。可小心分开这些小肌肉，试在深面寻找**颊肌**，可见其一部分，找到即可，不必深追。

c. **颈阔肌**后部的肌纤维跨过下颌底，向前弯向口角，小心地将其自口角处切断并向下翻起至皮肤切口处，操作宜仔细，面动、静脉即位于该肌深面，慎勿伤及。

面肌观察这些肌肉即可，其余不必仔细寻找。上述操作完成后，可保留眼轮匝肌与口轮匝肌，其余小肌肉应小心剔除，为接下来的操作做准备。

2）**解剖辨认面动、静脉**

a. 在咬肌前缘与下颌骨下缘交点处，找到**面动脉**及位于其后外方的**面静脉**，并向内上方追踪，可见其经口角、鼻翼外侧延续至内眦处为止。

b. 面动脉在面部发支至上、下唇和鼻翼等处。由下向上，依次小心剖出面动脉的各分支，**下唇动脉**、**上唇动脉**、**鼻外侧动脉**及其终支**内眦动脉**，观察其走行和分布范围。注意有的个体面动脉可能极细小，至口角而止。

c. 观察面静脉及其属支的情况，它们基本与动脉伴行。面静脉在颊肌表面附近有一与翼静脉丛交通的属支即**面深静脉**汇入，应特别寻找并仔细辨认。

3）解剖腮腺浅表及其周围的结构

a. 在腮腺下端表面的浅筋膜内找到由颈部上行而来的**耳大神经**，游离并保留该神经。

b. 修洁腮腺表面，观察**腮腺鞘**，可见其包被腮腺，浅层较为致密。在腮腺前缘，平颧弓下约 1cm 处，找出自腮腺前缘发出的**腮腺管**，向前追踪至咬肌前缘，见其呈直角折转穿入颊肌为止，先不必修洁，以免伤到面神经颊支。沿腮腺管上、下方观察有无副腮腺。

c. 小心寻找自腮腺边缘处穿出的血管和神经。

i. 在腮腺上缘近耳根处，找到穿出的颞浅血管和耳颞神经，向上追踪并复查其走行和分支，这些结构在颅部解剖时已基本剖出，稍做清理即可，颞浅血管和耳颞神经的起始处留待面侧深区解剖时再查。

ii. 在颞浅血管前方，寻找自腮腺前上缘穿出并越颧弓上行的**面神经颞支**。

iii. 在颧弓与腮腺管之间，找出并追踪**面神经颧支**。

iv. 在腮腺前缘处，沿腮腺管的上、下方，找出**面神经上、下颊支**以及与颊支伴行的**面横动、静脉**。追踪颊支的去向，见其横行向前，操作过程中注意小心摘除咬肌前缘的**颊脂体**，以充分暴露颊支。

v. 在腮腺前下缘，找出并追踪沿下颌体下缘走行并跨越面动、静脉浅面的**面神经下颌缘支**。

vi. 找出在腮腺下端穿出的**面神经颈支**，它走行于颈阔肌的深面，附近尚有下颌后静脉的前支和后支，慎勿伤及。

尽量追踪面神经的各分支至其穿入面肌为止，注意面神经各分支与三叉神经分支之间关系复杂，难度较大，操作宜耐心，可与下一步结合进行。

4）辨认三叉神经的面部皮支及与其伴行的血管

a. 在眶上缘中、内 1/3 交界处的上方，小心剥开眼轮匝肌和纵行的枕额肌额腹，寻找自眶上切迹（或眶上孔）内穿出的眶上神经和眶上血管，追踪该血管神经束的走行，尽可能地追踪至颅顶皮肤。在眶上血管和神经的内侧约 1cm 处，寻找滑车上血管和滑车上神经，追踪至颅顶皮肤。完成后，观察这两束血管神经束的走行及位置，体会眶上神经和滑车上神经阻滞的穿刺要点。

b. 翻起眼轮匝肌的下内侧部分，找出穿眶下孔而出的**眶下神经**及其伴行血管。眶下神经分布于下睑、鼻翼及上唇皮肤。观察眶下孔的形态和位置，体会眶下神经阻滞的进针方向及穿刺要点。

c. 沿下颌体下缘，在距正中线 2 ～ 3cm 处做一横切口，深达骨膜，寻找穿颏孔而出的**颏神经**及其伴行血管。颏神经分布于下唇和颏部皮肤。观察颏孔的形态位置，体会颏神经阻滞术的进针方向。

d. 在咬肌前缘偏上份寻找经该肌深面穿出的**颊神经**和**颊动脉**。

以上操作完成后，将各结构尽量复位，模拟操作上述神经的阻滞定位。

（4）解剖面部深层结构

1）解剖腮腺咬肌区

a. **剖除腮腺鞘**：观察位于鞘表面的腮腺浅淋巴结，剥除时勿损伤自腮腺穿出的神经和血管。

b. **解剖面神经**：沿面神经其中一个分支切开其浅面的腮腺组织，注意不要过深，用镊子小心地一点点摘除腮腺组织，暴露面神经在腮腺内交织成网的情况，继续去除腮腺组织，向后追踪到面神经干直至其穿出茎乳孔处，然后逐一剖出其他分支。

模拟面神经干的阻滞术。

c. **解剖穿经腮腺的其余结构**：循面神经分支平面分离腺实质，从后方将腮腺浅部小心地摘下，连同腮腺管一起翻向前方。寻找以下结构。

i. 寻找**下颌后静脉**，该静脉位于面神经腮腺丛深侧，向下分为前、后两支，前支汇入面静脉，后支注入颈外静脉。

ii. 清理**颈外动脉**及其分支，颈外动脉由颈部入下颌后窝，从深面穿入腮腺，行于下颌后静脉的内侧。剖出由其发出的枕动脉、耳后动脉、颞浅动脉和上颌动脉。因上颌动脉由下颌颈的后方进入颞下窝，在此只找到其起始端即可。

iii. 进一步剖查耳颞神经，该神经根部在翼外肌深面，暂不追究。

iv. 辨认组成"**腮腺床**"的诸结构。寻找颈内动、静脉，二腹肌后腹、茎突诸肌及后4对脑神经，它们共同组成"腮腺床"。

2）**解剖面侧深区**

a. **修洁咬肌并锯断颧弓**

i. 除去咬肌表面的腮腺咬肌筋膜及残余的腮腺组织，观察咬肌的起止和纤维走行方向并修洁。

ii. 于咬肌起点的前、后缘处将颧弓锯断，然后将咬肌带颧弓边剥离边掀起翻向下。

iii. 掀起咬肌的同时注意寻认经下颌切迹进入咬肌深面的咬肌神经、血管，将此神经血管连同小部分咬肌组织切断，然后将咬肌连同下颌支表面的骨膜一并掀起，翻至下颌角处。

iv. 观察**咬肌间隙**，该间隙位于咬肌和下颌支骨膜之间，与下颌支内面的翼下颌间隙经下颌切迹相通。

b. **解剖颞肌和颞下颌关节**

i. 保留颞浅动、静脉和耳颞神经及其大的分支，暴露颞筋膜的全貌，沿上颞线将之切开并翻起，以充分暴露**颞肌**，观察该肌的肌纤维起止及走向。

ii. 将刀柄经下颌切迹向前下方插入，小心分离下颌骨冠突与深面的结构，注意不要伤及重要的血管神经，然后持锯斜行锯断下颌骨的冠突，修平骨断面，将冠突连同颞肌的起始端一起向上翻起，翻起过程中小心剥离附着于颞窝表面的颞肌纤维，暴露出深面的**颞深间隙**。

iii. **颞下颌关节**位于冠突后方，由下颌骨冠突和颞骨下颌窝构成。修洁位于颞下颌关节囊外侧壁的颞下颌韧带，然后切开该关节囊的外侧壁，显露该关节的关节盘及关节腔，观察其形态结构。

c. **暴露面侧深区**

i. 用刀柄自下颌颈及下颌支后缘的深面插入，使下颌颈及下颌支与深面的软组织分离，将刀柄轻轻向下移动至有阻力处，此即下牙槽神经、血管进入**下颌孔**处，并借此粗略估计下颌管在下颌支内部的位置。

ii. 在下颌管的后方与管平行凿开下颌支外板，在骨松质中辨认下颌管，该管是由骨密质形成的菲薄骨壁。小心剔去碎骨片，显露走行于下颌管中的**下牙槽血管**和**神经**，它们被结缔组织所包裹，仔细去除，观察血管、神经的走行和形态。

iii. 用咬骨钳在翼外肌止点的下方咬断下颌颈，并小心地逐步去掉下颌支内、外板的骨片，但在下颌孔、下颌管附近要注意保护血管、神经和肌组织，以免误伤这些结构。

iv. 在下颌支和下颌体的交界处，修整骨的断端，至此，即可显露位于翼下颌间隙内的下牙槽血管、下牙槽神经以及由后者发出的下颌舌骨肌神经，寻认并修洁这些结构。

d. 解剖面侧深区浅部

i. **观察翼内肌、翼外肌**：细心去除包裹于翼内肌、翼外肌表面的结缔组织，观察翼内肌、翼外肌的位置、起止和走行。

ii. **寻找并辨认翼丛**：该静脉丛收纳与上颌动脉及其分支相伴行的小静脉，于翼内肌、翼外肌和颞肌之间交织成丛，向后下汇成上颌静脉，伴随同名动脉经下颌颈深面，与颞浅静脉汇合成下颌后静脉。观察后可暂时保留，在随后的解剖进度中再逐步除掉。

iii. **解剖观察上颌动脉**：上颌动脉全长共分 3 段。自下颌颈至翼外肌下缘之间的部分为第 1 段，其主要分支为**脑膜中动脉**和下牙槽动脉。追踪脑膜中动脉上行至翼外肌深面；下牙槽动脉则与同名神经伴行，向前下经翼内肌表面进入下颌管。位于翼外肌浅面或其深面的部分为第 2 段，其分支均为营养咀嚼肌的肌支。位于翼腭窝内的部分为第 3 段，其分支在窝内发出，位置甚深，可不去寻找。

iv. 在翼外肌上缘处寻认**咬肌神经**，在翼外肌两头之间寻找颊神经，在翼外肌下缘处复查下牙槽神经并找到**舌神经**。

e. 解剖面侧深区深部

i. **切除翼外肌**：用刀柄将翼外肌上头的起点自骨面分离，再将刀柄伸入翼内肌、翼外肌之间，分离二肌，继续向前剥离翼外肌下头在翼突外侧面的起点。而后紧靠下颌颈和颞下颌关节的前缘，切断翼外肌的止点。最后将翼外肌切除，注意不要损坏其附近的血管和神经。

ii. **清理并辨认下颌神经的分支**：向上追踪下牙槽神经至其发起处，可见**下颌神经**自卵圆孔出颅。向下复查下牙槽神经，可见下牙槽神经在进入下颌孔的稍上方，发出细小的**下颌舌骨肌神经**。

从下颌神经主干处，寻认下颌神经的另两个分支：颊神经和耳颞神经。追踪颊神经至其穿入颊肌为止。复查耳颞神经全长，观察耳颞神经起始处两神经根夹持脑膜中动脉的情况，可见两神经根随后合成一干，向后经过髁突内侧至下颌后窝，穿腮腺上行至颞部。

在下牙槽神经的前方，翼内肌表面的脂肪组织内找出舌神经，向下追踪至舌骨舌肌表面。

结合解剖图谱和理论教材，复习上述神经的来源、走行、分支、分布情况，模拟上述神经的阻滞定位。

iii. 向上追踪脑膜中动脉至棘孔处，在脑膜中动脉及蝶棘的内侧，寻认斜向前下方以锐角合于舌神经的**鼓索**。

iv. 在近翼腭窝处，寻认穿入上颌体后面的**上牙槽后动脉**和**神经**。

f. 解剖舌下间隙

i. 清理舌神经，找出位于舌神经下方与下颌下腺之间的下颌下神经节。

ii. 剖出下颌下腺、舌下腺和下颌下腺管，该管行于舌骨舌肌的浅面，与舌神经交叉，经舌下腺内侧与舌下腺大管合并，开口于舌下阜。

iii. 修洁深方的舌骨舌肌和茎突舌肌。沿舌骨大角上方找到舌动脉，沿舌动脉主干追踪至舌下间隙，可见舌动脉进入舌骨舌肌的深面。

3. 开颅取脑

（1）**锯除颅盖骨**

1）从颞窝骨面上切断颞肌起点，将之去除。

2）在眶上缘上方和枕外隆凸上方约 1cm 处，用刀轻划一环形线，沿划线切开骨膜，向上、下稍做剥离，做好标记。

3）依划好的线持锯锯开颅骨（注意不要锯得过深，锯透颅骨外板和板障即可）。用凿和锤沿锯缝凿开颅骨内板，用开颅器沿锯缝撬开颅顶，将颅顶取下。

4）摘去骨刺，清除小骨片（此时观察颅顶外面的结构，颅骨切面上颅骨内、外板的厚度特点和板障，颅顶骨内面的结构有上矢状窦沟、上矢状窦外侧隐窝、蛛网膜颗粒小凹、顶导血管孔、脑膜中动脉沟）。

（2）**观察硬脑膜**：硬脑膜的外面与颅骨内面有细纤维丝相连，观察硬脑膜中动脉及其前支和后支。沿硬脑膜正中矢状方向切开**上矢状窦**，见到窦内的静脉血凝块，冲洗干净后在上矢状窦的两侧壁可以见到许多**蛛网膜粒**。

（3）**解剖硬脑膜**：沿上矢状窦两侧将硬脑膜纵行剪开，注意不要损伤深面的组织；再沿双侧耳郭上端经颅顶的连线向左、右剪开硬脑膜。将 4 瓣硬脑膜翻向下。切断所有由后向前进入上矢状窦的大脑上静脉。深入大脑纵裂内在颅前窝处，切断**大脑镰**在鸡冠处的附着部，将大脑镰由前向后翻起，从两侧大脑半球之间抽出，同时不断地切断与大脑镰相连的蛛网膜和小血管。

（4）**观察脑蛛网膜及软脑膜**：观察脑表面的蛛网膜、蛛网膜下隙及其深面的软脑膜，蛛网膜与软膜之间有许多网状纤维束相连。

（5）**取脑**

1）处理第 1 对脑神经：使头部移到解剖台的一端，并超出台边。使头自然后仰下垂，术者左手扶脑，自颅前窝微撬额叶，以刀伸入，轻轻将嗅球从筛板上剥下，由鼻腔穿过筛板筛孔的**嗅神经**也随之离断。

2）处理第 2、3 对脑神经和漏斗：将额叶推离颅前窝。首先在视神经管处切断白色粗大的**视神经**，继而贴近颅底内面切断视神经后外方的**颈内动脉**；再于视交叉的后下方，紧贴鞍膈切断漏斗，将垂体留于垂体窝内；然后，在鞍背两侧切断**动眼神经**和位于其外侧被小脑幕游离缘遮盖的**滑车神经**。

3）剪断右侧小脑幕前部在后床突的附着部和滑车神经，剪断右侧**三叉神经**，用同样的方法剪断左侧的小脑幕前部、滑车神经及三叉神经。

4）在大脑底面与小脑上面之间剪断小脑幕，在右侧颞骨岩部上缘和枕骨内面的附着部，将右侧小脑幕从大、小脑之间拉向后方；用同样的方法处理左侧的小脑幕。

5）处理后 7 对脑神经：将额叶及颞叶由颅前、中窝轻轻掀起，使脑桥和延髓腹侧面离开颅底斜坡。在三叉神经根的下方内侧，鞍背后面的下部，切断较细的**展神经**根；在展神经根的后外方，切断出入内耳门的面神经、**前庭蜗神经**及**迷路动脉**；在此二神经根的后下方，枕骨大孔外侧，切断出入颈静脉孔的**舌咽神经**、**迷走神经**和**副神经**根；在这些神经根的下方，切断穿舌下神经管的**舌下神经**根。

6）在舌下神经根的内侧，切断**椎动脉**；然后把刀伸向枕骨大孔前缘，在延髓下端向后切断脊髓后取出脑。

7）**剖查垂体**：先观察鞍膈，而后切开其前、后缘，可见围绕于垂体前、后的海绵间窦，它们与海绵窦相通共同形成一环。切除**鞍膈**，由前向后将**垂体**由垂体窝中用刀挑出，细心去掉脑蛛网膜，分清其前、后叶。

8）**解剖海绵窦并追踪第3～6对脑神经**：剖开**海绵窦**的上壁，寻认位于窦内的颈内动脉和展神经，并追踪展神经至眶上裂。仔细剖开窦的外侧壁，自上而下观察位于外侧壁内的动眼神经、滑车神经、眼神经、上颌神经等。追踪前3条神经至眶上裂，追踪上颌神经至圆孔。

9）**剖查三叉神经节**：沿三叉神经根，自颞骨岩部尖端的前上面切除硬脑膜，暴露半月形的三叉神经节。此节向前下方发出3条神经。眼神经、上颌神经已追踪寻认至出颅处，于此只追踪下颌神经到卵圆孔处。

10）**观察硬脑膜形成的结构**：观察大脑镰、小脑幕和小脑镰，并显露上矢状窦、下矢状窦、直窦、横窦、乙状窦和海绵窦等静脉窦。

11）**观察颅底内面**：观察颅底内面颅前、中、后窝的结构。结合已取下的脑复查并确认各脑神经的走行、连脑部位及出颅部位。

实验二　颈部（含口、鼻、咽、喉解剖）

【目的与要求】

（1）掌握颈部的境界、分区。

（2）掌握颈部重要的体表标志：甲状软骨、环状软骨、锁骨上小窝、锁骨上大窝、胸骨上窝、舌骨、气管等的位置及临床应用意义；掌握颈部重要结构的体表投影：颈总动脉和颈外动脉、锁骨下动脉、颈外静脉、副神经、神经点、臂丛、胸膜顶。

（3）掌握颈部浅层结构的层次，行于浅筋膜内的血管与神经、颈阔肌；掌握颈深筋膜的层次，各层构成的结构，颈深筋膜构成的筋膜间隙的位置、交通和临床意义。

（4）熟悉颈肌和肌间三角及斜角肌间隙。

（5）掌握下颌下三角、颈动脉三角、肌三角的构成；掌握颈动脉三角的主要内容（颈总动脉、颈内动脉、颈外动脉、颈内静脉、舌下神经、副神经、迷走神经的行径与分布）；掌握二腹肌后腹的毗邻关系；掌握肌三角的主要内容（甲状腺、甲状旁腺、气管颈部）；掌握甲状腺形态、位置、被膜、毗邻、血供及与神经支配的关系；熟悉甲状腺静脉的注入；掌握甲状旁腺的位置；掌握气管颈段的毗邻关系及气管切开术的解剖要点。

（6）熟悉胸锁乳突肌区的境界、内容；掌握颈动脉鞘及其内容；熟悉颈袢的构成；熟悉颈交感干；掌握颈根部的境界、主要内容（胸膜顶、锁骨下动脉、胸导管与右淋巴导管、锁骨下静脉、迷走神经、膈神经及椎动脉三角）。

（7）熟悉枕三角和锁骨上三角的境界、主要内容；熟悉颈部淋巴分组、位置及其临床意义；熟悉颈深淋巴结。

（8）掌握颈总动脉的走行、分支及颈总动脉搏动点；掌握颈动脉窦、颈动脉小球的位置及意义；了解颈外动脉的行程、分支；熟悉锁骨下动脉的行程及分支。掌握颈内静脉的行程、属支、解剖特点，临床上常选右侧颈内静脉穿刺的原因，颈内静脉的分段方法、各段特点，前路、中路、后路颈内静脉穿刺术；掌握颈外静脉行程、解剖特点、穿刺方法；

掌握颈前静脉的走行及特点；掌握锁骨下静脉的行程、解剖特点、锁骨上及锁骨下两种穿刺入路的方法。

（9）掌握颈丛神经的位置、组成、分支以及颈丛深支、浅支和膈神经的阻滞方法；掌握臂神经丛的组成、分布及主要分支和臂神经丛在颈部的阻滞途径，如斜角肌间沟阻滞途径、锁骨上部阻滞途径；熟悉迷走神经、副神经、舌下神经的行程、分支；掌握颈交感干及颈上神经节、颈下神经节的位置；了解星状神经节的模拟阻滞术。

【体表标志】

1. **舌骨** 舌骨体位于颈部正中线及两侧，舌骨体的两侧可触及**舌骨大角**，该结构是阻滞喉上神经的定位标志。

2. **甲状软骨** 位于舌骨的下方，甲状软骨前角上缘，称**喉结**，男性较为明显。

3. **环状软骨** 位于甲状软骨的下方，前方为环状软骨弓，后方为环状软骨板。

4. **胸锁乳突肌** 在颈部两侧的肌性隆起。胸锁乳突肌起点两头之间有一凹陷，称锁骨上小窝，其深面有颈总动脉及头臂干分叉处。

5. **锁骨上大窝** 位于锁骨中 1/3 段的上方，窝底可触及锁骨下动脉的搏动，上外侧有臂丛通过。

6. **胸骨上窝** 是胸骨颈静脉切迹上方的凹陷，可在此处触及气管。

7. **颈动脉结节** 又称第 6 颈椎横突前结节，位于环状软骨两侧，胸锁乳突肌前缘中点的深处。

8. **气管** 在环状软骨下缘与胸骨上窝之间，沿颈前正中线可触及其颈段。

【解剖操作】

1. 颈前区和胸锁乳突肌区

（1）**尸位**：尸体仰卧位，用木枕垫高肩部，尽量使头部后仰。

（2）**皮肤切口**

1）自下颌骨下缘中点处向下沿正中线切至胸骨颈静脉切迹，为正中切口。

2）沿正中切口的上端向两侧沿下颌骨下缘切至乳突，该切口在头部时已完成。

3）自正中切口的下端向两侧沿锁骨下缘向外延伸，一直切至肩峰。

沿正中切口向两侧剥离皮瓣，翻向外侧，直至斜方肌前缘为止。深度以暴露颈阔肌为宜。

（3）**解剖颈部浅层结构**

1）**解剖颈阔肌**：观察颈阔肌的起、止点及纤维走向，沿其起点切断该肌并向上翻起至下颌骨下缘以上。游离颈阔肌时，动作宜仔细，不要伤及其深面的皮神经和浅静脉。

在下颌角下方寻找进入颈阔肌深面的面神经颈支，可结合面部已解剖出的面神经分支帮助辨认。

2）**解剖颈外静脉、颈前静脉及颈丛皮支**：在胸锁乳突肌表面解剖分离出**颈外静脉**，追踪其走行，向上至下颌角处，向下至锁骨上大窝穿入深筋膜处为止。观察沿颈外静脉排列的颈外侧浅淋巴结并清除。在颈前正中线两侧寻认**颈前静脉**，观察其走行情况。

在胸锁乳突肌后缘中点附近，找出四支颈丛皮支：**枕小神经**、**耳大神经**、**颈横神经**和**锁骨上神经**。枕小神经沿胸锁乳突肌上行至枕部；耳大神经沿胸锁乳突肌表面行向耳郭附近；颈横神经横过胸锁乳突肌表面行向颈前区；锁骨上神经分成 2～4 支，行向下外方，最远可至胸部和肩部。寻找时，可先暴露出颈丛皮支浅出浅筋膜的地方，再向周围逐渐清理出各个分支。注意枕小神经浅出处有副神经勾绕并行向下外方，切勿伤及。

3）**清除浅筋膜，观察颈深筋膜浅层及颈部各三角**：解剖完颈部浅层结构后，保留已剖出的皮神经和浅静脉，去除浅筋膜。

观察颈深筋膜浅层，理解其被覆情况。复查颈前静脉并在胸骨颈静脉切迹上方将深筋膜浅层切开，观察**胸骨上间隙**，并寻找其中的颈前静脉下端和**颈静脉弓**。尽量向外追踪颈静脉弓，直至其经过胸锁乳突肌深面注入颈外静脉为止，注意勿伤及邻近结构。

将颈部各肌的轮廓稍做整理，辨认各肌，并确认各肌所围成的颈部诸三角。

（4）**解剖舌骨上区**

1）**解剖观察颏下三角**：清除颏下三角区域的深筋膜浅层，遇有淋巴结则去除，暴露舌骨上肌群的**二腹肌**、**茎突舌骨肌**和**下颌舌骨肌**，观察上述肌肉，注意茎突舌骨肌的止点被二腹肌的中间腱穿过。辨认颏下三角的境界（由左、右两侧二腹肌的前腹与舌骨体围成）。

2）**解剖观察下颌下三角**：清理下颌下三角区域的深筋膜浅层，修洁二腹肌前、后腹，确认该三角的境界（由二腹肌前、后腹及下颌骨下缘围成）。

找出**下颌下腺**，注意下颌下腺表面有数个下颌下淋巴结，原位保留。在下颌下腺的浅面找出面静脉，该静脉与下颌后静脉的前支汇合后，注入颈内静脉。将上述静脉仔细分离清楚。小心地将下颌下腺向下拉，在其深面找出面动脉，该动脉经腺体深面至咬肌前缘处越下颌骨下缘至面部，行于面静脉的前方。在解剖的过程中，注意观察并体会颈深筋膜浅层包裹下颌下腺的情况。

将下颌下腺向上翻起，解剖观察二腹肌后腹和茎突舌骨肌，贴下颌骨切断二腹肌前腹并向后翻开。观察下颌舌骨肌及在其表面走行的下颌舌骨肌神经。沿舌骨切断下颌舌骨肌并向前翻起，观察其深面的**舌骨舌肌**。于下颌下腺的前缘和舌骨舌肌的浅面找出**下颌下腺管**和舌神经。在二腹肌后腹下缘找出舌下神经，在舌骨大角上方与舌下神经之间辨认**舌动脉**及伴行静脉。

（5）**解剖舌骨下区和胸锁乳突肌区**

1）**解剖封套筋膜和胸锁乳突肌**：进一步清除舌骨下区的浅筋膜并修整**胸锁乳突肌**，观察封套筋膜及其所形成的胸锁乳突肌鞘、斜方肌鞘和下颌下腺鞘。

游离并保留行于胸锁乳突肌表面的颈横神经、锁骨上神经和颈外静脉。沿胸锁乳突肌前缘切开封套筋膜，将其向后剥离至该肌后缘，注意勿伤及行于该肌后缘的颈丛皮支，特别是行于该肌后缘上、中1/3交点处并斜向后下的副神经。观察胸锁乳突肌的起、止点，将该肌自起点处切断并向上翻起，于胸锁乳突肌上份的深面找出支配该肌的副神经和颈外动脉的分支，观察清楚后予以保留。

胸锁乳突肌深面的结构暂不解剖，留待后面再查。

2）**解剖舌骨下肌群**：剥除舌骨下区的封套筋膜，暴露舌骨下肌群。该肌群以颈前正中线为分界，每侧各有四块，以起、止点命名。位于浅层的是**胸骨舌骨肌**和**肩胛舌骨肌**的上腹，将胸骨舌骨肌游离并提起，可在深面见到**胸骨甲状肌**和**甲状舌骨肌**。观察并分离各肌起、止点及毗邻关系。

3）**解剖气管前筋膜**：在胸骨柄上缘切断胸骨舌骨肌并向上翻起，观察其深面的胸骨甲状肌和甲状舌骨肌。将刀柄伸入胸骨甲状肌的深面，小心地将其与深面结构分离，仍沿胸骨柄上缘切断并向上翻起。用同样的方法分离甲状舌骨肌，于甲状舌骨肌的下缘切断该肌并翻起，如此可充分地暴露出甲状腺、喉及气管。

观察气管前筋膜，在胸骨上方沿中线轻轻地切开气管前筋膜，观察其深面的气管前间隙，小心地分离其中的血管，用探针向下探查，理解气管前间隙与上纵隔相通的情况。

4）**解剖观察甲状腺**：至此**甲状腺**已暴露，观察气管前筋膜形成的**甲状腺鞘**（甲状腺假被膜）。用刀轻轻划开腺侧叶前面的甲状腺鞘，探察甲状腺鞘与甲状腺被膜间的囊鞘间隙，再切开甲状腺真被膜即可见到甲状腺实质。

清除甲状腺鞘，注意观察穿行其间的血管以及甲状腺两层被膜之间借疏松结缔组织相连的情况，但要保留甲状腺的血管。观察甲状腺的形态（侧叶、峡部和锥状叶）、位置和毗邻。

自甲状腺侧叶上极向上小心剥离筋膜，寻找**甲状腺上动、静脉**，并追踪动脉至其发自颈外动脉，静脉至其汇入颈内静脉为止。解剖出穿入甲状舌骨膜的**喉上动、静脉**，向上追踪并观察它们发自甲状腺上动、静脉的情况。解剖上述血管时，注意不要损伤与它们伴行的神经。

解剖发自迷走神经的**喉上神经**。寻出喉上神经外支，它与甲状腺上动脉进入上极前的一段相伴行，但常位于动脉的内侧或后方。向下追踪它经胸骨甲状肌和甲状腺侧叶的深方至环甲肌；找出与喉上动脉伴行、并一起穿入甲状舌骨膜的喉上神经内支，也尽量向上追踪。

约在甲状腺侧叶的中、下 1/3 交界处，查看有无**甲状腺中静脉**，若有则向外查看其注入颈内静脉的情况。

在甲状腺侧叶与颈总动脉之间，寻找**甲状腺下动脉**。它自颈总动脉深面向内行至甲状腺中部的后缘，再行向腺的下极。向远侧追寻它至甲状腺侧叶下端，可见其分成数支入腺。向近侧追寻该动脉至颈动脉鞘后方，它的起点待解剖颈根部时再查。解剖上述动脉时，注意勿伤与其关系密切的喉返神经。

将甲状腺侧叶的后部尽量向前内方牵拉，在气管和食管之间的沟中寻找**喉返神经**，其在甲状腺侧叶的深方与甲状腺下动脉交叉。喉返神经常分前、后两支入喉。注意喉返神经在进喉前的分支情况，并观察它与甲状腺下动脉的位置关系。

纵行切开甲状腺峡部，暴露深面的甲状腺下静脉和可能存在的甲状腺最下动脉。前者常有数条，或集成单干，自甲状腺下极经气管前方注入头臂静脉。后者如若有的话，它应在气管前方上行至甲状腺峡部。

自切开的峡部处将甲状腺的两侧叶向外牵拉，在甲状腺侧叶后面上、下部的腺实质内辨认上、下**甲状旁腺**。

5）**解剖观察颈外侧深淋巴结**：沿颈动脉鞘解剖观察颈外侧深淋巴结群，该淋巴结群被肩胛舌骨肌中间腱分为上、下两组。重点观察颈内静脉二腹肌淋巴结、颈内静脉肩胛舌骨肌淋巴结及锁骨上淋巴结。

6）**解剖颈动脉鞘**：在舌骨下肌群各肌的外侧缘处解剖出**颈袢**的分支，并追踪至颈动脉鞘浅面，小心地剖出并观察颈袢的上、下根，向上追踪，观察其与舌下神经之间的关系。

在保护好颈袢的前提下，纵向切开颈动脉鞘，解剖其内的**颈总动脉**、颈内动脉、颈内静脉和迷走神经，观察它们的相互位置关系。颈总动脉位于内侧，在甲状软骨上缘水平分为两终支：颈内动脉和颈外动脉。颈内静脉位于动脉的外侧，迷走神经位于颈内动、静脉之间。

在颈总动脉分叉处查看**颈动脉窦**，该结构是颈总动脉末端和颈内动脉起始处的局部膨大部分。在颈总动脉分叉处后方寻找**颈动脉小球**，该结构有神经相连并上行，属舌咽神经的颈动脉窦支，予以保留。

沿颈总动脉分叉处向上清理颈外动脉及其颈部分支：在前方自下向上是甲状腺上动脉、舌动脉和面动脉；在后方有枕动脉（平对面动脉发出，经二腹肌后腹深面）、耳后动脉（发自枕动脉稍上方）等。

清理颈内静脉的主要属支：面静脉（常与下颌后静脉后支汇合后注入）、舌静脉、甲状腺上静脉、甲状腺中静脉等。观察**静脉角**。

将已剪断的胸锁乳突肌沿其深面向止点处清理，暴露并清理出二腹肌后腹，寻认并观察二腹肌后腹的毗邻关系。沿迷走神经主干向上寻认膨大的迷走神经下神经节，沿前面已寻出的喉上神经向上追寻到此处，复查该神经与甲状腺上动脉之间的位置关系。沿前面已经寻找出的颈袢上根向上追寻至舌下神经，继续向上追寻舌下神经的走行，至其经过二腹肌后腹进入下颌下三角。

小心除去颈动脉鞘，在其深面寻找**颈交感干**，辨认颈交感干上的颈上神经节（较大，平对第 2 ～ 3 颈椎）和颈中神经节（较小，也可能不存在）。颈下神经节留待颈根部解剖时再查。

2. **颈外侧区**　该区位于胸锁乳突肌后缘、斜方肌前缘和锁骨中 1/3 之间。

（1）**解剖浅层结构**：清除浅筋膜，观察封套筋膜的被覆情况后清除，注意勿伤及深面结构。

（2）**解剖深层结构**

1）**解剖观察副神经**：清理并游离副神经，该神经由胸锁乳突肌后缘上、中 1/3 交界处行向外下方，经斜方肌中、下 1/3 交界处进入该肌深面。注意观察沿副神经排列的淋巴结。

2）**解剖斜角肌及斜角肌间隙**：观察颈深筋膜深层即**椎前筋膜**在颈外侧区的被覆情况，用刀柄探入咽与食管的深面，体会**咽后间隙**的存在。然后清除椎前筋膜，暴露**前、中、后斜角肌**，注意在前斜角肌表面有膈神经下行，切勿伤及。

辨认位于前、中斜角肌之间的**斜角肌间隙**，有臂丛和锁骨下动脉经过此间隙，臂丛位于动脉的上方。

3）**解剖观察颈丛**：向内侧翻起颈内静脉和颈总动脉，暴露出颈丛的出处，寻认组成颈丛的各神经根。在前斜角肌表面找出**膈神经**，此神经沿前斜角肌上份的外侧缘向内下经该肌表面下行，向下经锁骨下动、静脉之间进入胸腔。

4）**解剖观察臂丛及其分支**：清理包裹臂丛的筋膜，观察组成臂丛的 5 支神经根（即 C_5 ～ T_1 神经的前支）以及由 C_5 ～ C_6 神经前支形成的臂丛上干、C_7 神经前支形成的中干、C_8 与 T_1 神经前支的一部分形成的下干。各神经干向下外进入腋腔，沿此方向寻认臂丛的分支。

5）**观察锁骨下动、静脉**：**锁骨下静脉**位于前斜角肌前方，向外续于腋静脉，向内与颈内静脉汇合成**头臂静脉**，汇合处的夹角即静脉角。复查颈外静脉注入锁骨下静脉的情况。在左静脉角处寻找**胸导管**。

在前斜角肌内侧找出锁骨下动脉第 1 段及其分支。观察由该段上壁发出的位于内侧的椎动脉和外侧的**甲状颈干**；在锁骨下动脉的下壁与椎动脉相对处找出**胸廓内动脉**；在锁骨下动脉的后壁找出**肋颈干**；清理观察被前斜角肌覆盖的锁骨下动脉的第 2 段；在前斜角肌的外侧解剖观察锁骨下动脉的第 3 段，该段发出**颈横动脉**或**肩胛上动脉**。

3. **颈根部**

（1）**解剖椎动脉三角**：先用解剖刀切断胸锁关节，靠锁骨外侧端锯断锁骨。分离其后面的锁骨下肌，取下离断的锁骨。清理观察由颈长肌外侧缘、前斜角肌内侧缘和锁骨下动脉第 1 段围成的椎动脉三角。在该三角内辨认椎动、静脉和甲状腺下动脉。

（2）**解剖淋巴导管及淋巴干**：在左静脉角或左颈内静脉末端仔细解剖观察胸导管，观察其毗邻情况。经颈动脉鞘后方向下解剖胸导管至胸廓上口。在右静脉角处解剖观察右淋巴导管。注意观察两侧的颈干、锁骨下干和支气管纵隔干。

（3）**解剖观察迷走神经及右喉返神经**：左迷走神经在左颈总动脉和左锁骨下动脉之间进入胸腔。右迷走神经在颈内静脉后方和锁骨下动脉前方进入胸腔，在右锁骨下动脉下方发出右喉返神经并勾绕该动脉走向后上方，进入气管食管旁沟内。

（4）**解剖观察锁骨上淋巴结及膈神经**：在锁骨上大窝内找出**锁骨上淋巴结**，该淋巴结沿颈内静脉和颈横血管排列。在锁骨下静脉后方、前斜角肌表面进一步观察膈神经。

（5）**解剖观察锁骨下动脉及其分支**

1）**解剖甲状颈干、椎动脉和胸廓内动脉**：在锁骨下动脉第 1 段解剖甲状颈干和椎动脉，并找出甲状颈干发出的甲状腺下动脉、颈横动脉及肩胛上动脉。椎动脉上行经第 6 ～ 1 颈椎横突孔入颅。在锁骨下动脉第 1 段下壁与椎动脉起点相对处，找出胸廓内动脉。

2）**观察锁骨下动脉行径及其毗邻**：在前斜角肌内侧观察锁骨下动脉第 1 段及其毗邻关系。该段动脉的前方，右侧为右迷走神经，左侧为左膈神经；前下方有锁骨下静脉与其伴行；后方为胸膜顶。解剖清理被前斜角肌覆盖的锁骨下动脉第 2 段和前斜角肌外侧的锁骨下动脉第 3 段。锁骨下动脉第 3 段的后方有臂丛的下干。

（6）**解剖观察颈交感干**：在颈动脉鞘的后方、迷走神经的内侧解剖观察颈交感干及与其相连的颈上、中神经节和**颈胸（星状）神经节**。

（7）**观察胸膜顶**：至此颈根部结构均已暴露，在锁骨下动脉的深面寻找肺尖及覆盖于其上的**胸膜顶**，观察其毗邻情况。

4. 口、鼻、咽、喉与气管颈段

（1）清理并暴露喉：甲状腺在此前的解剖中已从峡部正中纵向切开，小心地将左右两半甲状腺向两侧拉开，同时清理与喉及气管相连的结缔组织，尽量暴露喉的全貌，以便于接下来的操作，注意保护好甲状腺上、下动脉及喉上神经、喉返神经。

（2）解剖甲状舌骨膜：在舌骨与甲状软骨上缘之间清理出甲状舌骨膜，注意找出在其外侧缘穿过的喉上动、静脉和喉上神经内支。喉上动脉发自甲状腺上动脉。

（3）解剖甲状软骨、环状软骨及环甲肌

1）在甲状舌骨膜下方清理甲状软骨，观察**甲状软骨**的左右两板及其在中线处融合的情况，其融合处称**前角**，前角上缘的凹陷称**甲状软骨上切迹**。甲状软骨前角上端在男性较为突出，称为**喉结**。在甲状软骨左右两板后缘，找到突向上方和下方的细长突起，即**上角**和**下角**。上角连于甲状舌骨膜，下角参与形成环甲关节。

2）在甲状软骨的下缘处，向下找到**环状软骨弓**，二者之间的薄层结缔组织膜即为弹性圆锥的一部分，称**环甲膜**。用针头在此处穿刺，模拟并体会环甲膜穿刺术。沿着环状软骨弓向后清理至喉的后面，找到**环状软骨板**。观察环状软骨的形态，找到**环甲关节**，该关节由甲状软骨下角和环状软骨板上缘的关节面共同构成，观察并体会该关节的作用。

3）清理附着于甲状软骨板和环骨软骨弓之间的**环甲肌**，但要保留支配它的喉上神经分支，观察该肌肉并体会其作用。

（4）解剖气管颈部：在环状软骨弓下方即为气管颈段，它由若干个**气管软骨环**和连于其间的结缔组织形成。游离气管颈段，观察其后面，可见气管软骨环呈“C”形，封闭气管颈段后面的结缔组织膜即为**气管膜壁**。将气管颈段前面已解剖出的各层结构尽力复位，模拟并体会气管切开术。

喉与气管颈段的解剖暂时到此为止，其余结构以后再查。接下来的操作应待头部、脊柱、胸部及上肢部分的操作完成后再进行。

（5）离断头部与颈部：在咽后间隙处，分开脊柱颈段与颈前部的诸结构。将斜方肌自起点处切断并翻起，显露深部结构（如若斜方肌已切断可省略此步）。然后依次切断夹肌、半棘肌、头长肌、头后大直肌、头后小直肌、头上斜肌，切开深部的筋膜，暴露出寰枕关节并离断。如此便可将头部和颈前部结构翻向前方。

（6）解剖咽与喉

1）清除覆盖于咽壁后面的筋膜，观察**咽上、中、下缩肌**，可见这三块肌肉自下而上依次互相遮盖。在茎突与咽上、中缩肌之间寻找并观察**茎突咽肌**。在茎突咽肌后方寻找**舌咽神经**并追踪其分支。

2）沿中线纵行切开咽后壁及部分食管后壁，然后平颅下做水平切口，如此便可将咽后壁向左、右翻开。观察**咽腔**、**鼻后孔**、**咽峡**、**软腭**、**喉口**、**梨状隐窝**的形态。

3）沿中线再切开喉口以下部分的咽前壁及食管前壁，稍做清理，暴露出喉的后壁。小心不要破坏口咽部及鼻咽部前壁的结构。

4）仔细清除环状软骨板表面的结缔组织，寻认**环杓后肌**。在环状软骨板上面，找到**杓横肌**和**杓斜肌**。沿杓斜肌向外上追踪，找到位于杓会厌襞内的**杓会厌肌**。**杓状软骨**位于环状软骨板上方，试着触摸之。

5）切断环甲关节，沿甲状软骨上缘和下缘切断甲状舌骨膜和环甲肌（注意甲状软骨上角和下角不要切断），再沿前正中线纵向切断甲状软骨前角，如此便可将一侧甲状软骨板取下。在取下的一侧清理**甲杓肌**，该肌位于杓状软骨外面与甲状软骨前角内面之间，然后在杓状软骨与环状软骨弓之间清理**环杓侧肌**。

以上操作完成后，复查喉软骨、喉肌与喉连结。

（7）观察口、鼻及喉腔

1）在面部，剥离鼻部的皮肤，寻认组成外鼻的**鼻骨**及鼻软骨。

2）在正中线稍偏一侧，用锯锯开颅底和硬腭，用刀切开软腭，然后沿前正中线锯断下颌体，用刀沿中线切开舌及口底软组织，如此便可将头部完全分成两半，其中一半保留有完整的**鼻中隔**。

3）仔细去除覆盖于鼻中隔表面的黏膜，观察鼻中隔的组成。

4）在另一半锯开的头部上，结合理论教材和解剖图谱，系统观察口、鼻、咽及喉的解剖结构特征，特别是咽峡的构成、**腭扁桃体**的位置、鼻腔侧壁的形态、易出血区、鼻旁窦的开口、鼻咽及口咽侧壁的形态等。

5）模拟经鼻或经口气管插管，体会操作要点及沿途的解剖结构特点。

实验三　胸　　部

【目的与要求】

（1）掌握胸部的境界和分区、主要标志和标志线。

（2）掌握胸壁的层次；了解胸部皮肤的特点和胸部浅筋膜的结构；掌握胸部皮神经分布的节段性和重叠性及其意义；熟悉女性乳房的构造、血供、淋巴回流及与乳腺癌的关系；掌握锁胸筋膜；掌握肋间隙结构及神经、血管走行的排列关系及其临床意义。

（3）掌握肋间神经的阻滞；掌握胸膜腔穿刺的层次及注意事项。

（4）掌握膈的位置、分部、膈上的三个裂孔及各孔通过的结构。

（5）熟悉胸膜的配布、胸膜腔的构成、胸膜隐窝及胸膜的体表投影。

（6）掌握胸膜顶的体表投影和胸膜反折线的投影；了解心包穿刺的进针部位。

（7）掌握肺的形态、分叶、肺门及肺根的定义，肺根的构成及排列关系，肺段的概念；了解肺的体表投影。

（8）掌握纵隔的概念、境界、位置和分区（四分法）；掌握纵隔左侧面和右侧面所见结构；掌握上纵隔结构的层次及相互毗邻关系；掌握后纵隔各结构的起止、行程和重要毗邻及临床意义。

（9）掌握心包的构成、心包窦及心包的穿刺进针部位；了解心脏的位置、毗邻、心腔的构造；了解心的传导系；掌握心的异常副束；掌握先天性心脏畸形的分类及麻醉要点；掌握体循环和肺循环。

【体表标志】

1. **胸骨**　位于胸前壁正中。

2. **颈静脉切迹**　是胸骨柄上缘的凹陷。

3. **胸骨角**　胸骨柄与胸骨体连接处微突向前的横嵴。

4. **剑突**　其上端与胸骨体相接处称**剑胸结合**。值得注意的是，大多数人的剑突终生不骨化，因此一般很难在胸骨体下端触及剑突。

5. **锁骨**　全长均可在体表触及。

6. **肋骨**　除第 1 肋、第 11 肋、第 12 肋较难触及外，其余各肋骨均可在体表触及。由上至下依次确认。

7. **肋弓**　全长均可触及。左右肋弓在中线形成**胸骨下角**，该角被剑突分成左右**剑肋角**，左剑肋角是心包穿刺的部位。

8. **乳头**　男性乳头位置较为恒定，一般在锁骨中线与第 4 肋间隙相交处。女性乳头的位置常有变化，作为体表标志意义不大。

9. **胸大肌**　男性的胸大肌在体表较为明显。

10. **肩胛骨下角**　位于背部，在标准解剖学姿势下，该结构平对第 7 肋或第 7 肋间隙，可作为计数肋的标志。

【解剖操作】

胸前壁的大部分结构应已在上肢的腋窝解剖时剖出，故解剖胸前壁时需注意与后文上肢操作的相关内容对照进行。

1. **皮肤切口**　尸体仰卧位，切口如下。

（1）自胸骨柄上缘沿前正中线向下切至剑突。

（2）自切口 1 上端向外沿锁骨切至肩峰。

（3）自切口 1 下端向外下沿肋弓切至腋后线。

（4）自切口 1 下端向外上方切至乳晕，环绕乳晕（女尸环绕乳房），继续向外上方切至腋前襞上部，在此折转沿臂内侧面向下切至臂上、中 1/3 交界处，然后折转向外侧，环切臂部皮肤至臂外侧缘。

剥离皮瓣，将上、下两块皮瓣向外翻起（保留女性乳房或男性乳头），上方皮肤翻向上臂背侧，下方皮瓣翻至腋后线处。

2. 解剖女性乳房 若为女尸（特别是年轻女尸），可解剖和观察乳房的结构。

（1）自乳头根部向上做垂直切口，向外做水平切口，剥除乳房外上象限的皮肤，剥皮过程中注意观察**乳房悬韧带**浅部的存在，它们是连于皮肤与浅筋膜之间的纤维小束。

（2）在暴露出来的乳房外上部分，用镊子仔细剔去脂肪，找到成团状的**乳腺叶**，清理并观察其轮廓。在乳晕处，用刀沿放射状轻划，仔细寻找**输乳管**，并追踪至乳腺叶。注意输乳管在乳头处有膨大的**输乳管窦**。

（3）将整个乳房从胸大肌筋膜上分离下来，注意有纤维结缔组织小束连于乳房和胸大肌筋膜之间，此为乳房悬韧带的深部。将取下的乳房沿矢状面通过乳头切开，按理论教材的内容进行观察。

3. 解剖浅筋膜

（1）胸部浅筋膜由疏松结缔组织夹以脂肪构成，先沿第 2 肋切开浅筋膜，将其与其深方的深筋膜分离。再向上剥离筋膜片，注意在其中寻找锁骨上神经的末梢部分，它们自颈部下行，越过锁骨浅面到达胸上部。此外，在胸上部还可见到颈阔肌的末端，它越过锁骨达第 2 肋水平。若颈部操作未完成，可修洁后翻向上保留，否则可观察后去除。

（2）沿锁骨中线向下切开浅筋膜，分别向两侧揭起，翻至肋间隙内侧端和腋中线附近。翻开过程中注意寻认穿出的小的血管神经束，**肋间神经**前皮支和胸廓内血管的穿支自肋间隙内端穿出；肋间神经和肋间后血管的外侧皮支在腋中线附近穿出；以上血管神经任选一个肋间隙观察清楚即可。

以上操作完成后，清除胸前区的浅筋膜。

4. 解剖胸壁

（1）在三角肌与胸大肌之间的沟内分离深筋膜，找到**头静脉**及其属支，分别向上、向下追踪该支静脉，若见位于其周围的淋巴结，予以保留。

（2）修整胸大肌，去除覆盖于其表面的深筋膜，修洁该肌的边界并确认胸大肌的起、止点。用手指或刀柄插入胸大肌的深面，使其与深面的筋膜相分离，然后在距胸骨侧缘 2 ～ 3cm 处，切断胸大肌的起点自下内向上外翻起，注意锁胸筋膜处有神经和血管穿入，小心翻起，尽量保留。也可见有神经血管穿胸小肌后进入胸大肌。

（3）观察**锁胸筋膜**，它张于锁骨、喙突、胸小肌上缘之间。清理穿锁胸筋膜的头静脉，胸内、外侧神经和胸肩峰血管。

（4）清理覆盖胸小肌表面的筋膜及其上、下缘，将该肌与深面的结构分离，在起点处切断并向外翻起，注意保护从深面进入胸小肌的血管神经。

（5）去除覆盖于胸侧壁**前锯肌**表面的筋膜，观察该肌以若干个肌齿起于肋骨的情况。注意肋间神经外侧皮支穿前锯肌的肌齿间浅出，寻认其中的第 2 肋间神经外侧皮支即**肋**

间臂神经。另外，在腋中线附近有**胸长神经**和胸外侧动、静脉行于前锯肌表面，慎勿伤及。观察清楚后切断前锯肌的起点，将该肌连同胸长神经和胸外侧血管一并翻向外侧。

5. 解剖肋间隙

（1）清理胸前外侧壁，暴露肋骨和肋间隙，注意保留已剖出的血管神经和腹直肌及腹外斜肌的起始处。在胸骨角两侧确认第 2 肋，向下数认各肋骨和肋间隙，选择 1 ～ 2 个肋间隙进行解剖。第 3 ～ 5 肋间隙较为宽大，比较适宜。

（2）观察**肋间外肌**，可见肋间外肌肌纤维斜向前下，至肋软骨间变为**肋间外膜**。透过肋间外膜可见**肋间内肌**。从肋骨前端到腋中线，沿上位肋软骨下缘切开肋间外肌并向下翻，可见位于其深面、肌纤维斜向前上的肋间内肌。

（3）从腋前线处沿上位肋骨下缘，向后切开一段肋间内肌（注意勿伤及深面的壁胸膜），以肋间神经外侧皮支为标志，追踪行于肋沟下方、肋间内肌与肋间最内肌之间的肋间神经主干，随后沿该处肋骨长轴做一小切口，刮去骨膜，剪去该段肋骨（注意慎勿伤及深面结构），小心剔除位于肋间神经上方的**肋间后动**、**静脉**，尽量向前、向后游离一段，观察它们之间的相互位置关系。

（4）选择一个肋间隙，剔除其内的肋间肌，注意保留肋间血管、神经和胸膜。在胸骨两侧缘 1 ～ 2cm 处找到下行的胸廓内动、静脉。

6. 开胸

（1）离断胸锁关节（注意保护深部结构）。

（2）沿腋中线，剔除上 7 个肋间隙内的肋间肌，约一横指宽即可，勿伤及壁胸膜，然后用手指将壁胸膜与胸廓分离。

（3）在第 1 肋间隙切开肋间组织，经开口处插入肋骨剪，在第 1 肋的肋骨与肋软骨连接处，剪断第 1 肋，再向外下剪断第 2 肋，然后，沿腋中线向下剪断第 3 ～ 8 肋骨。

（4）用一只手提起胸前壁，找到胸廓内血管，将其切断；另一只手将胸骨深面的结构压向后，将**肋胸膜**与胸前壁分离。一边上提胸前壁，一边分离胸膜，以免折断胸骨和肋软骨，将胸前壁向下翻，置于腹前壁上。胸前壁与壁胸膜之间的疏松结缔组织即**胸内筋膜**。

（5）观察并纵行切开**胸横肌**，暴露胸廓内动、静脉，寻认其主干及分支。胸廓内动脉在第 6 肋软骨或第 7 肋软骨后面分成两终支，一支沿肋弓行走，另一支下行穿膈入腹直肌鞘。在胸廓内血管周围的脂肪内寻找**胸骨旁淋巴结**，找到后予以保留。

7. 探查胸膜腔　胸腔已打开，检查胸膜的各部分，确认肋胸膜和**纵隔胸膜**，沿二者交界处纵向剪开，再从该切口的上、下端向外剪开至腋中线，即可向两侧翻开胸膜腔。正常情况下，脏、壁两层胸膜极易分离，病理情况下则变得难以分开。可进一步触摸和观察**脏胸膜**及壁胸膜的**肋胸膜**、**膈胸膜**、**纵隔胸膜**和**胸膜顶**。两手分别放在胸膜顶的上、下面，观察胸膜顶和肺尖在颈部的体表投影。将手插入肋胸膜与膈胸膜之间探查胸膜下界，确认其体表投影位置。将手插入左纵隔胸膜前缘下部反折处的胸膜腔，观察左**肋纵隔隐窝**。将手插入肋胸膜与膈胸膜反折处探查**肋膈隐窝**（注意勿被肋骨断端刺伤手）。将肺下部拉向外，可见**肺韧带**位于肺根下方，将手伸至肺韧带下缘处，用拇指和食指触摸。

8. 剖查肺

（1）解剖左肺：左肺根前方有**膈神经**和**心包膈血管**，后方有**迷走神经**。剖开肺根处的胸膜，分离**肺根**内结构，避开肺根周围的血管神经，垂直切断肺根和肺韧带，取出左肺。

观察左肺的形态、左肺根的组成及排列。

（2）解剖右肺：右肺根前方有**膈神经**和**心包膈血管**，后方有**迷走神经**，上方有**奇静脉弓**。剖开肺根处的胸膜，分离**肺根**内结构，避开肺根周围的血管神经，垂直切断肺根和肺韧带，取出右肺。观察右肺的形态、右肺根的组成及排列。比较左、右肺的不同。

（3）解剖肋间后血管和肋间神经：取出肺后，洗净胸膜腔，在胸后壁透过肋胸膜和胸内筋膜可见**肋间后血管**和**肋间神经**。在第4肋间隙切开肋胸膜和胸内筋膜，分离肋间后血管和肋间神经的主干及其在肋角处发出的分支，观察血管神经在肋沟处的排列顺序。模拟胸膜腔穿刺（注意进针部位）。

9.**解剖纵隔**　切除左、右肺后，留在胸腔中部的结构就是纵隔，观察并确认纵隔的边界，复习纵隔的四分法。

（1）**纵隔侧面观**：透过两侧纵隔胸膜和胸后壁胸膜，原位观察纵隔左、右侧面诸结构。

1）左侧面观：纵隔左侧面的中部有**左肺根**。肺根的前下方有**心包**。**膈神经**与**心包膈血管**经肺根前方下行，**迷走神经**经肺根后方下行。**左喉返神经**勾绕主动脉弓上行。肺根后方有**胸主动脉**、**交感干**及**内脏大**、**小神经**，上方有**主动脉弓**及**左颈总动脉**和**左锁骨下动脉**。

2）右侧面观：纵隔右侧面的中部有**右肺根**，肺根前下方为**心包**。**膈神经**与**心包膈血管**经肺根前方下行，**迷走神经**经肺根后方下行。**右喉返神经**绕右锁骨下动脉上行。肺根后方有**食管**、**奇静脉**、**交感干**及**内脏大**、**小神经**。上方有**奇静脉弓**、**右头臂静脉**、**上腔静脉**、**气管**和**食管**，下方有**食管后隐窝**。

（2）**解剖上纵隔**

1）清理上纵隔内的结缔组织，因成人**胸腺**大部分被脂肪组织代替，可试在胸膜围成的胸腺三角内寻找胸腺残余，观察后摘除。

2）分离左、右**头臂静脉**，二者汇合成**上腔静脉**。比较左、右头臂静脉走行和毗邻的不同。复认奇静脉，该静脉在右侧弓形越过右肺根上方汇入上腔静脉。

3）在左头臂静脉注入上腔静脉处的稍左侧，切断左头臂静脉并将其翻向左侧。在深面辨认并分离**升主动脉**、**主动脉弓**及其发出的**左锁骨下动脉**、**左颈总动脉**和**头臂干**，观察主动脉弓及其分支的毗邻。

4）辨认位于升主动脉左侧的**肺动脉干**及位于主动脉弓下方的**左**、**右肺动脉**。寻认**动脉韧带**，它连于主动脉弓下缘与肺动脉干分叉处之间。

5）纵行切开纵隔胸膜，分离膈神经和心包膈血管。接下来清理左、右膈神经，可见其从胸廓上口和心包膈血管伴行，经肺根前方，紧贴心包侧壁下行至膈。

6）自颈部已寻出的迷走神经开始，继续向下清理。右迷走神经越右锁骨下动脉前面，在其下缘发出右喉返神经勾绕该动脉返回颈部（已在颈部解剖时剖出），继续下行经右肺根后方至食管后面。左迷走神经行于左颈总动脉和左锁骨下动脉之间，下行进入胸腔，越主动脉弓前方到食管前面。右迷走神经在主动脉弓下缘发出左喉返神经，勾绕主动脉弓返回颈部。

7）确认**动脉导管三角**的边界，辨认其内的动脉韧带、左喉返神经等，观察左喉返神经的走行和动脉韧带的关系。

（3）**解剖中纵隔**

1）于膈神经与心包膈血管的前方和膈上1.5cm处做“U”形切口，向上翻开心包前壁，观察心的毗邻。将胸前壁复位，观察心的体表投影。

2）触摸**浆膜性心包**脏、壁两层的反折部位，观察与心相连的大血管。平膈肌上方，小心切断**下腔静脉**，心脏便可以活动。

3）探查心包窦。用食指伸入升主动脉和肺动脉的后面与上腔静脉和左心房的前面之间，探查**心包横窦**。将手伸入左心房后壁与心包后壁之间，探查**心包斜窦**。向前托起心脏，观察心包斜窦的境界。在心包前壁与下壁的反折处，用一手指探查**心包前下窦**。

4）在奇静脉注入点的下方剪断上腔静脉，平对肺动脉干分叉处下方，切断肺动脉干和升主动脉，摘下心脏，以备他用；用另备的标本，观察心脏的外形、各腔的结构等，在特别处理过的牛心标本上观察心传导系。

（4）**解剖后纵隔和上纵隔后部**　因上纵隔后部和后纵隔的结构大多是连续的，所以最好一起解剖。

1）游离头臂干、左颈总动脉、左头臂静脉并翻向一边，观察辨认深面的气管、主支气管、食管及它们的相互位置关系，比较左、右主支气管的形态特点。

2）在气管的后面找到食管，寻认贴在食管的两侧的纵隔胸膜，先不要除去，观察食管与左、右纵隔胸膜之间的位置与毗邻关系，接下来再探查食管后隐窝。上述操作结束后，将取下的心脏放回原位，体会食管的毗邻关系，特别注意与左心房、左主支气管、胸主动脉的毗邻关系。

3）沿前面已解剖出的左、右迷走神经主干追寻至食管前、后面，寻认二者在食管表面形成的**食管前丛**和**食管后丛**，继续沿食管向下追寻，近膈肌处可见它们形成**迷走神经前干**和**后干**，与食管一起穿膈入腹。仔细清理出上述分支并保留。

4）小心去除贴在食管两侧的纵隔胸膜，先在左侧寻认并观察**胸主动脉**的行程，注意它与食管之间的相对位置变化：食管先位于胸主动脉的左侧，穿膈肌之前又斜向左位于胸主动脉的前面。将食管提起，寻认由胸主动脉发出的几支**食管动脉**，然后查看起自胸主动脉的**左**、**右肋间后动脉**，注意右肋间后动脉较左侧的长，经食管后面、脊柱前面到达右侧肋间隙。在主动脉弓下面，左主支气管后方寻认**支气管动脉**。

5）在胸腔右侧，上腔静脉主干上辨认**奇静脉**的注入点，可见奇静脉末端呈弓形跨过右肺根（称**奇静脉弓**），自此逆行向下将该静脉稍做清理，勿伤内脏大神经及胸导管等。将食管提起向左牵拉，在脊柱右前方可见到该静脉的主干，寻认注入奇静脉的**右肋间后静脉**，并找到注入奇静脉的**半奇静脉**的末梢。继续向下追踪奇静脉至其穿过膈肌为止。

6）再将食管牵向右侧，在脊柱的左前方，胸主动脉的后方，寻认半奇静脉和注入半奇静脉的**副半奇静脉**。辨认**左肋间后静脉**，上部的注入半奇静脉，下部的注入副半奇静脉。

7）在食管的深面，奇静脉和胸主动脉之间，脊柱前方中线附近的结缔组织内，寻认**胸导管**；该结构近似静脉，但色白而壁薄，找到后小心地稍做清理，勿要损伤。尽量向上、下追踪胸导管的去向，其止点已在颈部剖出，结合已剖出的结构体会胸导管的毗邻。胸导管的起点在腹腔内腹后壁上，留待腹部解剖时再查。

8）将胸后壁上脊柱两旁的胸膜及结缔组织小心地撕去，显露细长呈链状的**胸交感干**。该结构上段位于肋头和肋间血管的前面，下段逐渐移到椎体两侧。通常由 10 ～ 12 个**交感神经节**及**节间支**组成，辨认这些神经节及连于其间的细长的节间支，注意每个神经节都有两个交通支与肋间神经相连，即**灰交通支**和**白交通支**，选 1 ～ 2 个神经节试做解剖即可。向下寻认由胸交感干发出的内脏大神经和内脏小神经，二者向下穿膈肌入腹腔。

实验四　腹　部

【目的与要求】

（1）掌握腹前外侧壁及腹股沟区的体表标志和解剖方法。

（2）掌握腹前外侧壁的层次结构和腹股沟区的层次结构，腹股沟管的位置、构成和内容，腹股沟三角的位置；掌握腹膜配布和形成的结构，腹膜腔的境界、分区和探查方法；掌握腹腔脏器的毗邻关系、血管分布和神经支配；掌握腹膜后隙的位置、境界和主要结构配布。

（3）掌握腹壁神经的节段性分布及髂腹下神经、髂腹股沟神经的阻滞入路；掌握腰交感干的位置及阻滞方法；掌握腹腔神经节、腹神经丛的位置、构成及阻滞方法；掌握腰丛的位置、构成及阻滞方法。

【体表标志】

1. **骨性标志**　在腹壁上界从正中线向两侧可触到胸骨的剑突、肋弓、第 11 肋及第 12 肋游离端。在腹壁下界可触到耻骨联合上缘、耻骨嵴、耻骨结节、髂嵴、髂前上棘等。

2. **软组织标志**　位于腹前正中线深面的是**白线**，其两侧为**腹直肌**，腹直肌的外侧缘稍向外凸的为**半月线**。**脐**位于腹前正中线上，其后方平第 3、4 腰椎之间。腹前壁与股部的移行处为**腹股沟**，其深面有腹股沟韧带，附于髂前上棘和耻骨结节之间。

【解剖操作】

1. **腹前外侧壁**

（1）**皮肤切口**：尸体仰卧位，切口如下。

1）摸认胸骨剑突，自剑突沿前正中线向下，环绕脐，切至耻骨联合上缘。

2）摸认肋弓，自剑突沿肋弓切至腋中线。

3）摸认髂前上棘，自耻骨联合上缘沿腹股沟向外上切至该棘。

剥离皮瓣，翻向外侧。

（2）**解剖浅筋膜**

1）**剖查浅血管**：摸认耻骨结节，在耻骨结节与髂前上棘连线中点内侧 1.5cm 附近，寻找腹壁浅动脉、旋髂浅动脉及其伴行静脉，前者向外上分布于髂前上棘附近，后者向内上方走向脐区。辨认脐周围的**脐周静脉网**，向上找寻汇合而成的**胸腹壁静脉**，向下找寻**腹壁浅静脉**（注入大隐静脉）。

2）**辨认 Camper 筋膜和 Scarpa 筋膜**：自髂前上棘做水平切口将浅筋膜切开（不可过深），长约 10cm，深至腹外斜肌腱膜浅面，钝性分离，辨认浅层富含脂肪的 Camper 筋膜和深层富含弹性纤维的 Scarpa 筋膜。将手指伸入 Scarpa 筋膜与腹外斜肌腱膜之间，探查 Scarpa 筋膜的附着点，向内可至白线，向下至腹股沟韧带下方 1.5cm 处受阻，不能伸入股部。

3）**剖查肋间神经皮支**：去掉浅筋膜，在前正中线两侧剖寻 2 ～ 3 支**肋间神经的前皮支**，在腋中线的延长线上剖寻 2 ～ 3 支**肋间神经的外侧皮支**，在耻骨联合的外上方剖寻**髂腹下神经的皮支**。体会腹前外侧壁皮肤的感觉神经呈节段性分布特点，临床以此确定脊髓损伤的平面及手术所需麻醉平面。

4）**去除浅筋膜**：去除全部浅筋膜，显露腹壁肌层。

（3）**解剖腹前外侧壁的肌和血管、神经**

1）**解剖腹外斜肌**：修洁腹外斜肌表面，观察肌纤维方向及其腱膜。自腹直肌外侧缘与肋弓交点处沿肋弓向外切开腹外斜肌至腋中线，由髂前上棘至腹直肌外侧缘做一水平切口，然后自腹直肌外侧缘纵行切开腹外斜肌，将腹外斜肌翻向外侧。显露腹内斜肌。

2）**解剖腹内斜肌和血管、神经**：观察腹内斜肌的纤维走行及其腱膜。沿上述切口切开腹内斜肌，翻向外侧。剥离腹内斜肌时注意观察其与腹横肌之间的第 7 ～ 11 肋间神经、肋下神经及其伴行血管。显露腹横肌。

3）**解剖腹横肌及腹横筋膜**：观察腹横肌的纤维走行及其腱膜，再沿上述切口切开腹横肌，翻向外侧。观察深面的腹横筋膜及其深面的腹膜外组织。

（4）**解剖腹直肌及腹直肌鞘**

1）**解剖腹直肌鞘前层**：在白线两侧一横指处，纵行切开腹直肌鞘前层，自此切口的上、下两端各做一横切口，鞘的前层与腹直肌腱划结合紧密，需用刀尖仔细剥离，将腹直肌鞘前层向两侧翻起，显露腹直肌。

2）**解剖腹直肌及其血管、神经**：观察腹直肌的起止及肌纤维的走行，游离腹直肌的内、外侧缘，钝性分离腹直肌与其深面结构，提起腹直肌，观察第 7 ～ 11 肋间神经、肋下神经及其伴行的肋间后血管自外侧向内侧进入腹直肌的情况。平脐横行切断腹直肌，将其向上、下翻起，显露鞘的后层，观察腹直肌后方的腹壁上、下动脉及静脉，注意其吻合。

3）**观察腹直肌鞘后层、弓状线**：观察腹直肌鞘后层的构成特点；在脐下 4 ～ 5cm 处，寻找腹直肌鞘后层下缘呈弓形游离的**弓状线**，该线以下，腹直肌鞘后层缺如，腹直肌直接与深面的腹横筋膜相贴，观察此处的腹横筋膜。

（5）**解剖腹股沟区**

1）**解剖腹外斜肌腱膜及腹股沟韧带**：修洁腹外斜肌表面的筋膜，观察腱膜的纤维走向。寻认腹股沟处由腹外斜肌腱膜下缘向后上卷曲增厚形成的腹股沟韧带，该韧带连于髂前上棘与耻骨结节之间，构成**腹股沟管下壁**。

2）**解剖腹股沟管浅环**：在耻骨结节外上方找到精索（或子宫圆韧带），其自一个三角形的裂隙穿入皮下，即**腹股沟管浅环**，观察浅环的内、外侧脚及脚间纤维、反转韧带。腹外斜肌腱膜在浅环处延续为精索外筋膜。

3）**解剖腹股沟管前壁**：自髂前上棘水平切口与腹直肌外侧缘交点处，向下沿腹直肌鞘外侧缘切开腹外斜肌腱膜至浅环内侧脚的内侧（注意不要破坏浅环），然后将三角形的腹外斜肌腱膜向外下方翻开，即打开腹股沟管前壁。

4）**解剖腹内斜肌与腹横肌的下部**：修洁腹内斜肌表面的筋膜，观察精索上方腹内斜肌和腹横肌的游离下缘，可见其呈弓状，提起精索（或子宫圆韧带），观察两肌在腹直肌外侧缘附近融合而成的**腹股沟镰**（也称**联合腱**），由此二肌还可分出部分纤维沿精索向下延伸组成菲薄的提睾肌。腹内斜肌和腹横肌的游离下缘及联合腱构成**腹股沟管上壁**。在精索稍上方寻找**髂腹下神经**；在精索前外下方寻找与其伴行的**髂腹股沟神经**，可随之穿出浅环。

5）**观察腹股沟管深环**：提起精索，观察腹横筋膜（构成**腹股沟管后壁**）。在腹股沟韧带中点上方一横指处，腹横筋膜延续为精索内筋膜，其围绕精索形成的环口即为**腹股沟管深环**。

6）**观察腹股沟管及其内容**：观察腹股沟管的两口（浅环、深环）、四壁（前、后、上、下壁）。观察管内的精索（或子宫圆韧带）。

7）**观察腹股沟三角**：在近腹股沟韧带中点稍内侧处找到腹壁下动脉，确认由该动脉与腹直肌外侧缘和腹股沟韧带围成的腹股沟三角。

2. **腹腔脏器**

（1）**腹膜和腹膜腔探查**：在探查腹膜腔之前，先原位观察腹膜形成的结构和腹腔脏器的配布。用手探查、触摸腹膜及腹膜腔，切勿使用解剖器械，以免损伤腹膜和脏器。探查动作也需轻柔，以免撕破腹膜。观察完毕后将内脏恢复原位。

1）**打开腹膜腔**：自剑突沿前正中线至耻骨联合，切开腹壁，注意绕开脐，勿伤及最内面的**壁腹膜**。沿脐上方的切口处先将壁腹膜切一个小口，用手指探查后推开大网膜及小肠等。再将左手食指和中指伸入**腹膜腔**内，提起腹前外侧壁，使壁腹膜与内脏分隔开，向上、下切开壁腹膜使之与腹壁切口等长。在平脐下缘处作一个水平切口，切开腹前外侧壁各层，直至腋中线附近。将切开的腹壁翻向四周，打开腹膜腔，可见肝左叶、胃前壁及盖于肠袢表面的大网膜。

2）**观察腹膜及腹膜腔的境界**：将肋弓提起，伸手于肝与膈之间，向上可达**膈穹隆**，为腹腔及腹膜腔的上界。把大网膜及小肠袢轻轻翻向上方，寻见**小骨盆上口**，此即腹腔的下界，但腹膜腔经小骨盆上口与盆腔延续。将腹腔、腹膜腔的境界与腹壁的境界作一比较。观察完毕后，将各脏器整复原位。

3）**观察腹膜形成的结构**

a. 观察网膜：将肝的前缘推向右上方，观察由肝门移行至胃小弯和十二指肠上部的**小网膜**。连于肝门和胃小弯之间的为**肝胃韧带**，连于肝门和十二指肠上部之间的为**肝十二指肠韧带**。大网膜形似围裙覆盖在空肠、回肠和横结肠的前方，观察**大网膜**下缘的位置，上缘的附着点，将其向上翻起，查看胃大弯与横结肠之间形成的**胃结肠韧带**。自肝肾隐窝处，以食指和中指向左插入肝十二指肠韧带的后方的**网膜孔**内，探查网膜孔的境界。提起大网膜，沿胃大弯下方约1cm处切开一段胃结肠韧带（注意勿伤及其中的胃网膜左、右动脉等），将手指伸入并切开，探查**网膜囊**的前、后、上、下四壁及左、右侧壁。

b. 辨认肝的韧带：上提右侧肋弓，将肝推向下方，从左侧观察矢状位的**镰状韧带**。用拇指和食指搓捻其游离下缘，探知其内的**肝圆韧带**。将手插入肝右叶与膈之间，向肝的后上方探查，触及指尖者为**冠状韧带**上层。将手移至肝左叶与膈之间，向后探查，触及指尖者为**左三角韧带**。此时将手左移，可触及左三角韧带的游离缘。体会**肝周间隙**的构成。

c. 触摸胃与脾的韧带：将胃底推向右侧，尽可能地暴露**胃脾韧带**。将右手由脾和膈之间向后伸入，手掌向脾，绕脾的后外侧，可伸达脾与肾之间，指尖触及的结构为**脾肾韧带**。在脾的下端检查**脾结肠韧带**。注意胃脾韧带、脾结肠韧带与大网膜的关系。

d. 辨认十二指肠空肠襞：将横结肠翻向上方，在十二指肠空肠曲左缘、横结肠系膜根下方、脊柱左侧的腹膜皱襞，即**十二指肠空肠襞**。

e. 观察系膜：将大网膜、**横结肠**及其系膜翻向上方。把小肠推向左侧，将从左上至右下走行的**肠系膜根**（约15cm长）向右侧舒展平整，观察肠系膜的形态，摸认肠系膜根的附着处。提起横结肠，观察横结肠系膜及其内的中结肠动脉。在左髂窝处提起乙状结肠，观察乙状结肠系膜根及其附着部位。将回肠末端推向左侧，在右髂窝处循盲肠下端寻找阑尾，提起阑尾，可见三角形的阑尾系膜，观察阑尾血管。

f. 观察肠系膜根左、右两侧的左、右肠系膜窦的位置和形态。

g. 在升、降结肠和腹内侧壁之间触摸纵向的左、右结肠旁沟。

（2）**解剖结肠上区**

1）**解剖胃、胰、十二指肠上半部和脾的血管**

a. 将胃小弯拉向前下方，在食管下端和贲门前、后方的浆膜下，分离出**迷走神经前、后干**及其发出的分支。

b. 在距胃大弯中份的下方约 1cm 处，横行剖开大网膜，找出**胃网膜左动脉**及**胃网膜右动脉**，二者互相吻合。向右清理胃网膜右动脉直至幽门下方，证实它发自胃十二指肠动脉，该动脉在幽门下方可能已被渗出的胆汁染成绿色，因此要注意辨认。在追踪该动脉的同时，注意其沿途及幽门下方是否有淋巴结分布。向左清理胃网膜左动脉至其发自脾动脉处，辨认其周围的胃网膜左淋巴结。在脾门处解剖胃脾韧带，寻认由脾动脉分出的 2 ～ 4 支**胃短动脉**，该动脉行向胃底。

c. 将胃向上翻起后，在胰的上缘清理出**脾动脉**，并追踪其至腹腔干。腹腔干周围有一个神经丛，即腹腔神经丛。尽量保留，待以后解剖。脾动脉沿途分出胰支供给胰腺。在进入脾门之前脾动脉分出胃网膜左动脉，沿胃大弯向右行。在清理脾动脉时，注意胰尾周围及脾门处的淋巴结。

d. **脾静脉**与脾动脉伴行，并居其下方。剥离胰表面的腹膜，将其下缘向上翻起，便可暴露脾静脉和**肠系膜下静脉**。稍加清理并向右追踪脾静脉至胰颈的后方，见其与**肠系膜上静脉**汇合成**肝门静脉**。在腹腔干前方向下追踪胃冠状静脉，见其与肝总动脉伴行，经网膜孔下方而进入肝十二指肠韧带，最终注入**肝门静脉**。若胃冠状静脉未注入肝门静脉，则清理脾静脉时应注意它是否注入脾静脉，同时沿途注意保留可能注入脾静脉的肠系膜下静脉。

e. 从腹腔干向右，找出**肝总动脉**，清理它的分支**胃十二指肠动脉**。经十二指肠上段后方，在胆总管的左侧下行，在肠管下缘分出**胃网膜右动脉**及**胰十二指肠上动脉**。后者走行于胰头和十二指肠降部之间的沟内，观察其沿沟向两侧发分支供应胰头和十二指肠上半部的情况。

2）**解剖肝十二指肠韧带和胆囊**

a. 纵行剖开**肝十二指肠韧带**，可见肝门静脉及其左前方的**肝固有动脉**和右前方的**胆总管**。

b. 清理肝门静脉，观察其属支，并向上追踪至肝门处，证实它分为左、右支进入肝门。

c. 解剖肝固有动脉，注意其起源是否有变异，并向上追踪其分支。

d. 向上追踪胆总管，可见它由肝总管和胆囊管合成。观察胆囊及**胆囊三角**，在此三角内寻找与追查**胆囊动脉**的发出部位、走行及分支，该动脉多半起自肝右动脉。

（3）**解剖结肠下区**

1）**区别各段肠管**

a. 区别**大肠**、**小肠**：大肠以框型包绕小肠。寻找结肠的**结肠带**、**结肠袋**和**肠脂垂**，以此区别大肠和小肠。辨别横结肠上、下两侧均有系膜（下侧为大网膜，上侧为横结肠系膜），而乙状结肠只一侧有系膜。

b. 寻找**阑尾**：以盲肠的前结肠带为标志，向下追踪可找到**阑尾根部**。

c. 区分**空肠**和**回肠**：以位置、管径和血管弓的多少等来区别。

d. 确认**十二指肠空肠曲**：将横结肠向上提起，摸到脊柱，小肠袢固定于脊柱处的肠管即为十二指肠空肠曲。将其拉紧，其与脊柱间的腹膜皱襞为**十二指肠悬韧带**。

2）**解剖肠系膜上动、静脉**

a. 沿十二指肠空肠曲的右缘，纵行划开腹膜，清除周围的结缔组织，可找到经胰与十二指肠水平部之间穿出的肠系膜上动、静脉。向上追踪**肠系膜上动脉**，可见其走行于脾动脉后方，起自腹主动脉（多平第1腰椎水平或在腹腔干起点的稍下方）。肠系膜上动脉周围为致密的神经丛所包绕，分离时应避免撕裂动脉。观察肠系膜上动脉根部有无淋巴结。肠系膜上静脉伴行于同名动脉的右侧，向上与脾静脉汇合，合成门静脉，向下进入肠系膜根。

b. 将大网膜、横结肠及其系膜翻向上方，将全部系膜小肠推向左侧，暴露肠系膜根，小心分离并切开肠系膜根全长，解剖肠系膜上动脉、静脉的分支或属支。注意观察淋巴结和神经丛与血管的关系。

c. 沿肠系膜上动脉的左缘解剖出数支空、回肠动脉，见它进入肠系膜内，观察空、回肠血管弓的配布。

d. 从肠系膜根部向右剥离腹后壁内面腹膜，直至回盲部、升结肠与横结肠。可显示出十二指肠水平部。切勿损伤腹膜外任何结构。沿肠系膜上动脉右缘，自上而下，解剖出中结肠动脉、右结肠动脉及回结肠动脉，分别追查至横结肠右份、升结肠与回盲部。解剖观察**阑尾动脉**的起止及其与阑尾系膜的关系。

e. 从十二指肠水平部的上缘，找寻胰十二指肠下前、下后动脉，并追踪至肠系膜上动脉。

3）**解剖肠系膜下动、静脉**

a. 在十二指肠空肠曲的左侧，可找到一个纵行的腹膜皱襞，切开此皱襞即可暴露**肠系膜下静脉**。向上追踪该静脉可见其汇入脾静脉（但有时汇入肠系膜上静脉或脾静脉与肠系膜上静脉的夹角处）。向下追踪，可见该静脉引流降结肠、乙状结肠和直肠上部的静脉血。

b. 沿肠系膜下静脉处的腹膜切口，分别往左、右两侧剥离系膜根与降结肠之间的腹膜，切勿损伤腹膜外各结构。

c. 在肠系膜下静脉的右侧，找出左结肠动脉，循该动脉往下，追踪**肠系膜下动脉**本干至十二指肠水平部左侧端的后方，可见其起源于腹主动脉前壁（多平第3腰椎）。注意在它附近有许多淋巴结，此即腹主动脉淋巴结。解剖出左结肠动脉的上、下两支，乙状结肠动脉和直肠上动脉分别至降结肠、乙状结肠及直肠上部。

d. 将肠系膜下动脉推向左侧，并将十二指肠水平部往上推开，小心清除动脉根部的淋巴结、结缔组织。可见由神经围绕的粗大的**腹主动脉**。向下追踪时可见腹主动脉平第4腰椎处分为左、右髂总动脉。而神经丛则向下延至盆部形成**腹下丛**。在左、右髂总动脉之间可见**下腔静脉**的起始部及左髂总静脉。

e. 清除右髂总动脉右侧的结缔组织后，可见右髂总静脉与左髂总静脉在第5腰椎的右前方汇合成下腔静脉。清除腹主动脉右侧的结缔组织，即可见粗大的下腔静脉。

4）**观察十二指肠、胰及其周围结构**

a. 将十二指肠降部提起翻向左侧，检查跨过十二指肠上部后方的结构（肝门静脉、胆总管、胃十二指肠动脉等）及位于胰后方的结构。复查前已解剖过的肝门静脉和肠系膜上动、静脉等。沿十二指肠降部的左侧面，追踪**胆总管**，观察其与胰管汇合后的开口情况。检查在胰管的上方有无副胰管存在。

b. 纵行切开十二指肠降部的外侧壁，观察十二指肠黏膜结构特点及十二指肠纵襞，观察**十二指肠大乳头**（或十二指肠大、小乳头）的位置与胰头的关系。

（4）**解剖腹膜后隙**

1）**一般观察**：清除腹后壁残存的腹膜，观察腹膜后隙的境界、交通、内容及各结构间的排列关系。

2）**解剖腹后壁的血管和淋巴结**

a. 翻开腹膜即可见覆盖在**肾**前方的结缔组织膜，即**肾前筋膜**。用镊子提起肾前筋膜，在两肾前面做一个纵向切口，自肾上端至下端。然后用刀柄插入切口内侧深面，轻轻拨动，使肾前筋膜与深面组织分离，直至左、右两侧连接处为止。腹主动脉和下腔静脉为肾前筋膜所遮盖。

b. 剥去中线附近的肾前筋膜，显露腹主动脉和下腔静脉。此二血管周围结构较多，故稍剥出其轮廓即可，不必过细清理。复习和观察腹主动脉发出的不成对脏支，再解剖其成对的脏支和壁支。

c. 将肠系膜翻向右上方，在肠系膜上动脉根部下方，平第 2 腰椎高度寻找**肾动脉**，追至肾门处。注意观察其发出的肾上腺下动脉和肾动、静脉的位置关系及有无动脉支不经肾门直接穿入肾实质。肾动脉末段和肾上腺中动脉留待以后解剖。

d. 在腰大肌前面寻找蓝色条纹状的**睾丸静脉**或**卵巢静脉**，沿其走向纵行切开肾前筋膜，分离出与之伴行的**睾丸（卵巢）动脉**。向上追查动脉的发出处及静脉的注入处，向下追至**腹股沟管深环**，如为女性则追至小骨盆上口为止。

e. 在膈的后部，食管和腔静脉孔两旁，寻找蓝色的膈下静脉及与之伴行的膈下动脉，追查至其起点处，并清理其至膈和肾上腺的分支（肾上腺上动脉）。

f. 在下腔静脉和腹主动脉周围，寻找**腰淋巴结**，为大小不等的椭圆形结构，并分离上部 3 ～ 4 个腰淋巴结的比较粗大的输出管，追踪到腹主动脉后方处。在腹腔干和肠系膜上、下动脉根部周围清理各同名淋巴结。保留上述淋巴结周围的神经纤维，留待以后观察。

g. 将乙状结肠及其系膜翻起，可见腹主动脉的二终支即**左、右髂总动脉**，观察并清理血管周围的淋巴结和神经纤维。在髂总动脉的夹角内，可见一些线样的神经纤维自腹主动脉两侧汇合，并越过骶骨岬入小骨盆，这些神经即腹下丛。将神经丛提起并推向一侧，在主动脉分叉处寻找骶正中动脉。

h. 在骶髂关节前方，寻找**髂内动脉**、**髂外动脉**及其伴行静脉和周围的淋巴结。拨开髂外动脉末端的结缔组织，寻找其分支腹壁下动脉和旋髂深动脉。

3）**解剖肾及其周围结构**

a. 找出已切开的肾前筋膜切口，自切口向上延切至肾上腺稍上方，注意勿损伤其深面的结构。手伸入肾前筋膜深面，使之与其后面的结构分离，再插入刀柄向上、下、外侧探查，了解肾前、后筋膜的愈着关系。探查**肾筋膜**向上及两侧的延续关系。观察肾筋膜深面的肾**脂肪囊**。

b. 将肾筋膜和脂肪囊清除，即可暴露肾，按顺序观察其形态、位置和毗邻。在观察肾前面的毗邻时，应将胃、十二指肠、胰、脾和肝恢复原位。

c. 平右肾下端切断右输尿管和肾蒂各结构，取出右肾。在肾表面切一小口，剥离一小块肾**纤维囊**，观察其与肾实质的愈着情况。用手术刀经肾门以连续拉切方式将肾沿额状面切成前大、后小的两半，观察肾窦内结构及肾的内部结构。

d. 继续清除肾上端，翻起肾前筋膜及其深面的脂肪组织，暴露**肾上腺**。注意观察左、右肾上腺在形态及毗邻方面的不同。清理发自腹主动脉的肾上腺中动脉，于肾上腺前面找出肾上腺静脉，沿此追踪至其注入下腔静脉和左肾静脉处。将右肾上腺取出，切成连续断面，观察其皮质和髓质。

e. 清理左肾蒂，观察肾动脉、肾静脉与肾盂三者的排列关系。肾盂向下延续为输尿管，自上而下循腰大肌表面剥离输尿管，至小骨盆上口为止，观察其前、后毗邻。

4）**探查膈**：剥离**膈**下面的腹膜及膈下筋膜，在第 2 腰椎和第 3 腰椎前方寻找左、右膈脚。探查膈的起点及胸肋三角和腰肋三角，此两三角为膈的薄弱区。寻找**腔静脉孔**、**食管裂孔**及**主动脉裂孔**，观察通过的结构。

5）**剖查腹腔神经丛、腰交感干、腰淋巴干**

a. 在腹腔干根部两旁，小心清除疏松结缔组织，可见一对形状不规则、比较坚硬的结构，为**腹腔神经节**。右腹腔神经节常被下腔静脉所掩盖，推开清理。清理时，应注意神经节的位置、形态和纤维联系。观察腹腔神经节与**内脏大神经**相连，观察**主动脉肾节**与**内脏小神经**相连，两个神经节发出纤维参与构成**腹腔神经丛**。体会：临床上腹腔神经丛阻滞多在第 1 腰椎棘突旁 7 ~ 10cm，贴第 12 肋下缘进针，与正中矢状面呈 30° ~ 45° 。

b. 在脊柱与腰大肌之间找到由 3 个或 4 个椎旁神经节和节间支构成的**腰交感干**，探查其上、下的延续。左腰交感干与腹主动脉左缘相邻，其下端位于左髂总静脉的后面。右腰交感干的前面常为下腔静脉所覆盖，其下端位于右髂总静脉的后方。体会：临床上腰交感干阻滞多在第 2 腰椎棘突旁 4 ~ 5cm 处进针，针尖位于腰椎椎体的前外侧面，穿刺时注意勿伤及血管。

c. 将腹主动脉翻向左侧，在其后方追查上部两侧腰淋巴结的向上的较大淋巴管，观察它们在腹主动脉后方合成较大的淋巴干，即**左**、**右腰干**。在第 1 腰椎水平，左、右腰干合成囊状的**乳糜池**，向上追踪至主动脉裂孔处，找到与之相连的胸导管。在腹腔干和肠系膜上动脉根部周围的淋巴结中，寻找较粗大的淋巴管，并沿此追向深部至其汇成较大的淋巴干，即**肠干**，并追至其汇合成乳糜池处。

6）**剖查腰丛**

腰丛位于腰大肌的深面，仔细剥离腰大肌的起点向下翻，暴露腰丛，观察腰丛的构成、位置及其分支（髂腹下神经、髂腹股沟神经、股外侧皮神经、股神经、闭孔神经及生殖股神经）。体会：临床上腰神经丛阻滞常将药液注入腰大肌深面腰椎横突前方的腰大肌间隙内。

实验五　盆部与会阴

【目的与要求】

（1）熟悉盆会阴部的境界、分区及表面解剖；熟悉盆壁肌与盆底肌；掌握盆部的血管、淋巴和神经；熟悉尿道在不同部位受损引起的尿外渗；熟悉女性输尿管盆部的行径、输尿管位置及分部；熟悉阴囊及睾丸、精索被膜。

（2）掌握盆膈和盆膈裂孔的概念；掌握盆筋膜和盆筋膜间隙；掌握坐骨肛门窝境界及内容物；掌握尿生殖区的浅层结构；掌握直肠和膀胱的位置、毗邻、血供；掌握子宫和卵巢的位置及固定装置。

（3）掌握阴部神经的阻滞。

【体表标志】

结合标本在活体上触摸以下体表标志：先自前方触及**耻骨结节**，自此向外沿腹股沟触及**髂前上棘**，然后向后沿**髂嵴**一直向后，直至触及**髂后上棘**为止。在髂前上棘下方试着触摸**髂前下棘**，在髂后上棘下方试着触摸**髂后下棘**，在腰部两侧，髂嵴外侧缘确认**髂结节**的位置。

会阴部的体表标志主要有**耻骨弓**、**坐骨结节**及**尾骨尖**等，可在解剖时同时触摸确认。

【解剖操作】

1. **盆部解剖** 此部分操作需待腹部解剖完成后进行，最好配以男、女性盆腔正中矢状断面的标本以便进一步观察。

先隔腹膜观察由**骶岬**、**弓状线**、**耻骨梳**、耻骨结节、**耻骨联合**上缘构成的**界线**，以此为界，上方为**大骨盆**，下方为**小骨盆**。注意弓状线的后半部分被**腰大肌**内侧缘及**髂外血管**覆盖。

（1）**在男性标本上解剖观察腹膜的配布及盆腔内脏器**

1）**观察腹膜覆盖的脏器**：男性盆腔内的脏器从前向后观察，前方是紧贴耻骨及耻骨联合的**膀胱**，后方是**直肠**。左骶髂关节处有**乙状结肠**越过进入盆腔与直肠相续。

2）**观察腹膜在盆腔内的被覆情况**：自前而后，由左至右依次触摸，体会腹膜的移行情况。

a. 腹前壁的腹膜下降至耻骨联合水平折向后，覆盖于膀胱的上面并向两侧延展。故膀胱前壁并无腹膜覆盖，因此当膀胱充盈时，经耻骨上切口可直达膀胱而无需损伤腹膜。

b. 腹膜自膀胱上面延伸至膀胱后壁下方，再折转向后覆于直肠上、中部的前面及侧面，并向上包裹乙状结肠。在直肠和膀胱之间，腹膜移行处形成凹陷的**直肠膀胱陷凹**，为男性腹膜腔的最低点。

c. 覆盖于脏器表面的腹膜向两侧扩展，移至盆腔侧壁。

3）**解剖男性盆腔内脏器**：从小骨盆入口处开始，一边小心地剥去腹膜一边解剖观察下列结构。

a. 先在腹后壁找出**输尿管**（输尿管的腹段已在腹部解剖时找出），向下追寻它的盆段至其穿入膀胱为止。

b. 在腹前壁**腹股沟管深环**处找出**输精管**（腹股沟管及其穿经结构已在腹壁操作时剖出），一直追踪至膀胱底的后面，可见输精管在此处膨大成**输精管壶腹**。在输精管壶腹的外下方找到膨大的**精囊**，结合盆腔矢状断面标本，观察输精管末端和精囊排泄管穿入前列腺并合成**射精管**的情况。

c. 将膀胱顶部提起，将其向左右及两侧推移，观察膀胱的形态、位置及毗邻情况。然后在膀胱上面，自顶部向后沿两侧缘做一个“V”形切口，切口直达膀胱后缘，如此便可将膀胱上壁掀起，观察膀胱壁内面的形态，寻认**膀胱三角**，该结构位于**尿道内口**和两**输尿管口**之间，观察这三个开口并辨认位于两输尿管口之间的**输尿管间襞**。

（2）**在女性标本上解剖观察腹膜的配布及盆腔内脏器**

1）**观察腹膜覆盖的脏器**：女性盆腔内主要容纳有女性尿生殖器和直肠。前方是紧贴盆腔前壁的膀胱，后方是紧贴盆腔后壁的直肠，向上与乙状结肠相续。膀胱和直肠之间有**子宫**和**阴道**上段，子宫两侧为**输卵管**和**卵巢**。

2）**观察腹膜在盆腔内的被覆情况**

a. 女性盆腔内腹膜覆盖的情况与男性基本相似，不同的是，腹膜从膀胱底转折至子宫体前面，绕过子宫底至子宫体后面、子宫颈、阴道穹后部后面，向两侧覆盖卵巢和输卵管，向后反折至直肠，再向上与腹后壁腹膜相续。

b. **直肠子宫陷凹**为子宫与直肠之间的腹膜移行处，是女性腹膜腔的最低点。**膀胱子宫陷凹**为膀胱与子宫之间的腹膜移行处。试在子宫后面下端，隔腹膜触摸子宫颈和阴道穹后壁，理解直肠子宫陷凹与阴道穹后部之间的位置关系。

c. 将子宫推向前，寻认**直肠子宫襞**，该结构起自子宫后面，呈弓形向后绕过直肠两侧至骶骨前面，其内有**骶子宫韧带**。

d. 在子宫两侧找到**子宫阔韧带**，该结构是腹膜在子宫前、后面反折并向两侧延伸至盆侧壁所形成，其上缘游离并包裹输卵管，后层包覆卵巢，基底部则与盆底的腹膜相连续。寻认位于子宫阔韧带两层间的**子宫圆韧带**、**卵巢固有韧带**等结构，观察其起止及走行。寻认自小骨盆入口处起始的**卵巢悬韧带**，该结构是由腹膜包裹**卵巢动**、**静脉**所形成。

3）**解剖女性盆腔内脏器**

a. 去除覆盖于女性盆腔各脏器表面的腹膜，不要伤及深面的血管神经，按前述男性盆腔操作的内容解剖膀胱、输尿管等。

b. 结合女性盆腔正中矢状断面标本，解剖并观察以下内容：卵巢的形态、位置及韧带；输卵管的形态和分部；子宫的形态、结构、位置、毗邻；阴道的形态、位置和毗邻。

c. 小心地撕去子宫阔韧带，检查由子宫角向前穿入腹股沟管深环的子宫圆韧带；在子宫阔韧带基底部，触摸并确认**子宫主韧带**，该结构从子宫颈连到盆侧壁。

d. 在子宫颈外侧约 2cm 处，寻认输尿管并找出行于其上方的子宫动脉，观察二者之间的相互位置关系，沿子宫侧缘清理并观察子宫动脉。

（3）**观察盆筋膜及筋膜间隙**

1）盆筋膜分为**盆壁筋膜**和**盆脏筋膜**。盆脏筋膜随脏器解剖时一起观察即可，盆壁筋膜可在另备的盆底肌的标本上观察其覆盖位置等情况，重点注意**肛提肌腱弓**，该结构由盆筋膜增厚形成，连于耻骨联合后面与坐骨棘之间，为肛提肌及**盆膈上**、**下筋膜**所附着。

2）结合上述解剖结果并参照盆腔正中矢状断面的标本，观察**直肠后隙**和**耻骨后隙**。直肠后隙位于直肠骶曲后面与骶前筋膜之间，用手指向上探查，该间隙向上与腹膜后隙相通。耻骨后隙位于耻骨联合后面与膀胱之间。

（4）**解剖盆腔内的血管和神经**

1）**寻认肠系膜下动脉**：将乙状结肠拉开，剖开乙状结肠系膜，在其深面找到**肠系膜下动脉**（此部在腹部解剖时已完成），辨认位于终末的**直肠上动脉**，向下追踪至盆腔内，可见该动脉发出分支进入直肠内。

2）**在骶髂关节前方清理出髂内动脉，辨认其分支**

a. **脐动脉**：其远侧段闭塞，形成脐内侧韧带，贴于腹前壁内面。

b. **闭孔动脉**：贴盆侧壁前行，穿过闭膜管，注意该动脉可能出现的起点变异。

c. **臀上动脉**：穿梨状肌上孔至臀部。

d. **臀下动脉**：穿梨状肌下孔至臀部。

e. **阴部内动脉**：穿梨状肌下孔。

f. **膀胱上动脉**：发自脐动脉近侧段。

g. **膀胱下动脉**：与膀胱上动脉一起供应膀胱营养。

h. **子宫动脉**（女性）：注意子宫动脉与输尿管的交叉关系。

解剖以上动脉时，注意一并观察其伴行静脉。解剖过程中若有妨碍操作的小静脉可予以切除，但若是较大的静脉则应先结扎后切除，以免出血污染视野。另外，沿血管排列的淋巴结尽量予以保留。盆腔内的静脉丛因难以辨认和解剖，不必深究。

3）**寻认骶丛、骶交感干、闭孔神经**

a. 腰骶干位于腰大肌内侧，沿该结构向下追踪，找到位于**梨状肌**前方的**骶丛**。该神经丛呈三角形，进一步清理覆盖于其表面的结缔组织，观察骶丛全貌及 1 ～ 4 骶神经前支，追踪其至穿入**骶前孔**为止。

b. 在骶前孔内侧，寻找骶交感干，两侧骶交感干终于尾骨前方的**奇神经节**。闭孔神经为腰丛的分支，位于盆腔侧壁上，穿闭膜管至股部。

（5）**观察盆底肌和盆壁肌**

1）**盆底肌**：包括**肛提肌**和**尾骨肌**。肛提肌起自耻骨联合后面、肛提肌腱弓，止于尾骨、肛尾韧带、会阴中心腱，整体呈漏斗状。尾骨肌起自坐骨棘，止于骶、尾骨侧缘。

2）**盆壁肌**：包括**闭孔内肌**和**梨状肌**。闭孔内肌起于闭孔内面周围的骨面，出坐骨小孔止于股骨转子窝。梨状肌起自骶骨，出坐骨大孔止于股骨大转子。

2. 会阴解剖

（1）**皮肤切口**：将取下的盆会阴部标本固定好，做如下切口。

1）自尾骨尖，环行绕过肛门和阴囊（小阴唇），至耻骨联合下缘。

2）自尾骨尖，经左、右坐骨结节至耻骨联合前缘。将皮肤翻向耻骨联合前面。

（2）**解剖肛门三角**

1）**清理浅筋膜**：小心去除肛门周围、坐骨结节内侧的脂肪组织及疏松结缔组织，注意不要伤及经过此处的肛血管和肛神经。

2）**清理经过坐骨肛门窝的血管和神经**

a. 在坐骨肛门窝的外侧壁，切开由闭孔筋膜形成的**阴部管**，清理出经过其中的**阴部内动、静脉**和**阴部神经**。

b. 清理**骶结节韧带**，将其下端切断，向上翻起，继续追踪上述血管、神经至坐骨小孔处。剖出由上述血管、神经发出的分支**肛动、静脉**和**肛神经**。

3）**解剖肛门外括约肌**：**肛门外括约肌**围绕在肛门周围，可分皮下部、浅部、深部三部分。观察位于尾骨尖和肛门之间的**肛尾韧带**。

4）**观察坐骨肛门窝的构成**：坐骨肛门窝有一尖（由盆膈下筋膜与闭孔筋膜汇合而成）、一底（肛区的皮肤）和四壁（内侧壁：肛门外括约肌、盆底肌及盆膈下筋膜；外侧壁：坐骨结节、闭孔内肌；前壁：会阴浅横肌、尿生殖膈；后壁：臀大肌及其筋膜、骶结节韧带），修洁并辨认构成坐骨肛门窝各壁的结构，注意保留窝前界会阴浅、深横肌后面的筋膜。

（3）**解剖男性尿生殖三角**

1）**解剖阴茎**

a. 在阴茎背面，自耻骨联合前方沿正中线做一切口。

b. 沿上述切口将皮肤翻向两侧，暴露**阴茎浅筋膜**，在正中线上清理出位于浅筋膜内的**阴茎背浅静脉**。

c. 提起阴茎背浅静脉牵向一侧，切开阴茎浅筋膜，可见**阴茎深筋膜**。在阴茎与耻骨联合之间，找到**阴茎系韧带**和**阴茎悬韧带**。

d. 切开阴茎深筋膜，寻找并辨认**阴茎背神经、阴茎背动脉、阴茎背深静脉**。追踪阴茎背动脉和阴茎背神经的去向，可见其经耻骨联合下方至会阴部。

e. 在阴茎深筋膜的深面，寻认被白膜所包裹的三个海绵体，即两个**阴茎海绵体**和一个**尿道海绵体**。

f. 在阴茎头背侧的凹内，去除浅、深筋膜，小心剥离嵌于凹内的阴茎海绵体前端，从前向后分离阴茎海绵体，使之与尿道海绵体分开。观察三个海绵体的形态及根部的附着情况。

2）**解剖阴囊**

a. 自腹股沟管浅环向下，沿阴囊前外侧纵行切开皮肤，一直切到阴囊底部。

b. 翻开皮肤，暴露**阴囊肉膜**，剪开肉膜，用刀柄或手指伸入肉膜深面，探查**阴囊中隔**，它位于正中矢状面上，将阴囊分成左、右两部。

c. 按皮肤切口的方向，由浅入深，依次分离并翻起**精索外筋膜**、**提睾肌**、**精索内筋膜**、**睾丸鞘膜**壁层，显露**鞘膜腔**，观察**睾丸**及**附睾**表面的鞘膜脏层。用手指伸入鞘膜腔，探查睾丸鞘膜脏层和壁层在睾丸后缘的返折处。

d. 向上追踪并分离**精索**至其穿入**腹股沟管浅环**为止，辨认组成精索的诸结构，重点寻认输精管、精索内动脉、蔓状静脉丛、神经等。

e. 观察睾丸和附睾的形态，沿正中矢状面切开一侧的睾丸和附睾，观察其内部结构。

3）**探查会阴浅隙**：清除皮下的脂肪，暴露**会阴浅筋膜**，沿正中线切开会阴浅筋膜，用刀柄探入其深面，确认**会阴浅隙**。向前探查，体会会阴浅筋膜向前上与腹壁浅筋膜深层的延续情况，以及为何会阴浅隙与腹前外侧壁、阴囊及阴茎相通。

4）**解剖会阴浅隙**：剥去会阴浅筋膜，暴露会阴浅隙，剔除隙内的结缔组织，寻认以下结构。

a. 自肛门三角已解剖出的阴部神经和阴部内动、静脉主干向前追踪，进一步剖查其发出的分支**会阴神经**及伴行的**会阴动**、**静脉**，观察其分布范围。

b. 解剖以下三对小肌：① **会阴浅横肌**：位于会阴浅隙的后份，起于坐骨结节，止于会阴中心腱。②**球海绵体肌**：男性该肌包绕尿道球和尿道海绵体后部，止于阴茎前面。③**坐骨海绵体肌**：男性该肌附着于耻骨下支和坐骨支，覆盖于阴茎脚上。

在以上三对小肌之间的缝隙内稍做清理，辨认位于其深面的**尿生殖膈下筋膜**，该筋膜构成会阴浅隙的顶。

5）**解剖会阴深隙**

a. 将球海绵体肌和坐骨海绵体肌切开，翻向两侧，显露深面的**尿道球**、尿道海绵体和**阴茎脚**。

b. 在尿道球的深部稍做清理，找出**尿道膜部**并切断，使尿道球与深部结构分离并掀向上，便可充分暴露出深面的尿生殖膈下筋膜，清理并观察其附着处，注意阴茎背神经和动脉在该筋膜的前缘穿出，小心予以保留。

c. 切开尿生殖膈下筋膜的两侧缘和后缘，将其剥除，进入会阴深隙，剖查里面的**会阴深横肌**和男性的**尿道括约肌**，在尿道膜部的后外侧、会阴深横肌内寻认**尿道球腺**。

d. 将部分会阴深横肌剪断翻起，寻认深面的**尿生殖膈上筋膜**。

e. 至此，阴部神经及阴部内动、静脉的主干及主要分支均已剖出，综观其起始、走行、分支等情况。

（4）**解剖女性尿生殖三角**：女性尿生殖三角的范围和结构均类似男性，但较为细弱。

1）两侧大阴唇的皮肤在前面的解剖中已剥除，试在浅筋膜中寻找**子宫圆韧带**的末端。

2）清除浅层的脂肪，暴露出深面的**会阴浅筋膜**。用镊子提起此层，做一个小的纵切口，用刀柄探查深面的**会阴浅隙**及会阴浅筋膜的附着情况，特别注意女性的会阴浅隙被阴道和尿道分成了左、右两部分。

3）剥去会阴浅筋膜，充分暴露会阴浅隙，仔细去除其内的结缔组织，寻找行于隙内两侧的**会阴神经**，**会阴动**、**静脉**。

4）清理会阴浅隙内的三对小肌肉

a. **会阴浅横肌**：左右各一，同男性一样，该肌位于尿生殖三角的后缘，起于坐骨结节，止于会阴中心腱。

b. **坐骨海绵体肌**：在女性，该肌附着于两侧耻骨下支和坐骨支的内侧，左右各一条。

c. **球海绵体肌**：女性的球海绵体肌覆盖于前庭球和前庭大腺的表面，左右各一条，被阴道和尿道分隔开。

在以上三对小肌之间的缝隙内稍做清理，辨认位于其深面的**尿生殖膈下筋膜**，该筋膜构成会阴浅隙的顶。

5）小心地剥起球海绵体肌，勿伤其深面的**前庭球**，将该结构充分暴露并观察其形态，在前庭球后端寻找**前庭大腺**，该腺体大小如同黄豆。

6）观察尿生殖膈下筋膜的附着后将其去除，打开**会阴深隙**，小心清理并观察隙内的**会阴深横肌**和女性的**尿道阴道括约肌**。剪断小部分会阴深横肌并翻起，在其深面寻认**尿生殖膈上筋膜**。

7）从耻骨联合下缘沿**阴蒂**背面做一纵行浅切口直达阴蒂头，在其背面剖出阴蒂背深静脉、阴蒂背动脉及阴蒂背神经。注意寻找并保留由腹前壁浅筋膜向下延续至阴蒂的阴蒂悬韧带。

8）从耻骨联合下方将坐骨海绵体肌剥起，寻认并观察位于耻骨下支内侧的**阴蒂脚**，继续向前上追踪至阴蒂根部，剖查两个**阴蒂海绵体**合成阴蒂的情况。

9）从肛门三角已经解剖出的阴部神经和会阴动、静脉主干开始，向前继续清理并辨认其走行及各分支。

实验六　上　　肢

【目的与要求】

（1）了解上肢的境界、分区与表面解剖。

（2）掌握上肢由浅入深的层次；掌握腋窝的构成、内容、三边孔、四边孔的构成、锁胸筋膜的概念；掌握腋动脉的分段、行径与分支分布、臂丛与腋动脉的位置关系；掌握腋淋巴结的位置、分群及淋巴回流；掌握腋鞘的概念及交通；掌握腋神经、肌皮神经、正中神经、尺神经、桡神经的起始、行径与分布；掌握肱骨肌管的构成、内容；掌握肘窝的境界、内容及其毗邻；肘后三角和肘外侧三角的位置及意义；掌握前臂各血管神经束的构成、主要行径及分支、分布范围；掌握腕管的构成及其内容物的排列；掌握尺侧腕管、桡侧腕管和“鼻烟窝”的境界与内容；掌握掌浅、深弓和指蹼间隙的位置、组成；掌握掌腱膜的形态结构及掌中间筋膜鞘的构成及结构层次。

（3）掌握臂丛喙突下、腋路的阻滞途径及方法；掌握正中神经、尺神经、桡神经的阻滞方法；熟悉上肢神经的节段分布；了解上肢神经的损伤。

【体表标志】

1. 骨性标志

（1）肩部：最高的骨性标志为**肩峰**，沿肩峰向前内可触及**锁骨**全长，向后内可触到**肩胛冈**。在肩峰下外方为**肱骨大结节**。在锁骨中、外 1/3 交界处的锁骨下窝内，距锁骨下方 2.5cm 处，向后外可摸到**喙突**。正常情况下，肩峰、肱骨大结节和喙突三者之间呈一个等腰三角形。

（2）肘部：肱骨远端两侧突出的骨性突起为**肱骨内上髁**和**肱骨外上髁**，外上髁的下方可摸到**桡骨头**，内上髁的后方为**尺神经沟**，可摸到尺神经。肘后突出的骨性标志为**尺骨鹰嘴**。屈肘时，肱骨内、外上髁与尺骨鹰嘴构成一个等腰三角形，伸肘时，三点在一条连线上。

（3）腕部：**桡骨茎突**、**尺骨茎突**位于腕的桡、尺侧，尺骨茎突近侧可摸到**尺骨头**。腕远侧横纹的稍下方可摸到两个隆起，桡侧为舟骨结节和大多角骨结节，尺侧为豌豆骨和钩骨钩。

2. 软组织标志

（1）肩部：**腋前襞**、**腋后襞**构成腋窝的前、后界，腋前襞由胸大肌下缘构成，腋后襞由大圆肌和背阔肌下缘构成。

（2）臂部：前面的纵行隆起为**肱二头肌**，其内、外两侧分别为**肱二头肌内侧沟**和**肱二头肌外侧沟**。

（3）肘部：屈肘时在肘前方可摸到**肱二头肌肌腱**。

（4）腕部：腕前区皮肤有三条横纹，近侧纹约平尺骨头，中纹不恒定，远侧纹平屈肌支持带近侧缘。当屈腕、握拳时，腕前区可见三条纵行腱隆起，近中线者为掌长肌腱，桡侧为桡侧腕屈肌腱，尺侧为尺侧腕屈肌腱，掌长肌腱与桡侧腕屈肌腱之间为正中神经。当拇指充分伸展时，在腕后外侧部可见一浅凹，即解剖学“**鼻烟窝**”，其桡侧界为拇长展肌腱和拇短伸肌腱，尺侧界为拇长伸肌腱，近侧界为桡骨茎突，窝底为手舟骨和大多角骨，窝内可摸到桡动脉搏动。

【解剖操作】

1. 胸前区与腋窝

说明：若为全身解剖，此步操作应放在胸部操作之前进行，以免胸部的开胸操作对腋窝的解剖产生影响。

（1）**皮肤切口**：尸体仰卧位，上肢向外伸展固定，做如下皮肤切口。

1）自胸骨柄上缘沿前正中线向下切至剑突。

2）自前正中切口上端向外沿锁骨切至肩峰。

3）自前正中切口下端向外下沿肋弓下缘切至腋后线。

4）从正中切口下端处，切向外上方，环绕乳晕（女尸则环绕乳房），继续切至腋前襞上部，自此沿臂内侧面向下切至臂上、中 1/3 段交界处，然后做横行切口环切臂部皮肤。

将皮瓣翻起，上内侧皮片翻至臂外侧，下外侧皮片翻至腋后线。

（2）解剖浅层结构

1）**解剖女性乳房**：自乳头根部向上做垂直切口，向外做水平切口，在乳房外上象限清除乳腺表面的脂肪，暴露乳腺叶，以乳头为中心，沿放射方向剥出输乳管并观察。

2）**解剖肋间神经前皮支、外侧皮支**：沿胸骨外侧缘外侧 1 ～ 2cm 切开浅筋膜，提起向外翻开，可见第 2 ～ 7 肋间神经的前皮支穿出肋间隙前部。沿腋中线、胸大肌下缘稍后方，切开浅筋膜，可见肋间神经外侧皮支穿出肋间隙外侧部。其中第 2 肋间神经的外侧皮支发出**肋间臂神经**，横过腋窝至臂内侧上份的皮肤。

（3）解剖深层结构

1）**观察胸前筋膜及腋筋膜**：除去所有浅筋膜，观察深筋膜的浅、深两层。其浅层覆盖胸大肌和前锯肌。深层包被胸小肌，在胸小肌下缘处向下与浅层融合，至腋窝底续于**腋筋膜**；并从胸小肌上缘延伸至锁骨下缘形成**锁胸筋膜**包绕锁骨下肌。

2）**观察头静脉**：沿三角肌胸大肌间沟切开深筋膜，找到**头静脉**，向近侧方向细心剥离至锁骨下窝处，注意此处不宜深剥，避免损伤锁胸筋膜。

3）**解剖胸大肌**：清除**胸大肌**表面的浅、深筋膜，显露其境界，观察胸大肌形态、起止和肌纤维方向。自胸大肌深面游离该肌，距其起点 2cm 处弧形切断胸大肌，向上外翻起。显露其内的胸小肌和锁胸筋膜。

4）**观察锁胸筋膜**：此筋膜附着于锁骨及锁骨下肌、喙突和胸小肌上缘之间。剥离此筋膜，观察穿过此筋膜的**胸肩峰血管**、**胸外侧神经**和**头静脉**。

5）**解剖胸小肌及其周围结构**

a. 胸小肌上缘的结构：此处血管神经均从锁胸筋膜穿过，小心剥离和追踪胸外侧神经、胸肩峰动脉、头静脉和锁骨下淋巴结，观察其分布。

b. 胸小肌表面及下缘的结构：自胸小肌深面游离该肌，在**胸小肌**起点稍外上方切断该肌并翻向上方，直至其附着的喙突处。翻起胸小肌时，将进入该肌的胸内侧神经及伴行血管充分游离，尽量保留。至此，已打开了腋窝前壁。在胸小肌下缘以下，前锯肌表面寻找和剥离胸外侧动脉及伴行静脉，向上追踪该动脉至腋动脉起始处。

6）**解剖腋窝外侧壁及有关的血管神经**

a. 解剖腋窝底：将臂部尽量外展，清除腋筋膜及其深面的疏松结缔组织，观察位于其内的**中央淋巴结**，然后清除。

b. 从喙突向下修洁肱二头肌短头和喙肱肌，在喙肱肌内侧解剖出进入该肌的**肌皮神经**（发自臂丛外侧束）及**正中神经**外侧根和正中神经，并观察**臂丛外侧束**。

c. 沿正中神经向上，解剖出正中神经内侧根及位于二根之间的**腋动脉**，观察**臂丛内侧束**。

d. 解剖出位于腋动、静脉之间的**尺神经**（发自臂丛内侧束）、**前臂内侧皮神经**及位于**腋静脉**内侧的**臂内侧皮神经**。

e. 观察腋动脉的分段，解剖出各段的分支。

f. 在腋动脉后方，找出从**臂丛后束**发出的**桡神经**。

g. 体会临床腋区臂神经丛阻滞的进针途径，并在标本上试做穿刺。

7）**解剖腋窝后壁的结构**

a. 解剖观察穿**三边孔**的结构：在肩胛下肌和大圆肌表面分离出**肩胛下动脉**及其分支（胸

背动脉和**旋肩胛动脉**）。

b. 解剖观察穿**四边孔**的结构：于腋动脉后方寻找**腋神经**和**旋肱后动脉**。

8）**解剖胸背神经**：解剖出与胸背动脉伴行的**胸背神经**，追踪至背阔肌。

9）**解剖腋窝内侧壁的结构**：清理前锯肌表面的深筋膜，在胸大肌下缘寻找胸外侧血管的分支与属支，在胸外侧血管的后方，沿腋中线附近找出与其伴行的**胸长神经**。

2. 臂前区、肘前区与前臂前区

（1）**皮肤切口**：上肢外展固定，使手掌向上，做如下切口。

1）自臂上部横切口中点开始，沿上肢前面中线向远侧纵行切开皮肤。

2）在腕远侧做一个横切口，与纵切口相交。

3）在肘前区做一个横切口。

将皮肤剥离翻向两侧，注意剥皮要浅，勿伤及皮肤深面的浅静脉及皮神经。

（2）**解剖浅层结构**

1）**剥离头静脉**：沿三角肌胸大肌间沟向下追踪已解剖出的**头静脉**，修洁其至腕前区。保留头静脉，除去臂前区外侧部的浅筋膜。

2）**寻认贵要静脉**：在**肱二头肌**内侧沟中下部浅筋膜中找出**贵要静脉**，向上追踪至臂中点，向下追踪至腕前区，将其分离保留。

3）**观察肘正中静脉**：在肘前区浅筋膜内寻找连接头静脉和贵要静脉的**肘正中静脉**，如有需要，可以切断。

4）**寻认皮神经**：在肱二头肌肌腱外侧，寻找发自肌皮神经的**前臂外侧皮神经**；在臂内侧寻找发自臂丛内侧束的**臂内侧皮神经**和**前臂内侧皮神经**。

（3）**解剖臂部深层结构**：保留已剖出的浅静脉和皮神经，清除臂前区残余的浅筋膜。

1）**观察肱二头肌内侧沟及有关血管神经**

a. 解剖**正中神经**：自腋窝向下沿肱二头肌内侧沟追踪正中神经，观察其走行分布。

b. 修洁**肱动脉**：在大圆肌下缘向下修洁肱动脉及其两侧伴行的**肱静脉**直至肘窝。观察肱动脉分支分布。

c. 解剖**尺神经**：从臂丛内侧束向下追踪尺神经至臂中部，体会临床肱部尺神经阻滞定位的方法，并在标本上试做穿刺。

2）**观察肱二头肌外侧沟及有关血管神经**

a. 已剖出的**头静脉**沿外侧沟上行，进入胸大肌三角肌间沟。

b. 在三角肌止点下方 2.5cm 处，分离肱桡肌和肱肌，找出并游离**桡神经**，剥离其发出的肌支。

（4）**解剖肘窝**

1）**解剖肘窝的境界**：找到肱二头肌腱，在其内侧沿血管纵行切断肱二头肌腱膜和肘窝内的深筋膜，清理旋前圆肌和肱桡肌，观察肘窝内的境界。

2）**解剖肘窝的内容**

a. 在肱二头肌腱内侧，解剖出**肱动脉**并修洁至分为**桡动脉**、**尺动脉**为止。

b. 在肱动脉内侧修洁**正中神经**，向下追踪至其穿入旋前圆肌两头之间，体会临床此处正中神经阻滞的进针部位和方法，并试做穿刺。

c. 将旋前圆肌肱骨头切断并翻向外下方，显露正中神经；在正中神经的背侧寻找**骨间前神经**；观察旋前圆肌深面通过的尺动脉及其发出的**骨间前动脉**。

（5）**解剖前臂深筋膜、前群肌、血管和神经**

1）**解剖前臂深筋膜**：保留已分离出的浅静脉和皮神经，清除浅筋膜，显露和观察前臂深筋膜。探查**前臂内、外侧肌间隔**。

2）**解剖前臂前群肌**：清理浅层肌，观察起自肱骨外上髁上方的**肱桡肌**，观察和辨认起自肱骨内上髁的各浅层肌的名称、排列顺序、走行。观察**指浅屈肌**的 4 条肌腱。翻开指浅屈肌，观察深面的**拇长屈肌**、**指深屈肌**及其肌腱；在腕上方分开此二肌，观察深面的**旋前方肌**。

3）**解剖并观察前臂血管神经束**：解剖观察位于各肌间的**桡血管神经束**、**尺血管神经束**、**正中血管神经束**及**骨间前血管神经束**。

4）**解剖观察前臂屈肌后间隙**：在腕上方，观察前臂肌前群第三层的拇长屈肌、指深屈肌与第四层的旋前方肌之间的前臂屈肌后间隙，将刀柄插入伸向腕管，理解其交通。

3. 肩胛区、臂后区、肘后区及前臂后区

（1）**皮肤切口**：尸体俯卧位，上肢外展固定，做如下皮肤切口。

1）自胸前壁沿锁骨上缘的切口外侧部继续向后剥离皮肤，至三角肌后缘。

2）沿臂后区、前臂后区正中做纵切口至腕。

3）在肘后肱骨内、外上髁连线处做横切口，与臂前区横切口相接。

4）在腕背区远侧做一个横切口，与腕前区横切口相接。

剥离皮肤，翻开皮瓣，把剥离的皮瓣保留，用于操作暂时结束时包裹标本。

（2）**解剖浅层结构**

1）**解剖皮神经**：在三角肌后缘中点下方找出**臂外侧皮神经**，在臂后区中部找出**臂后皮神经**，在臂后中、下 1/3 交界处外侧部找出**前臂后皮神经**。

2）**解剖浅静脉**：在前臂后区下部的内、外侧部解剖出**贵要静脉**、**头静脉**。

3）保留皮神经和浅静脉，除去所有的浅筋膜，显露深筋膜。

（3）**解剖深层结构**

1）**解剖肩胛区结构**：修洁**斜方肌**，自该肌起点处切断并翻向外，清理辨认位于其深面的冈上肌、冈下肌，在两肌的中份切断翻起，剖寻两肌深面的肩胛上动脉和肩胛上神经。

2）**解剖腋窝后壁结构**

a. 修洁**小圆肌**、**大圆肌**和**肱三头肌长头**，从后方观察**三边孔**和**四边孔**的境界。

b. 清除**三角肌**表面的深筋膜，沿肩胛冈和肩峰下方 1 ～ 2cm 处切断三角肌后部纤维，翻向外侧。观察**腋神经**和**旋肱后血管**从四边孔穿出后进入三角肌和小圆肌。在三边孔内清理**旋肩胛血管**，观察其穿出三边孔后直至冈下窝。

3）**解剖臂后区结构**

a. 解剖**桡神经**和**肱深血管**：在肱三头肌长头和外侧头之间钝性分离，寻找桡神经和肱深动脉进入**肱骨肌管**处。打开肱骨肌管，显露管内的桡神经和肱深血管。体会临床桡神经阻滞定位的方法，并试做穿刺。

b. 解剖**尺神经**：在尺神经沟内找出尺神经，向上、下追踪，体会临床此处尺神经阻滞定位的方法并试做穿刺。

4）**解剖前臂后区结构**

a. 解剖**前臂肌后群**：剥离和辨认浅、深层诸肌，观察形态、位置和起止。

b. 解剖**骨间后血管神经束**：找出桡神经深支穿旋后肌处，向下追踪深支，可见其自旋后肌中部穿出，穿出后的神经即骨间后神经，解剖出骨间后血管，观察其位置与走行。

4. 腕前区、手掌与手指掌面

（1）**皮肤切口**：由腕前区横切口中点至拇指指端做一个斜切口，至中指指端做一个纵切口，继而沿第 2 ～ 5 指根部做一个横切口。将手掌、拇指和中指掌侧皮肤翻开。

（2）**解剖浅筋膜**：在鱼际处寻找**桡神经浅支**和**正中神经掌支**的分支，在小鱼际处寻找**尺神经掌支**，体会临床腕部桡神经、尺神经、正中神经阻滞定位的方法并模拟穿刺。保留皮神经，去除浅筋膜，显露手掌深筋膜。

（3）**解剖腕掌侧韧带、屈肌支持带、掌腱膜和骨筋膜鞘**

1）**解剖腕掌侧韧带和屈肌支持带**：观察腕前区深筋膜，可见有横行增厚的纤维，即**腕掌侧韧带**；纵行切开腕掌侧韧带并翻向两侧，观察位于其深面的屈肌腱及远侧深面的**屈肌支持带**。

2）**解剖掌腱膜**：在屈肌支持带的上方找到并切断**掌长肌腱**，向远侧剥离**掌腱膜**；切断掌内、外侧肌间隔至指蹼间隙处。

3）**解剖观察三个骨筋膜鞘**：掌腱膜深方为**掌中间鞘**，鱼际筋膜深面为**外侧鞘**，小鱼际筋膜深方为**内侧鞘**。

（4）**解剖尺神经、尺动脉及其分支**

1）在豌豆骨桡侧，切除腕掌侧韧带。打开**腕尺侧管**，剥离其中的**尺动脉**、**尺静脉**。观察尺动脉发出的掌深支，继而观察尺动脉终支与桡动脉掌浅支吻合成的**掌浅弓**，修洁由此弓发出的三条**指掌侧总动脉**。

2）在腕尺侧管内，剥离尺神经，在豌豆骨与钩骨之间可见其发出的浅、深支。

（5）**解剖正中神经及其分支**：将屈肌支持带纵行切开，分离**腕管**内的**指浅**、**深屈肌腱**、**屈肌总腱鞘**及**正中神经**。分离正中神经，找出其返支，继而向下追踪正中神经的 3 条**指掌侧总神经**。

（6）**解剖观察屈肌总腱鞘及拇长屈肌腱鞘**：在腕管内切开屈肌总腱鞘，观察指浅、深屈肌腱之间的位置关系。切开拇长屈肌腱鞘，观察其与拇指腱滑膜鞘的交通。

（7）**解剖掌深层结构**

1）解剖手掌肌：观察辨认**鱼际肌**及**小鱼际肌**，分离指浅、深屈肌腱，查看蚓状肌的起始与走行。

2）解剖**指蹼间隙**：去除各指蹼间隙处的脂肪，修洁各指掌侧总动脉和总神经的末端，观察其分支、分布。

3）探查手掌的筋膜间隙：挑起示指屈肌腱和第一蚓状肌，观察其深面的**鱼际间隙**；挑起第 3 ～ 5 指屈肌腱及第 2 ～ 4 蚓状肌，观察其深面的**掌中间隙**。

4）解剖观察掌深弓和尺神经深支：向桡侧拉开各指屈肌腱及蚓状肌，或在腕管近侧切断各腱，除去其深面的疏松结缔组织和骨间掌侧筋膜，沿已解剖出的尺神经深支和尺动脉的掌深支，向桡侧剥离。观察桡动脉终支和尺动脉的掌深支吻合成的**掌深弓**及其分支、分布。

（8）**解剖手指掌侧面**：除去浅筋膜，显露手指掌侧面的腱纤维鞘，纵行切开，观察鞘内指浅、深屈肌腱的位置关系及其终止部位。

5. 腕后区、手背与手指背面

（1）**皮肤切口**：自腕背横切口中点至拇指甲根及中指甲根分别做一个切口，沿掌指关节背侧做一个横切口，继而沿示、中、环指背面中线各做纵切口。翻开或切除手背及手指背面的皮肤。

（2）**层次解剖**

1）**观察手背浅层结构**

a. 解剖皮神经和浅静脉：仔细分离手背浅筋膜，在手背近侧段剖出**桡神经浅支**，在尺侧剖出**尺神经手背支**，观察二者在手背的吻合及发出的指背神经。观察**手背静脉网**，并向上追踪观察其汇合成的**头静脉**和**贵要静脉**。

b. 解剖伸肌支持带形成的 6 个骨纤维管和通过的肌腱：清除腕背侧的浅筋膜，显露**伸肌支持带**，将其纵行切开，观察伸肌支持带发出的 5 个纤维隔及形成的 6 个骨纤维管，辨认观察各管内的指伸肌腱及其腱鞘的排列。

c. 观察手背动脉走行：在手背桡侧修洁到达拇指的**拇长展肌**、**拇短伸肌**及**拇长伸肌**腱，观察解剖学“**鼻烟窝**”的境界，除去疏松结缔组织，仔细解剖其内的**桡动**、**静脉**。

2）**解剖手背筋膜间隙**

a. 保留浅静脉和皮神经。

b. 清除浅筋膜，显露**手背腱膜**，观察**手背皮下间隙**。

c. 清除手背腱膜，显露**骨间背侧筋膜**，观察**手背腱膜下间隙**。

3）解剖手指背面：追踪指伸肌腱至指背面，解剖观察指腱膜。

实验七　下　　肢

【目的与要求】

（1）熟悉下肢的体表标志和解剖方法。

（2）掌握下肢的浅层结构（浅血管、皮神经和浅淋巴结等）。

（3）掌握梨状肌上、下孔及坐骨小孔的构成及出入的结构。

（4）掌握坐骨神经的行程、分支和分布。

（5）掌握腘窝的境界、位置、构成及其内容。

（6）掌握胫后血管和胫神经的起止、行程、分支、分布。

（7）掌握踝管的构成及内容的排列关系。

（8）掌握股三角的境界、位置、构成及内容。

（9）掌握肌腔隙、血管腔隙的构成及其穿经的结构。

（10）掌握收肌管的构成及其穿经的结构。

（11）掌握胫前血管、神经的起止、行程及分布。

（12）掌握股外侧皮神经、股前皮神经、股神经、隐神经、闭孔神经的走行、分布及阻滞位置和路径；掌握胫神经、腓总神经阻滞的方法。

【体表标志】

在臀部上界，可摸到**髂嵴**的全长，两侧髂嵴最高点平第 4 腰椎棘突，其前端与后端分别为**髂前上棘**和**髂后上棘**。在髂前上棘向后 5 ～ 7cm 处，可摸到**髂结节**，其下方约 10cm 处为**股骨大转子**，位于髂前上棘与坐骨结节连线的中点处。屈髋时，在臀下部内侧可摸到**坐骨结节**。在腹股沟内侧端距正中线 2.5cm 处，可摸到**耻骨结节**，向内为**耻骨嵴**，两侧耻骨嵴连线中点稍下方为耻骨联合上缘。

在膝关节前方可摸到**髌骨**及其下方的**髌韧带**，其下方能摸到**胫骨粗隆**，其外侧可触到**腓骨头**及下方的**腓骨颈**。髌骨后内、外侧分别能摸到**股骨内、外侧髁**及其下方的**胫骨内、外侧髁**。股骨内、外侧髁的突出部分为**股骨内、外上髁**，股骨内上髁的上方可摸到**收肌结节**。屈膝时，在膝部后方两侧能摸到位于外侧的**股二头肌腱**及内侧的**半腱肌腱**和**半膜肌腱**。踝部两侧可看到和摸到**内踝**和**外踝**，后方可摸到**跟腱**，其下方为**跟骨结节**。

下肢骨折或关节脱位时，骨性标志间的位置关系可能发生变化，常用两种方法判断临床的病理改变：①**奈拉通线**（Nelaton 线）：侧卧，髋关节屈曲 90° ～ 120°，由坐骨结节至髂前上棘的连线，正常情况下该线通过股骨大转子尖端。②**卡普兰点**（Kaplan 点）：仰卧，下肢并拢伸直，做左、右股骨大转子尖端与同侧髂前上棘的连线，两线的延长线正常时相交于脐或脐上正中线，相交点为卡普兰点。

【解剖操作】

1. **下肢前面**

（1）**皮肤切口**：尸体仰卧位，做如下皮肤切口。

1）自髂前上棘至耻骨结节做一个斜行切口。

2）沿腹股沟做一个弧形切口。

3）自切口 1 中点处，向下沿下肢前面正中做一个纵切口，直达足背。

4）沿每一趾中线做一个纵切口。

5）在膝、踝、趾根部做横行切口（以方便多人操作）。

将皮肤向两侧翻开。注意皮肤切口不能过深，以免伤及浅筋膜内的血管和神经。

（2）**解剖浅层结构**

1）**解剖足背静脉弓**：在足背解剖出**足背静脉弓**，确认其内侧端向上续为**大隐静脉**，外侧端向上续为**小隐静脉**。

2）**解剖大隐静脉**：由足背静脉弓内侧份清理出大隐静脉，向上依次沿内踝前方、小腿内侧、膝部内侧后方、大腿内侧及前面追踪分离大隐静脉主干，直至隐静脉裂孔处，剖寻与其伴行的隐神经。

3）**解剖大隐静脉属支**

a. 向脐方向追踪**腹壁浅静脉**。

b. 向髂前上棘方向追踪**旋髂浅静脉**。

c. 向外阴方向追踪**阴部外静脉**。

上述 3 支浅静脉均有同名浅动脉伴行，一并修洁游离。

d. 向大腿内下方追踪**股内侧浅静脉**。

e. 向大腿外下方追踪**股外侧浅静脉**。

4）**解剖腹股沟浅淋巴结**：在腹股沟韧带下方以及大隐静脉近端两侧寻找观察**腹股沟浅淋巴结**。

5）**解剖皮神经**

a. **股外侧皮神经**：分布于大腿外侧面皮肤。

b. **股神经前皮支**：分布于大腿前面皮肤。

c. **闭孔神经皮支**：分布于大腿内侧面皮肤，可在隐静脉裂孔下方、大隐静脉内侧寻找。

d. **隐神经**：由膝部内侧穿出深筋膜，与大隐静脉伴行，下行于小腿内侧面至足内侧缘。

e. **腓浅神经**：在小腿前外侧下 1/3 段找出腓浅神经终末支，向远端追踪至足背。

6）**剔除浅筋膜**：保留好已解剖出的重要浅血管及皮神经，剔除浅筋膜。

（3）**解剖股前内侧区深层结构**

1）**解剖阔筋膜和隐静脉裂孔**：清除浅筋膜，修洁大腿深筋膜（**阔筋膜**）；其附于髂嵴前份与胫骨外侧髁之间的强厚部分即**髂胫束**。在大隐静脉穿深筋膜的部位，查看阔筋膜形成的**隐静脉裂孔**，该孔表面覆盖**筛筋膜**。细心修洁和观察大隐静脉、浅动脉和淋巴管穿经筛筋膜的情况。

2）**暴露深层结构**：自髂前上棘稍下方向下沿髂胫束前缘纵行切开阔筋膜，直至髌骨外侧缘；再沿腹股沟韧带下方切断阔筋膜，保留髂胫束；翻开阔筋膜，暴露深层结构。注意勿伤及其深面的神经和血管。

3）**观察股前群肌**：去除股前区的阔筋膜，修洁**缝匠肌**及**股四头肌**。观察缝匠肌的起止。股四头肌前面中间的为**股直肌**，提起股直肌，可见其深面的**股中间肌**，股中间肌的内、外侧分别有**股内侧肌**和**股外侧肌**，四个头向下合成股四头肌腱，再向下延为**髌韧带**，止于胫骨粗隆。

4）**解剖股三角**

a. 解剖**股三角**及**股鞘**：修洁构成股三角的腹股沟韧带、缝匠肌、长收肌，查看股三角内的股鞘。自大隐静脉汇入股静脉处向上做一个纵向切口，切开股鞘前壁，并翻向两侧。查看股鞘的三个腔隙，可见股动脉居外侧，股静脉居中间，内侧的为股管。观察股管的境界，清除存在于股管的疏松结缔组织，常可见一个淋巴结位于其内。然后用小指向上伸入股管，探查其上口（**股环**），辨认股环各界。

b. 解剖**股动脉**及分支：修洁股动脉，将其向内侧拉起，观察**股深动脉**及其分支旋股内侧动脉和旋股外侧动脉等。

c. 解剖**股静脉**及其属支：自股动脉内侧找出股静脉，观察**股深静脉**及大隐静脉。寻找沿股静脉上端内侧排列的 3 ～ 4 个**腹股沟深淋巴结**，观察后可除去。

d. 解剖**股神经**及其分支：在股鞘外侧切开髂筋膜，显露股神经并修洁髂腰肌；向下追踪股神经及其分支，可支配耻骨肌、**缝匠肌**、**股四头肌**及股前内侧区的皮肤。解剖**隐神经**，向下追踪可见其与股动脉伴行进入收肌管。体会临床股神经阻滞的方法，试在标本上模拟穿刺。

e. 显露股三角底：将股神经和股血管提起，可见构成股三角底的肌肉，由内向外依次为**长收肌**、**耻骨肌**和**髂腰肌**。

5）**解剖收肌管**：将缝匠肌自中部切断，向上、下翻起，即可见其深面连在股内侧肌和**大收肌**之间的**收肌腱板**，为收肌管的前壁。隐神经与膝降动脉一起穿收肌腱板下份下行至膝关节内侧。切开收肌管前壁，查看管内由浅入深排列的**隐神经**、**股动脉**及**股静脉**，注意**股动脉**、**股静脉**穿过**收肌腱裂孔**至腘窝。

6）**解剖股内侧区肌肉、血管和神经**：修洁观察浅层的**耻骨肌**、**长收肌**和**股薄肌**。切开长收肌，可见深面的**短收肌**和闭孔神经前支，将短收肌向前拉起，可见闭孔神经后支。闭孔神经发自腰丛，穿闭膜管出盆腔，主要分布于大腿前内侧。体会临床闭孔神经阻滞进针的方法，并试做穿刺。修洁**大收肌**，查看**收肌腱裂孔**。在长收肌深面寻找**股深动脉**，由股深动脉发出的穿动脉，紧贴股骨粗线，穿大收肌至股后区。

（4）**解剖小腿前外侧区与足背**

1）**解剖深筋膜**：清除浅层脂肪，暴露小腿及足背的深筋膜。从胫骨外侧髁前方向下纵行切开深筋膜，可见小腿上部深筋膜较厚，其深面为肌肉附着，深筋膜与肌肉不易分离。

深筋膜在小腿中部较薄，肌肉较易分离。在小腿下部，踝关节上方，深筋膜横行纤维增厚，即**伸肌上支持带**。在踝关节前下方靠近足背处深筋膜又显著增厚，呈横位的“Y”形，即**伸肌下支持带**。

2）**解剖小腿前群肌及血管、神经**

a. 于小腿下 1/3 处清理并检查通过小腿前方的所有结构，从内侧到外侧依次为**胫骨前肌**、**踇长伸肌**、**胫前动脉**和两条伴行静脉、**腓深神经**、**趾长伸肌**（外侧为**第 3 腓骨肌**）。注意观察在伸肌上支持带深面经过的肌腱皆有腱鞘包被。

b. 解剖**胫前动脉**、**胫前静脉**：在胫骨前肌与趾长伸肌之间，解剖出胫前动脉及其伴行静脉，去除静脉，保留动脉。清理动脉时注意勿伤及附近的神经。

c. 解剖**腓浅神经**、**腓深神经**：在腓骨颈的外侧找出腓总神经，可见穿入腓骨长肌深面分成腓浅神经、腓深神经。腓浅神经先走在腓骨长、短两肌之间，支配两肌，后在小腿前外侧中、下 1/3 交界处穿出深筋膜。沿胫前动脉寻找和修洁腓深神经。

d. 解剖足背的深层结构：清理踇长伸肌腱、趾长伸肌腱，并找出其深面的踇短伸肌、趾短伸肌。腓深神经于足背处与足背动脉伴行，最终分布于第 1 ～ 2 趾的相对缘皮肤。从踝关节前方找出腓深神经，再找出与其伴行的**足背动脉**。足背动脉至第 1 跖骨间隙近侧端，发出第 1 跖背动脉和足底深支。足底深支穿第 1 跖骨间隙行向足底，并与足底外侧动脉形成**足底深弓**。

2. 下肢后面

（1）**皮肤切口**：将尸体翻转为俯卧位，做如下切口。

1）沿髂嵴做一个横切口。

2）沿骶骨中线至尾骨尖做一个纵切口。

3）将解剖下肢前面时在膝、踝等做的横行切口继续向后延伸，但膝部的两侧切口不要对接，要留有一定的距离，以保证翻皮时能使整个皮片连在一起。

4）将踝部的切口延至足跟上方，两端对接。

5）分别在足跟、足底、趾根做横行切口。

将先前翻开的皮肤继续向后翻，最后将整块皮片从踝部开始向上翻起，只在阴部保留少许皮肤与深部结构相连，目的是将整个皮片保留完整，并与身体相连，以方便每次解剖操作完毕后将皮肤归位。

（2）**解剖浅层结构**

1）**分离小隐静脉**：于外踝后方和小腿后面中线处的浅筋膜内，寻找并游离出**小隐静脉**及其伴行的**腓肠神经**，向上追踪小隐静脉至穿腘筋膜注入**腘静脉**处，向下追踪至足背续**足背静脉弓**外侧处。

2）**分离皮神经**

a. **解剖臀部的皮神经**（臀部浅筋膜纤维致密，皮神经较细小）

i. **髂腹下神经**外侧皮支：在髂前上棘与髂结节之间从髂嵴向下剖查。

ii. **臀上皮神经**：在髂结节与髂后上棘之间从髂嵴向下剖查。

iii. **臀中皮神经**：在髂后上棘与尾骨尖连线的中 1/3 段向外侧剖查。

iv. **臀下皮神经**：从臀大肌下缘中点附近向上剖查。

b. 解剖腓肠内、外侧皮神经和腓肠神经

i. **腓肠内侧皮神经**：发自**胫神经**，在小腿中部穿出深筋膜，与腓肠外侧皮神经交通支合并成腓肠神经。

ii. **腓肠外侧皮神经**：由**腓总神经**发出，下行于小腿后面的腓侧，发出交通支与腓肠内侧皮神经合并成腓肠神经。

iii. **腓肠神经**：与**小隐静脉**伴行，经外踝后方到达足外侧缘，分布于小腿后面下部和足外侧缘的皮肤。

3）**去除浅筋膜**：保留小隐静脉和重要的皮神经，除去浅筋膜。

（3）**解剖臀区深层结构**

1）**解剖臀大肌**：修洁**臀大肌**的上缘使之与臀中肌分离，随即修洁臀大肌下缘，为避免损伤股后皮神经，可在臀大肌下缘的中点切开深筋膜，找出**股后皮神经**，将神经与臀大肌分离，然后观察臀大肌的起止情况。在大转子内侧用刀柄、再用手指分别从该肌上、下缘伸入其深面，逐步使此肌与其深面的结构分离。尽量靠近臀大肌的起点将其切断，注意臀大肌有部分纤维起自骶结节韧带，需用刀尖将肌纤维由韧带上剥离。将臀大肌翻向外下，在臀大肌深面有**臀上、下血管**和**臀下神经**，修洁后，尽量予以保留。

2）**解剖臀部中层诸肌**：从上往下依次修洁并确认**臀中肌**、**梨状肌**、上孖肌、**闭孔内肌腱**、下孖肌和**股方肌**。观察**梨状肌上、下孔**的情况。

3）**解剖出入梨状肌上孔的血管及神经**：修洁梨状肌上缘，在梨状肌与臀中肌之间可找到**臀上血管**浅支。将臀中肌与臀小肌做钝性分离，切断臀中肌，并翻向下，查找并修洁其深面的臀小肌、臀上血管的深支和**臀上神经**的分支。

4）**解剖出入梨状肌下孔的血管及神经**：在坐骨结节和大转子之间、梨状肌下缘的结缔组织中，钝性分离出**坐骨神经**、**股后皮神经**、臀下血管和神经，查看其出入梨状肌下孔的排列关系，注意坐骨神经的穿出部位与梨状肌的位置关系在不同的个体的差异情况。找出**阴部神经**及**阴部内动、静脉**，查看其自梨状肌下孔穿出、经**坐骨小孔**进入坐骨肛门窝的情况。

（4）**解剖股后区和腘窝**

1）**解剖深筋膜**：沿股后区正中线纵行切开深筋膜直到腘窝下角处，并在该处横切深筋膜，将其翻向两侧。沿臀部已剖出的股后皮神经主干向下追踪，可见其行于深筋膜深面，至腘窝处浅出。

2）**解剖股后区及坐骨神经**：由臀部向下追踪并修洁坐骨神经，修洁该神经的各肌支至其进入肌肉处，观察坐骨神经的起止、行程和分支、分布，体会临床坐骨神经阻滞的方法并在标本上模拟操作。修洁大腿后群肌，观察股二头肌、半腱肌及半膜肌的起止，注意保留进入肌的神经和血管。将**股二头肌**提起，从后面查看股深动脉的穿动脉分支供给大腿肌后群营养的情况。

3）**解剖腘窝**：清除腘窝内的脂肪，沿腘窝外上界股二头肌腱内侧找出**腓总神经**，再找出其发出的**腓肠外侧皮神经**。沿腘窝正中线找出**胫神经**，再找出其发出的**腓肠内侧皮神经**。查看胫神经在腘窝内发出的肌支支配**小腿三头肌**的情况。修洁胫神经后将其拉向外侧，显露深面的包被**腘动、静脉**的血管鞘及沿血管排列的**腘淋巴结**。切开血管鞘，修洁腘静脉，观察小隐静脉的注入部位；在腘静脉的深面找出腘动脉。向上查看腘动、静脉经收肌腱裂孔处续为股动、静脉的情况。观察腘动脉肌支及5条关节支，向内、外侧推移腘窝内的神经和血管，查看组成腘窝底的结构。

（5）**解剖小腿后区与足底**

1）**解剖小腿后区深筋膜**：从腘窝至跟骨纵行切开深筋膜，向两侧翻开。

2）**解剖小腿三头肌**：向下分离**腓肠肌**内、外侧两头至跟腱。从腓肠肌神经进入的略下方切断两头。下翻腓肠肌，暴露比目鱼肌。

3）**解剖胫后动脉、静脉和胫神经**：胫后动脉、静脉和胫神经走行于小腿浅、深二层肌之间。

a. 翻开**比目鱼肌**：钝性分离比目鱼肌，切断比目鱼肌在胫骨的起端，但保留其与腓骨的附着处，向外侧翻转比目鱼肌，暴露小腿深横筋膜。

b. 游离**胫后动脉**、**静脉**和**胫神经**：沿中线纵行分开小腿深横筋膜，解剖游离出胫后动脉、静脉和胫神经，在胫后动脉起点下方找出其分支腓动脉。

4）**辨认小腿后群深层肌**：外侧为**踇长屈肌**，附于腓骨；内侧为**趾长屈肌**，附于胫骨；中间为**胫骨后肌**；三肌的肌腱均经踝管到达足底。

5）**解剖踝管**：清除浅筋膜，修洁**屈肌支持带**、**内踝**及**跟骨**，观察三者围成的踝管。切开并剥离屈肌支持带，可见其向深部发出三个纤维隔，将踝管分成四个骨纤维管道。仔细观察辨认通行于四个管道中的结构，由前向后分别为**胫骨后肌腱**、**趾长屈肌腱**、**胫后动脉**、**胫后静脉和胫神经**及**踇长屈肌腱**。

6）**解剖足底**

a. 清除足底浅筋膜，注意保留浅血管和皮神经。

b. 解剖深筋膜：修洁观察深筋膜，其中间部最厚发亮呈乳白色的为足底腱膜。将足底腱膜前端切断后翻，同时切断与其连接的内、外侧肌间隔，注意保护腱膜两侧深面的血管神经束。

c. 解剖足底深部的肌肉、血管和神经

i. 解剖足底第一层结构：在足底腱膜的内侧分离踇展肌；在足底腱膜的外侧分离小趾展肌；在两展肌中间确认趾短屈肌；在踇展肌与趾短屈肌之间分离**足底内侧动脉**、静脉和神经；在小趾展肌与趾短屈肌之间分离**足底外侧动脉**、静脉和神经。

ii. 解剖足底第二层结构：在趾短屈肌深面确认足底方肌；观察趾长屈肌腱在足底分成四个扁长的分支腱；观察四块蚓状肌；观察**趾长屈肌腱**与**踇长屈肌腱**的交叉情况。

iii. 解剖足底第三层结构：从足底方肌附着处切断趾长屈肌腱，连同蚓状肌一起翻向前方，暴露第三层结构；确认踇短屈肌和踇收肌；观察小趾短屈肌。

iv. 解剖足底第四层结构：切断踇收肌并翻开，暴露足底最深层结构；观察骨间肌（三块骨间跖侧肌和四块骨间背侧肌）；向远端追踪腓骨长肌腱，直至其附着于第一跖骨底及内侧楔骨；向远端追踪胫骨后肌腱，确认其在足内侧缘的多个止点；观察**足底深弓**，确认其由足底外侧动脉与足背动脉的足底深支吻合而成。

实验八　脊　柱

【目的与要求】

（1）熟悉脊柱区的范围及重要体表标志和脊柱区的层次解剖；了解脊柱区皮肤及浅筋膜的特点，以及脊柱区皮神经的分布；熟悉脊柱区的浅血管；了解脊柱区深筋膜的分层及所构成的结构；掌握胸腰筋膜的构成及意义；了解脊柱区的肌肉层次；了解脊柱区的三角；熟悉脊柱区深部的血管分布；了解脊神经后支的分布。掌握腰神经后支的行程；掌握骨纤维孔、骨纤维管的构成及意义。

（2）了解椎骨的一般形态；了解各部椎骨的特征；熟悉椎骨的变异；掌握椎间盘的形成结构与临床意义；掌握棘间韧带、横突间韧带、棘上韧带、项韧带、前纵韧带、后纵韧带的位置与连结；了解脊柱的整体观。

（3）掌握椎管的构成、形态及交通；掌握椎管的内容物；掌握硬脊膜、蛛网膜、软脊膜的特点及构成结构；掌握硬脊膜外隙、硬脊膜下隙、蛛网膜下隙的构成、特点及内容；掌握硬脊膜外隙、蛛网膜下隙的阻滞方法及注意事项；掌握硬脊膜外隙、蛛网膜下隙的阻滞入路途径；掌握硬脊膜下隙的位置、特点及意义；掌握骶管的阻滞方法。

【体表标志】

1. **棘突** 自枕外隆凸沿后正中线向下，在颈根部与背部交界处可摸到**第7颈椎棘突**，该棘突较长且明显，可作为计数椎骨的标志。继续向下，可触及胸椎棘突，共12个，斜向后下，呈叠瓦状排列。在胸椎棘突之下可触及腰椎棘突，呈水平位，其中第4腰椎棘突约平两侧髂嵴最高点的连线。

2. **骶正中嵴** 由骶椎棘突融合而成，其外侧隆嵴为**骶外侧嵴**，是经骶后孔进行骶神经阻滞麻醉的标志。

3. **骶管裂孔**和**骶角** 骶管裂孔为骶管下口，沿骶正中嵴向下至骶骨末端可触及，骶管裂孔两侧向下突出的凸起为骶角，易于触及，是骶管麻醉进针的标志。

4. **尾骨** 位于骶骨下方。左、右髂后上棘与第5腰椎棘突和尾骨尖的连线，构成菱形区。当腰椎或骶、尾椎骨折，骨盆畸形时，该菱形区可变形。

5. **肩胛冈**和**肩胛骨下角** 肩胛冈可在肩胛骨背面触及。第3胸椎棘突平两侧肩胛冈内侧端的连线，第7胸椎棘突平两侧肩胛骨下角的连线。

6. **竖脊肌** 在棘突两侧可触及，该肌外侧缘与第12肋的交角为脊肋角。

7. **第12肋** 在竖脊肌外侧可触及。

【解剖操作】

1. 脊柱区浅层结构

（1）**尸位及椎骨穿刺**：尸体俯卧位，摸认两侧髂嵴及其最高点连线，确认第4、5腰椎间隙，将穿刺针垂直刺入，体会穿过黄韧带时的突破感。可注入少量染料，待打开椎管后验证穿刺入路通过的层次。

（2）**皮肤切口**

1）横切口：①自一侧乳突经枕外隆凸切至对侧乳突；②自T_3棘突经肩胛冈切至两侧肩峰；③自一侧髂嵴最高点经腰椎棘突切至对侧髂嵴最高点；④于两侧臀大肌下缘自股内侧切至股外侧。

2）纵切口：自枕外隆凸经后正中线切至尾骨尖。

将上述皮瓣分别向外剥离至颈外侧、腋后线、髂嵴最高点和臀区外侧。

3）**解剖浅筋膜**：观察浅筋膜的特点，剖寻其内的血管、神经。在斜方肌起点上项线下方寻找**枕大神经**及其伴行的**枕动脉**；枕大神经下方寻找穿斜方肌浅出、分布于项区的**第3枕神经**；观察胸背部**脊神经后支**的内侧支与外侧支，注意其分布，观察肋间后动脉等的分支；寻找自竖脊肌外侧缘穿出越髂嵴至臀上部皮肤的**臀上皮神经**，分布于臀内侧皮肤的**臀内侧皮神经**等。

2. **脊柱区深层结构**

（1）**观察深筋膜浅层**：清除浅筋膜，观察深筋膜浅层特点，透过菲薄的深筋膜浅层观察其内的斜方肌、背阔肌的位置、起止。

（2）**解剖斜方肌和背阔肌**：观察由斜方肌外下缘、肩胛骨脊柱缘和背阔肌上缘围成的**听诊三角**，由髂嵴、腹外斜肌后缘和背阔肌前下缘围成的**腰下三角**。沿后正中线外侧1cm处纵行切开斜方肌起点，沿背阔肌与胸腰筋膜移行线外1cm处切断背阔肌，将此两肌向外翻起。

（3）**解剖背肌第二层、腰上三角及枕下三角**：观察背肌第二层的夹肌、**肩胛提肌**、**菱形肌**等的位置、起止。在后正中线外侧1cm处切断菱形肌，观察**下后锯肌**。观察第12肋下方，竖脊肌外侧缘与腹内斜肌后缘之间围成的**腰上三角**。切断夹肌和半棘肌，观察其内由**头后大直肌**、**头上斜肌**和**头下斜肌**围成的**枕下三角**及其内的**椎动脉**。

（4）**解剖胸腰筋膜和竖脊肌**：观察**竖脊肌**的位置、起止；观察**胸腰筋膜**的分布特点，沿竖脊肌中线将其纵向切开，分离至竖脊肌外侧缘，探查胸腰筋膜中层，体会竖脊肌鞘的构成。

3. **解剖椎管**　此步骤应放在全身操作的最后再进行，因为解剖椎管需要锯断椎板，对胸部和腹部的影响较大。

（1）**打开椎管**：去除脊柱两侧的肌肉及结缔组织，暴露椎管后壁。用凿子左右对称在各**椎弓根**处凿断，取下后壁。在取下的后壁上观察**棘上韧带**、**棘间韧带**及**黄韧带**的形态和位置。

（2）解剖椎管内容：观察**硬膜外隙**的位置及内容物，重点寻认脊神经根，注意脊神经根穿过**椎间孔**的情况。结合临床体会硬膜外穿刺的要点及椎间盘突出的表现。观察**硬脊膜**的特点，剖开硬脊膜，观察**硬膜下隙**及**蛛网膜**的特点，剪开蛛网膜，观察**蛛网膜下隙**内的结构，如**脊髓**的形态结构及其位置，脊神经的根丝与椎间孔的位置关系，**齿状韧带**的形态、位置。

4. **观察椎骨的形态及其连结**　在另备的脊柱及游离椎骨标本上观察其椎骨的一般形态、各部椎骨的特征、椎骨间的连结（椎间盘、前纵韧带、后纵韧带、黄韧带、棘间韧带、棘上韧带、横突间韧带、关节突关节等）及整体脊柱（前面观、后面观、侧面观）的形态特点。

第二部分　设计性实验指导

（一）实验设计说明

该部分实验是局部解剖学和麻醉解剖学实验课内必做实验项目的延续和提高。编者采用解剖学与临床实践相结合的方法，设计了该部分紧密结合临床的综合性实验内容，供学习局部解剖学的学生及相关人员选择使用，也可用于麻醉解剖学的教学实践。在使用本部分实验时，应由学生自主选择，教师指导并给予必要的协助。学生应独立完成整个实验过程，事后撰写出详尽准确的实验报告。通过这一过程，提升学生的操作能力、临床思维和解决临床实际问题的能力。

（二）实验所需主要器材

1. **所需设备及器械**　解剖模型（供操作过程中参考用）、解剖台、常规解剖器械（包括手术刀柄、剪刀、镊子、血管钳）、医用缝合针、拉钩。

2. **所需耗材**　手术刀片、纱布、棉球、医用缝合线、一次性注射器、医用手套、尸体标本、气管插管一套（供模拟气管切开术用）。

（三）实验过程

本部分实验设计为 3 个项目，每个项目的实验步骤统一如下：

1. **查阅资料、提出实验方案**　在教师指导下，由学生独立完成该部分的实验设计。这一过程要求学生通过查阅有关书籍、文献资料，了解和掌握与项目有关的解剖学知识及临床相关知识，在此基础上提出具体的书面实验方案。

2. **实验方案的讨论与确定**　指导教师在对实验方案审议的基础上，与学生开展讨论。指导教师根据实验方案的可行性、实验室条件等因素对方案进行完善修正，使之具有可操作性，满足实验目的要求，在尊重学生思路和实验要求的前提下，确定实验方案。

3. **进行实验**　按确定的实验方案，在实验室内，由学生自己动手准备必要的实验设备和材料，并在尸体标本上自主开展具体的实验活动。

4. **实验总结**　由学生自主对实验进行总结，教师负责指导和答疑，最终按要求撰写出实验报告。

（四）实验步骤（供参考）

本实验 3 个部分的实验名称及实验大体步骤如下：

1. **模拟阑尾切除术**

（1）体位：标本采取仰卧位，拉开双上肢并固定于解剖台上。

（2）观察并触摸腹部的体表标志，确认阑尾的体表投影点，此点在脐与右髂前上棘连线的中、外 1/3 交点处（McBurney 点）。以此点为中心，用粉笔划出阑尾手术的切口，该切口经过阑尾的体表投影点并与上述连线相垂直，为右下腹斜切口，切口长 5 ～ 7cm。

持手术刀沿所划粉笔线切开，边切开边注意观察切口所经过的层次，与理论教材中的描述相对照。

（3）切开后，用拉钩将切口向两侧牵开，以方便寻找阑尾。首先探查盲肠，辨认其表面的结肠带，然后顺结肠带向盲肠的盲端追踪即可找到阑尾。用血管钳小心提起阑尾，找到阑尾系膜，沿系膜游离缘紧贴阑尾做双线结扎并切断，模拟临床上结扎阑尾动脉的操作。

（4）接下来模拟切除阑尾。先用一小块纱布包缠阑尾，并用血管钳夹牢。然后提起阑尾，在距阑尾根部 0.5 ～ 0.8cm 处的盲肠壁上，围绕阑尾根部做一荷包缝合，暂不收紧，线头用血管钳夹牢勿松开。用血管钳在距阑尾根部 0.5cm 处挤压一下，随即用医用缝合线在压痕处结扎。再用血管钳在结扎线远端 0.4cm 处夹紧阑尾，持手术刀紧贴血管钳下面切断阑尾后，用血管钳夹棉球蘸水反复在阑尾残端黏膜面涂擦，模拟临床上的消毒过程。接下来一人用镊子提起荷包缝线线头对侧的盲肠壁，另一只手持夹住线头的血管钳，将阑尾残端推进盲肠腔内，同时另一人上提并收紧荷包缝线，使残端埋入荷包口，结扎后剪断线头即可。

（5）依次缝合腹壁各层，关腹。

2. 模拟气管切开术

（1）体位：标本仰卧位，肩下垫枕使头部后仰，固定头部使处于正中位，勿左右偏移。

（2）观察并触摸颈部的体表标志：胸骨柄、颈静脉切迹、甲状软骨、环状软骨、胸锁乳突肌。自环状软骨下缘至胸骨上缘，用粉笔沿前正中线划一条长 4 ～ 6cm 的线，此即为切口位置。

（3）持手术刀沿所划粉笔线切开，观察所切开的层次，先是皮肤和皮下组织，在皮下组织中有颈阔肌存在，持拉钩将之拉向两侧。注意在颈静脉切迹上方，皮下组织中有颈静脉弓存在，用医用缝合线做双线结扎后切断，模拟临床上结扎止血的操作。接下来辨认出颈白线并将其切开，沿切开处向两侧分离并拉开舌骨下肌群，切忌劈开肌肉，同时分离范围不宜过宽。两侧拉钩要用力均匀，保持气管居正中位。以手指在正中扪及有弹性的管状物即为气管。气管前面较薄的筋膜即是气管前筋膜，注意观察气管前筋膜与气管之间是否有血管存在，切开时谨防损伤。

（4）切开气管：甲状腺峡部横跨第 3、4 气管环的前面，可从下缘沿其后面做钝性分离，并向上方牵拉。若峡部较宽，不易拉开，可切断峡部，暴露第 3、4 气管环。然后一只手的拇指、中指固定气管环，另只一手持刀，使刀刃向上，由下而上、自内向外挑开切断相邻的 2 个气管软骨环。切开时务必使气管保持正中位，避免切口偏斜。防止切得过高、过低、过偏或过深。气管前筋膜不做单独分离，连同气管一起切开。

（5）放置气管插管：气管切开后，将气管插管自气管切口向下弧形插入，之后迅速抽出管芯，然后将套管两旁布带绕过颈后部，打结固定。

3. 模拟甲状腺大部切除术

（1）标本体位同气管切开术的体位一致。

（2）触摸并确认胸锁乳突肌及胸骨颈静脉切迹。在颈静脉切迹上两横指处，用粉笔沿颈部皮纹方向划一横线，两端达胸骨锁乳突肌外侧缘，此即为手术切口。

（3）持手术刀沿上述所划粉笔线切开，依次经过皮肤、皮下组织、颈阔肌、颈深筋膜浅层，用拉钩向上下拉开切口上、下缘，在颈阔肌和颈深筋膜浅层间做钝性分离，上至甲状软骨上缘，下至胸骨颈静脉切迹，充分显露颈深筋膜浅层。

（4）沿胸锁乳突肌前缘切开颈深筋膜浅层，分离两侧的胸锁乳突肌与其深面的舌骨下肌群。在胸锁乳突肌和胸骨甲状肌外侧缘之间向上、下扩大分离范围至甲状腺侧叶上、下极平面。

（5）提起颈前正中线两侧的筋膜，切开颈白线，直达甲状腺鞘。沿正中线剪开甲状腺鞘，上至甲状软骨，下达胸骨颈静脉切迹，分离舌骨下肌群与甲状腺鞘浅面的间隙至胸锁乳突肌前缘，注意切勿损伤甲状腺鞘深面的静脉丛。

（6）在胸骨舌骨肌、胸骨甲状肌中上 1/3 处夹置 2 把血管钳后再于二者之间切断两肌，注意肌肉横断部位不应与皮肤切口在同一水平上，避免愈合后形成瘢痕粘连。将肌肉向上、下牵开，显露出甲状腺侧叶。

（7）将甲状腺侧叶向内侧提起，整个腺叶即可游离。沿侧叶外侧缘向上游离至甲状腺上极，仔细地分离出甲状腺上动、静脉，注意避免伤及喉上神经外支。紧贴甲状腺侧叶上极，在甲状腺上动、静脉的上、下方各结扎一道后切断血管，可避免损伤喉上神经外支。在侧叶外侧缘分离甲状腺中静脉，并结扎、切断。

（8）将甲状腺向内上方牵拉，沿侧叶外缘向下极分离，探查甲状腺下静脉。该静脉起自侧叶下极处，位置较浅，一般每侧有 3 ～ 4 支，寻见后予以结扎、切断。在少数情况下，此处有甲状腺最下动脉，如有，应一并结扎、切断。临床手术中，甲状腺下动脉可视情况选择结扎与否，在此一并结扎。仔细分离出甲状腺下动脉及其伴行静脉，注意分离时应远离甲状腺侧叶下极处，因在此处甲状腺下动脉与喉返神经有复杂的交叉关系，慎防损伤。尽量远离甲状腺侧叶下极，在甲状腺下动脉上结扎两道后切断。

（9）显露甲状腺峡部，用血管钳由峡部下缘的气管前方向上分离峡部后方，将钳尖由峡部上方穿出。张开血管钳，扩大峡部和气管间的间隙，引过两根医用缝合线，分别在峡部左右结扎后在两结扎线之间将其切断。将切断的峡部继续向旁分离，至气管的前外侧面为止。

（10）从腺体外侧缘将甲状腺体向前内侧翻开，显露其后面，用粉笔标记清楚切除腺体的边界，楔形切除甲状腺。腺体后面被膜应尽量多保留，以防止损伤甲状旁腺和喉返神经。一侧腺叶切除完毕后继续切除另一侧，结束后，逐层缝合切口。

第三部分　实 验 报 告

实验一　头　　部

一、填图题

（一）腮腺咬肌区的主要结构（5 分）

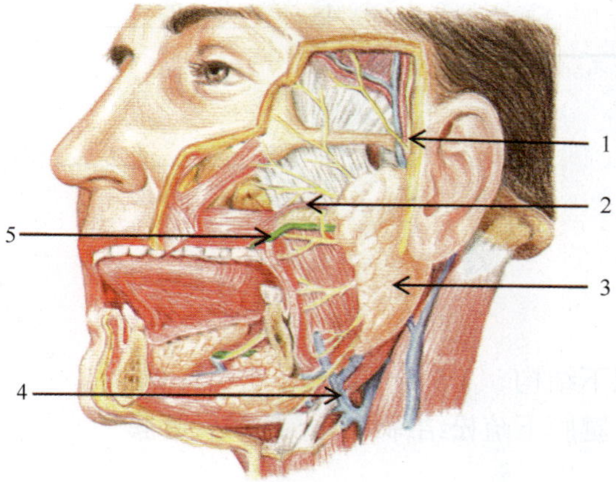

1. ________________
2. ________________
3. ________________
4. ________________
5. ________________

（二）面侧深区的血管和神经（5 分）

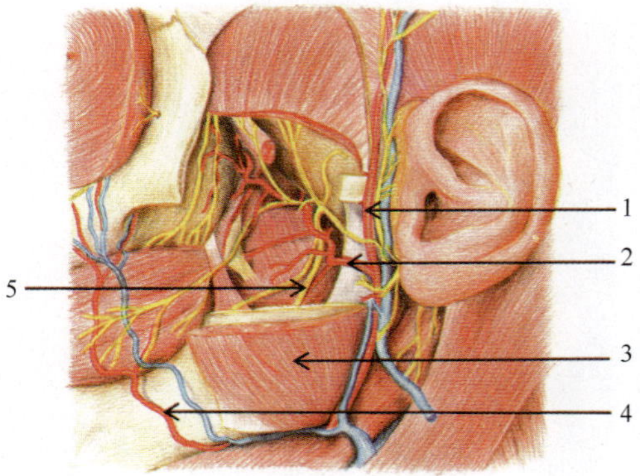

1. ________________
2. ________________
3. ________________
4. ________________
5. ________________

（三）颞区的层次结构（5 分）

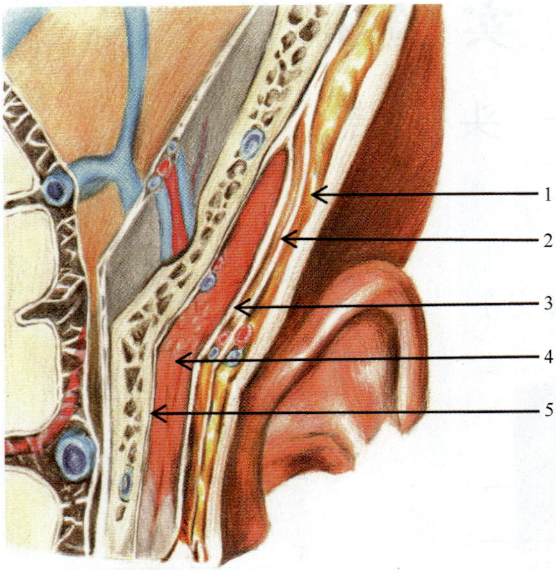

1. ________________

2. ________________

3. ________________

4. ________________

5. ________________

二、绘图题

绘出额顶枕区的层次结构，并注明以下结构。（5 分）

1. 皮肤　2. 浅筋膜　3. 帽状腱膜　4. 腱膜下疏松结缔组织　5. 颅骨外膜

实验二　颈　　部

一、填图题

（一）颈部的层次结构（5分）

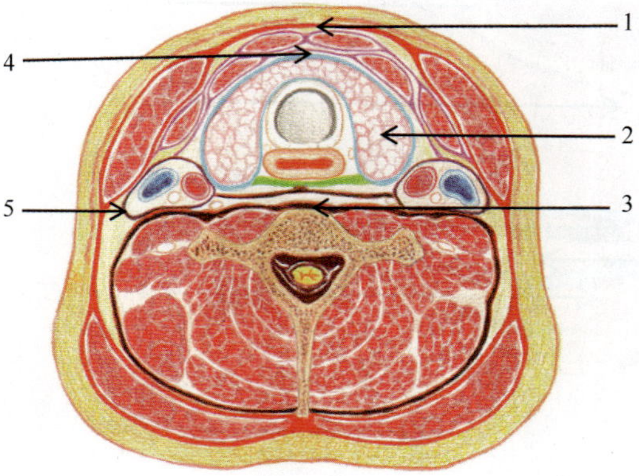

1. ____________________

2. ____________________

3. ____________________

4. ____________________

5. ____________________

（二）颈根部的结构（5分）

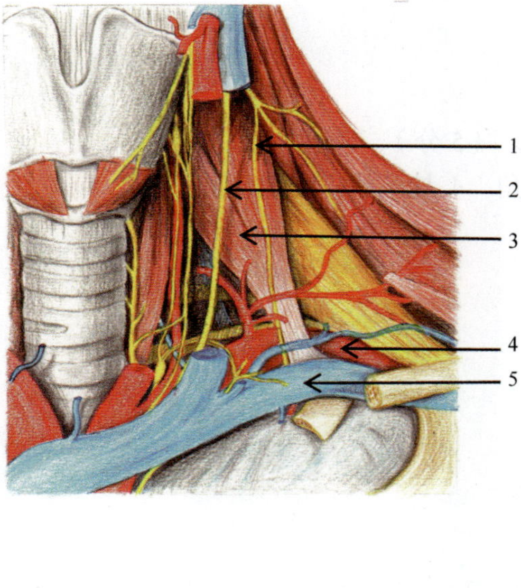

1. ____________________

2. ____________________

3. ____________________

4. ____________________

5. ____________________

（三）下颌下三角的结构（5分）

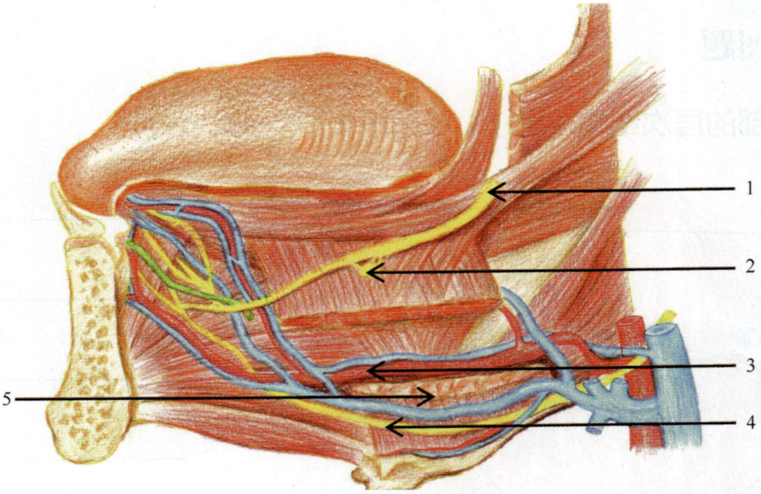

1. ________________　　2. ________________

3. ________________　　4. ________________

5. ________________

二、绘图题

绘出颈部的主要三角，并注明以下结构。（5分）

1. 下颌下三角　2. 肌三角　3. 颈动脉三角　4. 枕三角　5. 锁骨上三角

实验三　胸　部

一、填图题

（一）胸壁的层次（5分）

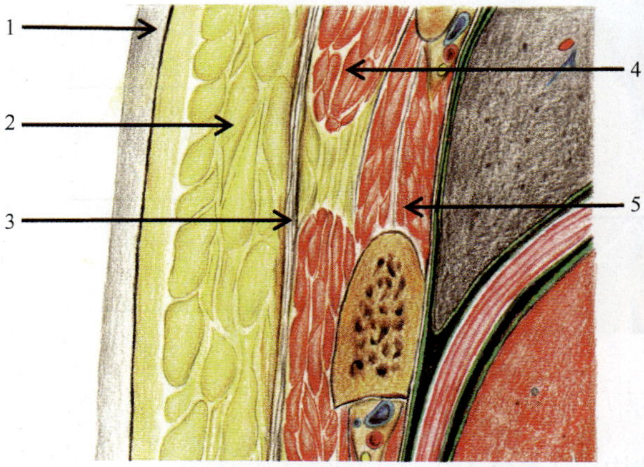

1. ________________
2. ________________
3. ________________
4. ________________
5. ________________

（二）纵隔左侧面观（5分）

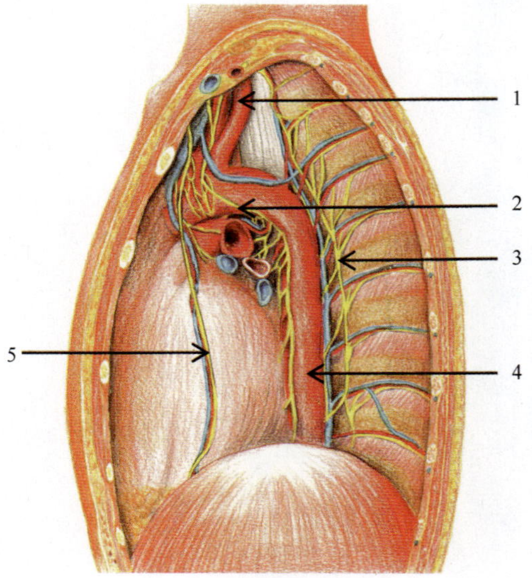

1. ________________
2. ________________
3. ________________
4. ________________
5. ________________

（三）上纵隔内的结构（**5** 分）

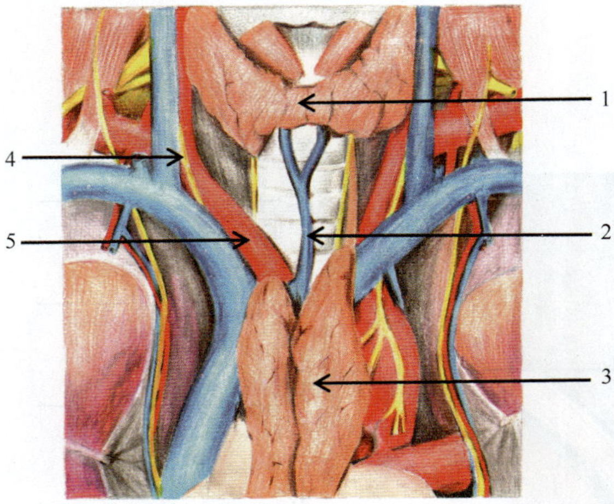

1. ______________

2. ______________

3. ______________

4. ______________

5. ______________

二、绘图题

绘出纵隔右侧面观，并注明以下结构。（5 分）

1. 右肺根　2. 奇静脉弓　3. 上腔静脉　4. 食管　5. 右交感干

实验四　腹　　部

一、填图题

（一）腹股沟管的构成及内容（5 分）

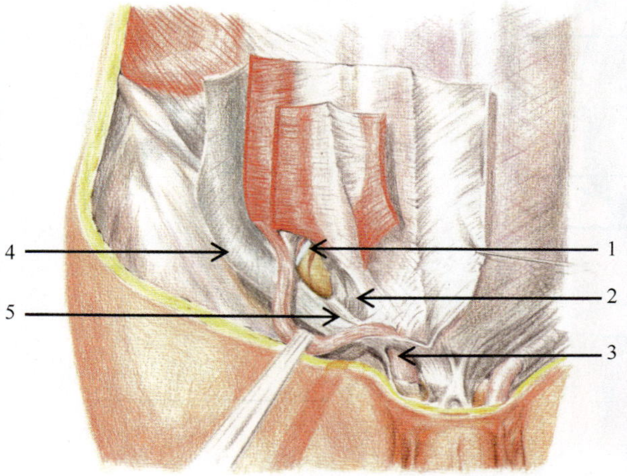

1. ________________
2. ________________
3. ________________
4. ________________
5. ________________

（二）结肠上区的器官与结构（5 分）

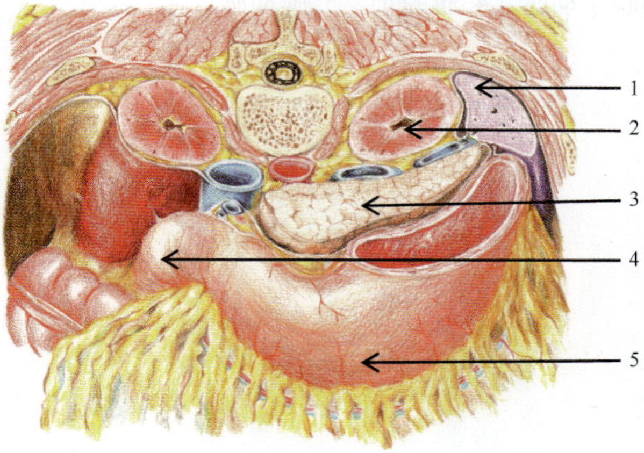

1. ________________
2. ________________
3. ________________
4. ________________
5. ________________

（三）腹膜后隙内的结构（5分）

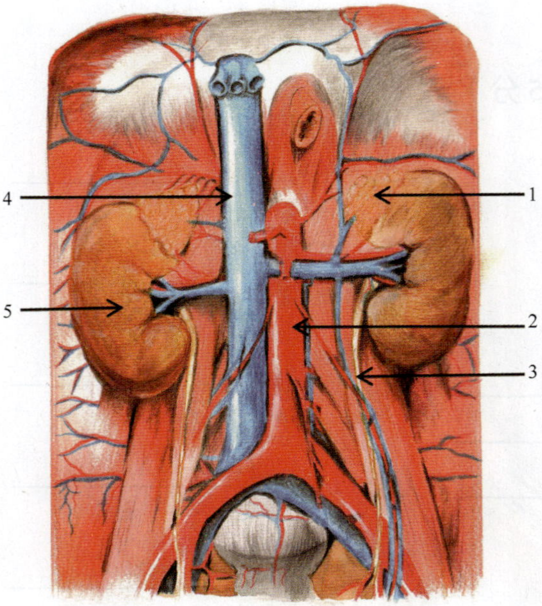

1. ________________

2. ________________

3. ________________

4. ________________

5. ________________

二、绘图题

绘出胃的动脉及其来源，并注明以下结构。（5分）

1. 胃左动脉　2. 胃右动脉　3. 胃网膜左动脉　4. 腹腔干　5. 脾动脉

实验五　盆、会阴部

一、填图题

（一）盆底的结构（男性）（5分）

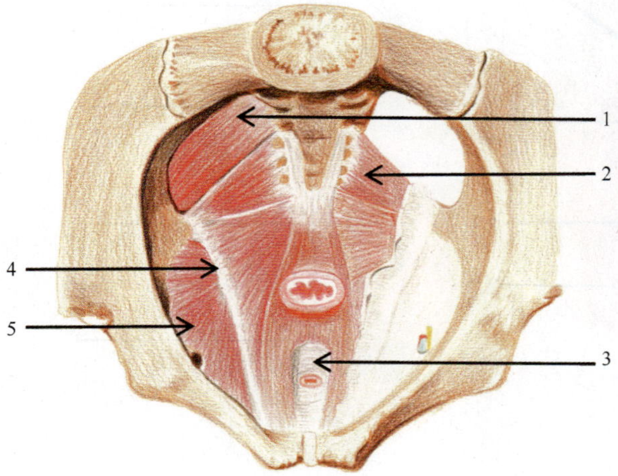

1. ________________

2. ________________

3. ________________

4. ________________

5. ________________

（二）盆腔的冠状切面（5分）

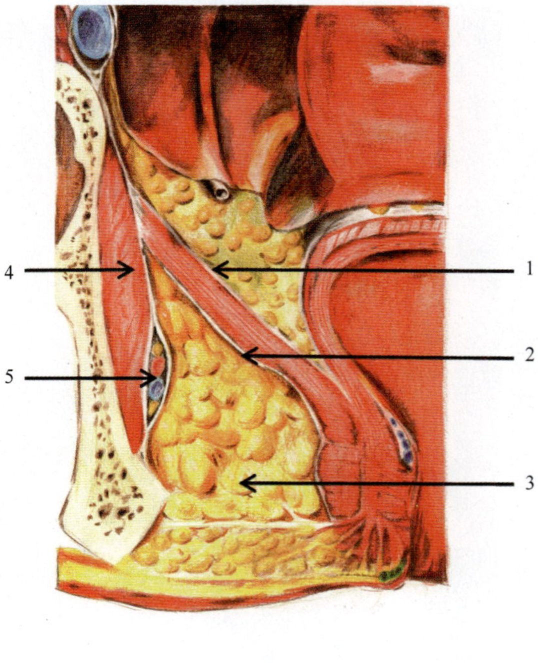

1. ________________

2. ________________

3. ________________

4. ________________

5. ________________

（三）男性会阴部（5分）

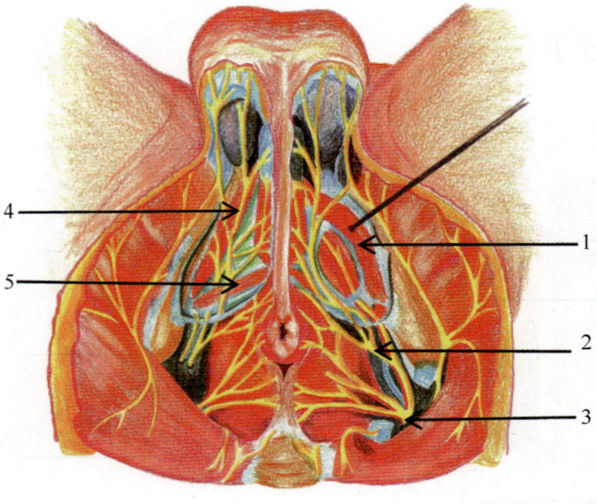

1. ____________

2. ____________

3. ____________

4. ____________

5. ____________

二、绘图题

绘出女性盆会阴正中矢状切面，并注明以下结构。（5分）

1. 子宫　2. 膀胱　3. 直肠　4. 卵巢　5. 髂内动脉

实验六　上　肢

一、填图题

（一）腋窝的内容物（5分）

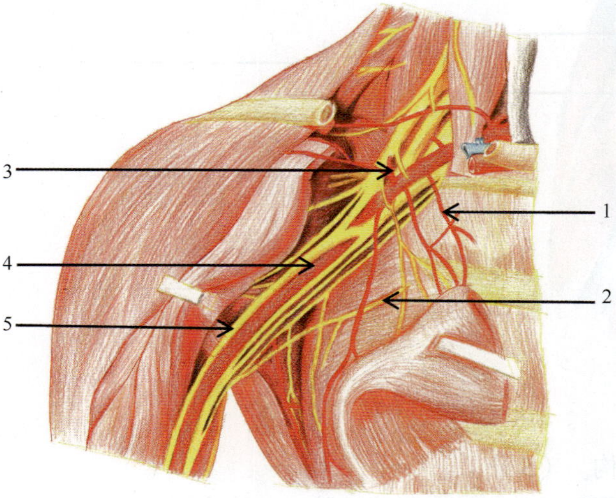

1. ________________
2. ________________
3. ________________
4. ________________
5. ________________

（二）肘窝的构成及内容（5分）

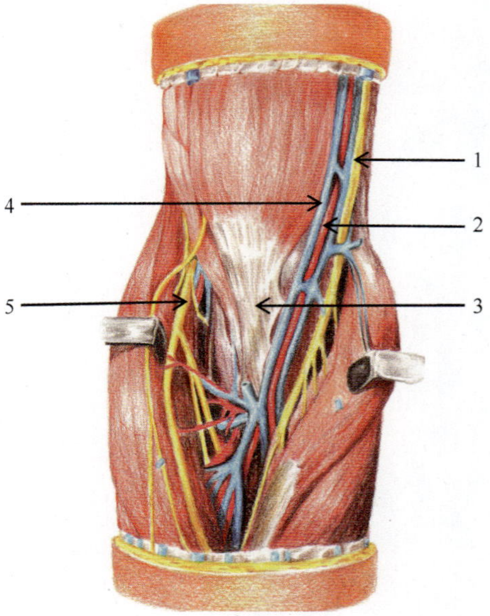

1. ________________
2. ________________
3. ________________
4. ________________
5. ________________

（三）腕前区深层的结构（5分）

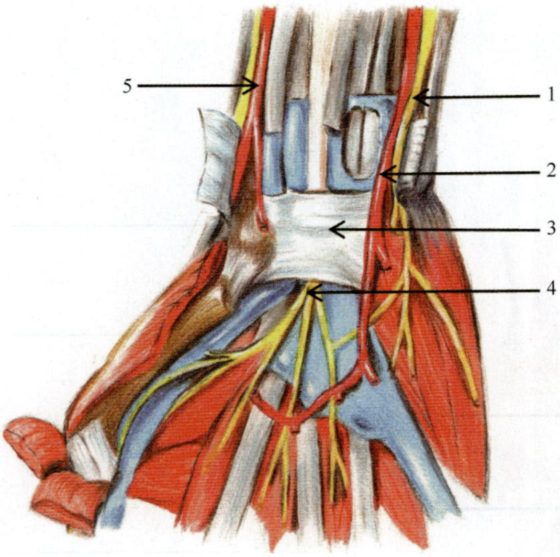

1. ________________

2. ________________

3. ________________

4. ________________

5. ________________

二、绘图题

绘出肩胛动脉网，并注明以下结构。（5分）

1. 锁骨下动脉　2. 腋动脉　3. 肩胛上动脉　4. 肩胛背动脉　5. 旋肩胛动脉

实验七　下　　肢

一、填图题

（一）血管腔隙（5分）

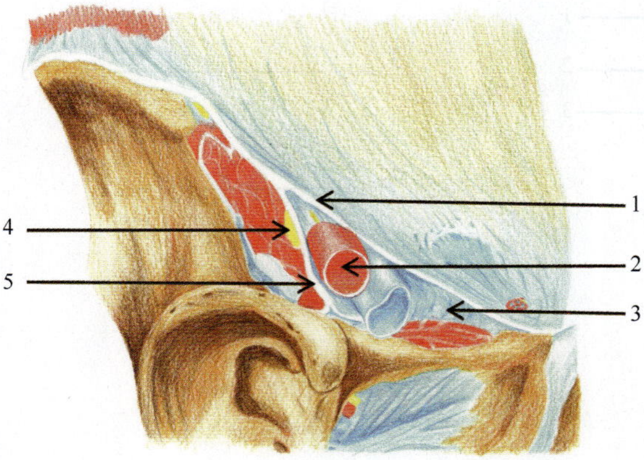

1. ______________
2. ______________
3. ______________
4. ______________
5. ______________

（二）梨状肌上、下孔及其穿经的结构（5分）

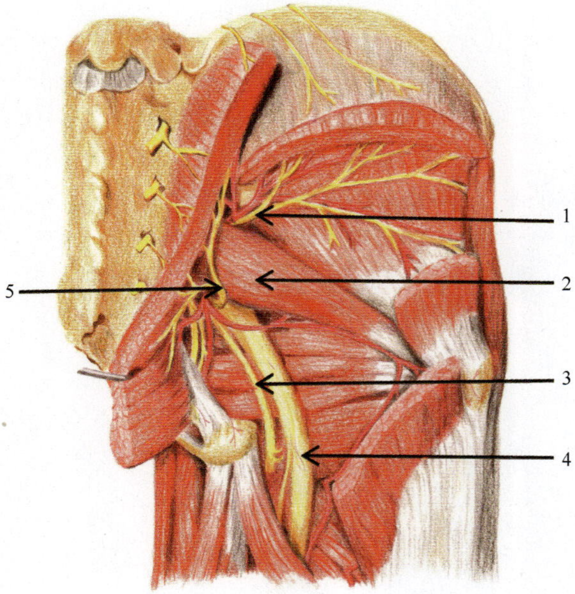

1. ______________
2. ______________
3. ______________
4. ______________
5. ______________

（三）踝管的内容（5分）

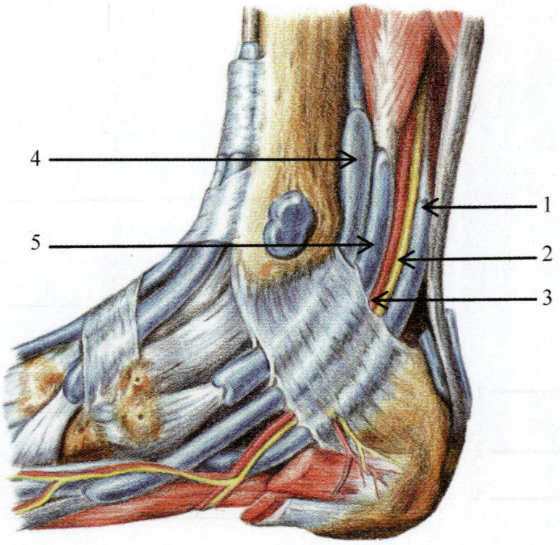

1. ________________

2. ________________

3. ________________

4. ________________

5. ________________

二、绘图题

绘出腘窝的构成及内容，并注明以下结构。（5分）

1. 胫神经　2. 腘静脉　3. 腘动脉　4. 腓总神经　5. 股二头肌腱

实验八　气管插管通路的应用解剖（麻醉解剖学）

一、填图题

（一）鼻腔的血液供应（5分）

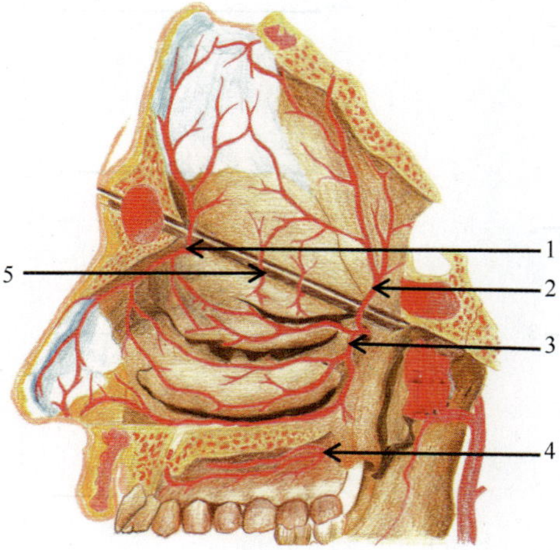

1. ________________

2. ________________

3. ________________

4. ________________

5. ________________

（二）喉软骨与喉连接（5分）

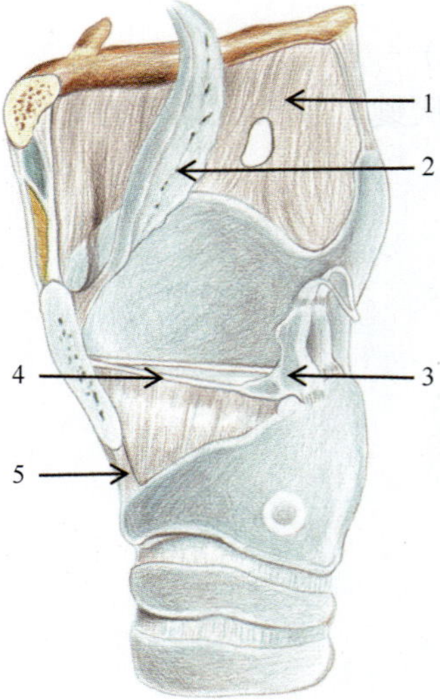

1. ________________

2. ________________

3. ________________

4. ________________

5. ________________

（三）咽的后面观（5分）

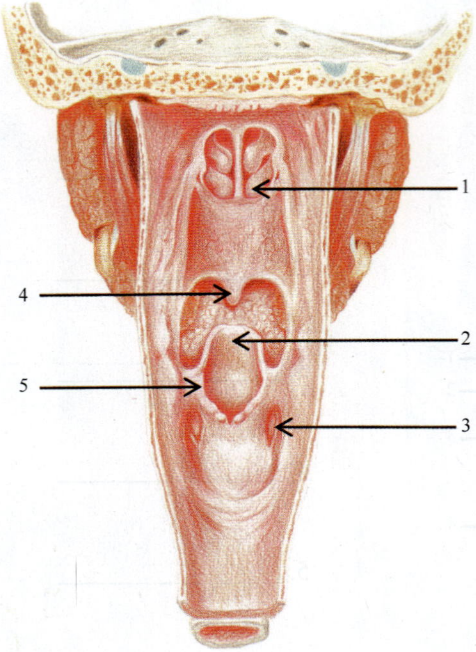

1. ____________

2. ____________

3. ____________

4. ____________

5. ____________

二、绘图题

绘出喉口的间接喉镜像，并注明以下结构。（5分）

1. 会厌　　2. 声门裂　　3. 前庭襞　　4. 杓状会厌襞　　5. 杓间切迹

实验九　脊柱（麻醉解剖学）

一、填图题

（一）脊柱区的肌肉与皮神经（5分）

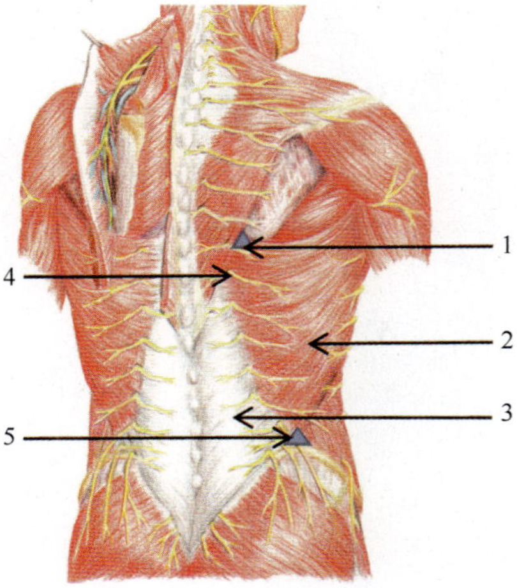

1. ____________________

2. ____________________

3. ____________________

4. ____________________

5. ____________________

（二）枕下三角及其内容物（5分）

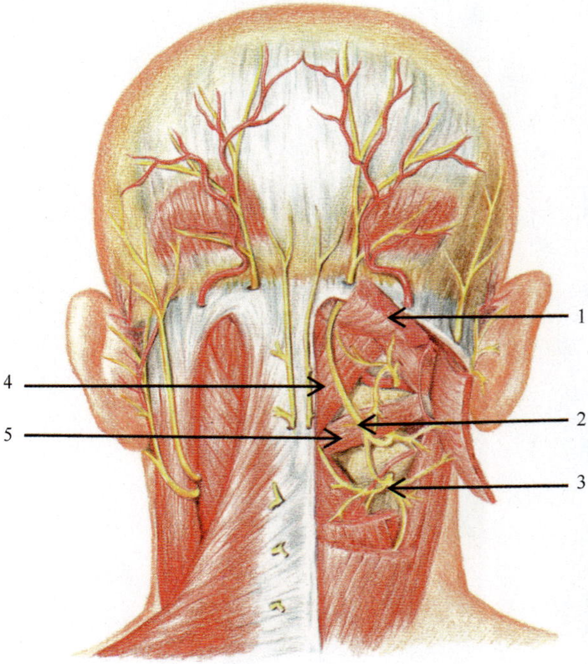

1. ____________________

2. ____________________

3. ____________________

4. ____________________

5. ____________________

（三）脊髓被膜和被膜间隙（5分）

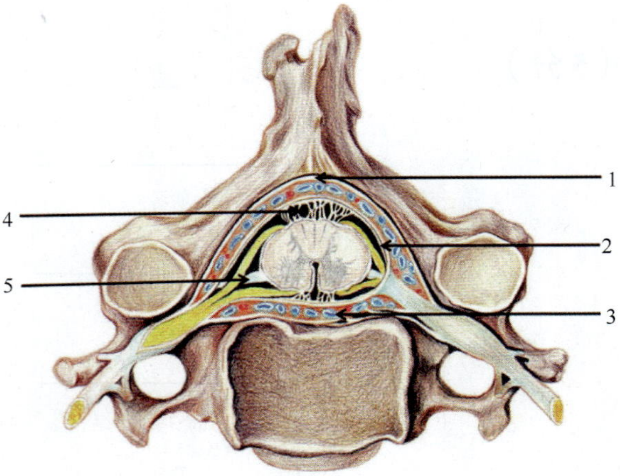

1. ________________

2. ________________

3. ________________

4. ________________

5. ________________

二、绘图题

绘出脊髓的血供，并注明以下结构。（5分）

1. 脊神经节　　2. 脊髓前动脉　　3. 脊髓后动脉　　4. 前根动脉　　5. 后根动脉